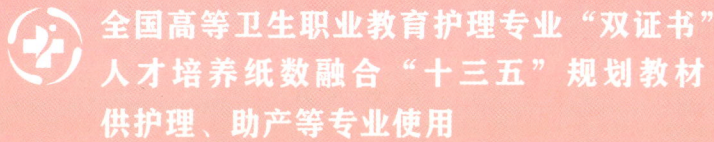全国高等卫生职业教育护理专业"双证书"
人才培养纸数融合"十三五"规划教材
供护理、助产等专业使用

附数字资源增值服务

护理礼仪与人际沟通

HULI LIYI YU RENJI GOUTONG

主　审　宛淑辉

主　编　王红力　胡若男　吴淑君

副主编　孙井东　冯家宝　李　屏

编　委　（以姓氏笔画为序）

王　慧　上海思博职业技术学院

王红力　铁岭卫生职业学院

冯家宝　惠州卫生职业技术学院

孙井东　枣庄科技职业学院

李　屏　武汉科技大学附属孝感医院

李　慧　铁岭卫生职业学院

吴淑君　湖北职业技术学院

胡若男　武汉科技大学附属孝感医院

徐　杰　铁岭卫生职业学院

华中科技大学出版社
http://www.hustp.com
中国·武汉

内 容 简 介

本书是全国高等卫生职业教育护理专业"双证书"人才培养纸数融合"十三五"规划教材。

全书分为上下两篇。上篇为第一章至第五章,内容包括绪论、护理礼仪与修养、护理人员仪表礼仪、护理人员社交礼仪、护理人员工作礼仪;下篇为第六章至第十章,内容包括人际沟通、护理工作中的语言沟通、护理工作中的非语言沟通、护理工作中的人际沟通、毕业生求职应聘沟通。

本书适合护理、助产等专业的师生及相关人员使用。

图书在版编目(CIP)数据

护理礼仪与人际沟通/王红力,胡若男,吴淑君主编.—武汉:华中科技大学出版社,2019.8(2023.1重印)
全国高等卫生职业教育护理专业"双证书"人才培养纸数融合"十三五"规划教材
ISBN 978-7-5680-5361-7

Ⅰ.①护… Ⅱ.①王… ②胡… ③吴… Ⅲ.①护理-礼仪-高等职业教育-教材 ②护理学-人际关系学-高等职业教育-教材 Ⅳ.①R47

中国版本图书馆 CIP 数据核字(2019)第 169736 号

护理礼仪与人际沟通   王红力   胡若男   吴淑君   主编
Huli Liyi yu Renji Goutong

策划编辑:居　颖
责任编辑:张　琳
封面设计:刘　婷
责任校对:阮　敏
责任监印:周治超
出版发行:华中科技大学出版社(中国·武汉)   电话:(027)81321913
　　　　　武汉市东湖新技术开发区华工科技园   邮编:430223
录　　排:华中科技大学惠友文印中心
印　　刷:武汉市籍缘印刷厂
开　　本:889mm×1194mm　1/16
印　　张:10.25
字　　数:285千字
版　　次:2023 年 1 月第 1 版第 3 次印刷
定　　价:39.80元

全国高等卫生职业教育护理专业"双证书"
人才培养纸数融合"十三五"规划教材

编委会

网络增值服务使用说明

欢迎使用华中科技大学出版社医学资源服务网 yixue.hustp.com

1.教师使用流程

（1）登录网址： <u>http://yixue.hustp.com</u> （注册时请选择教师用户）

注册　　登录　　完善个人信息　　等待审核

（2）审核通过后，您可以在网站使用以下功能：

管理学生

建立课程　　　　　　　布置作业

下载教学资源　　　教师　　　查询学生学习记录等

2.学员使用流程

建议学员在PC端完成注册、登录、完善个人信息的操作。

（1）PC端学员操作步骤

①登录网址： <u>http://yixue.hustp.com</u> （注册时请选择普通用户）

注册　　　登录　　　完善个人信息

② 查看课程资源

如有学习码，请在个人中心-学习码验证中先验证，再进行操作。

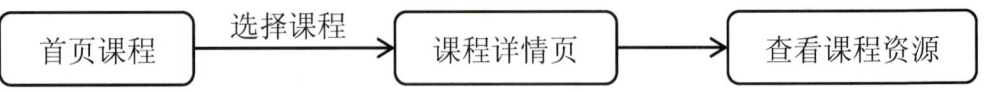

首页课程 → 选择课程 → 课程详情页 → 查看课程资源

（2）手机端扫码操作步骤

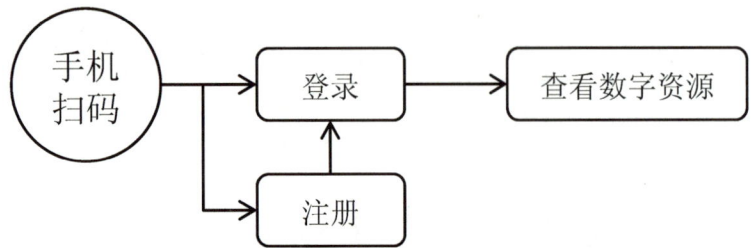

手机扫码 → 登录 → 查看数字资源

注册 → 登录

近年来,我国将发展职业教育作为重要的国家战略之一,高等职业教育已成为高等教育的重要组成部分,与此同时,作为高等职业教育重要组成部分的高等卫生职业教育的发展也取得了巨大成就,为国家输送了大批高素质技能型、应用型医疗卫生人才。截至 2016 年,我国开设护理专业的高职高专院校已达 400 余所,年招生规模近 20 万人,在校生近 65 万人。

医药卫生体制的改革要求高等卫生职业教育也应顺应形势调整目标,根据医学发展整体化的趋势,医疗卫生系统需要全方位、多层次、各种专业的医学专门人才。护理专业与临床医学专业互为羽翼,在维护人民群众身体健康、提高生存质量等方面起到了不可替代的作用。当前,我国正处于经济社会发展的关键阶段,护理专业已列入国家紧缺人才专业,根据国家相关机构颁布的《"健康中国 2030"规划纲要》《关于深化医教协同进一步推进医学教育改革与发展的意见》《全国护理事业发展规划(2016—2020 年)》等一系列重要文件,到 2020 年我国对护士的需求将增加至约 445 万人,到 2030 年我国对护士的需求将增加至约 681 万人,平均每年净增加 23.6 万人,这为护理专业的毕业生提供了广阔的就业空间,也对高等卫生职业教育如何进行高素质技能型护理人才的培养提出了新的要求。

教育部《关于全面提高高等职业教育教学质量的若干意见》中明确指出,高等职业教育必须"以服务为宗旨,以就业为导向"。《中共中央国务院关于深化教育改革全面推进素质教育的决定》中再次强调"在全社会实行学业证书、职业资格证书并重的制度"。上述文件均为新时期我国职业教育的发展提供了具有战略意义的指导意见。为了全面落实职业教育规划纲要,更好地服务于高等医学职业教育教学,创新编写模式,服务"健康中国"对高素质创新技能型人才培养的需求,变"学科研究"为"学科应用与职业能力需求对接"。2018 年 8 月在全国卫生职业教育教学指导委员会专家和部分高职高专院校领导的指导下,华中科技大学出版社组织全国30 余所高等卫生职业院校的近 200 位老师编写了本套全国高等卫生职业教育护理专业"双证书"人才培养纸数融合"十三五"规划教材。

本套教材充分体现新一轮教学计划的特色,强调以就业为导向、以能力为本位、贴近学生的原则,体现教材的"三基"(基本理论、基本知识、基本实践技能)及"五性"(思想性、科学性、先进性、启发性和适用性)要求,着重突出以下编写特点。

(1)紧跟教改,接轨"双证书"制度。紧跟教育部教学改革步伐,引领职业教育教材发展趋势,注重学业证书和执业资格证书相结合,紧密围绕执业资格标准和工作岗位需要,提升学生的就业竞争力。

(2)创新模式,理念先进。创新教材编写体例和内容编写模式,迎合高职高专学生思维活跃的特点,体现"工学结合"特色。教材的编写以纵向深入和横向宽广为原则,突出课程的综合性,淡化学科界限,对课程采取精简、融合、重组、增设等方式进行优化,同时结合各学科特点,加强对学生人文素质的培养。

（3）优化课程体系，注重能力培养。内容体系整体优化，注重相关教材内容的联系和衔接，避免遗漏和不必要的重复；重视培养学生的创新、获取信息及终身学习的能力，实现高职教材的有机衔接与过渡作用，为中高衔接、高本衔接的贯通人才培养通道做好准备。

（4）紧扣大纲，直通护考。密切结合最新的护理专业课程标准，紧扣教育部制定的高等卫生职业教育教学大纲和最新护士执业资格考试大纲，随章节配套习题，全面覆盖知识点与考点，有效提高护士执业资格考试通过率。

（5）全套教材采用全新编写模式，以扫描二维码形式帮助老师及学生在移动终端共享优质配套网络资源，使用华中科技大学出版社提供的数字化平台，将移动互联、网络增值、慕课等新的教学理念和教学技术、学习方式融入教材建设中，全面体现"以学生为中心"的教材开发理念。

这套规划教材作为秉承"双证书"人才培养编写理念的护理专业教材，得到了各学校的大力支持与高度关注，它将为新时期高等卫生职业教育护理专业的课程体系改革做出应有的贡献。我们衷心希望这套教材能在相关课程的教学中发挥积极作用，并得到读者的青睐。我们也相信这套教材在使用过程中，通过教学实践的检验和实际问题的解决，能不断得到改进、完善和提高。

全国高等卫生职业教育护理专业"双证书"人才培养
纸数融合"十三五"规划教材编写委员会

前　言

　　护理礼仪与人际沟通是护理专业学生必修的一门专业基础课程，也是护理人文素质教育的重要组成部分。为了适应学科发展和满足社会需求，本书在编写时从教学和临床实际工作出发，密切产、学、研合作，充分体现以人为本，与岗位需求紧密结合，突出技能，对接岗位，考学衔接，纸数融合，打造立体化教材，突出培养服务区域发展的技能型专门人才。

　　本书根据全国高职高专护理专业的培养目标，遵循"以立德树人为根本，以服务发展为宗旨，以促进就业为导向"的职业教育指导思想，强调"学艺先学礼"，充分体现了高职高专护理人才培养的特点。全书分上下两篇，共10章，上篇(第一章至第五章)主要介绍护理礼仪方面的知识，下篇(第六章至第十章)讲解人际沟通的内容。第一章绪论主要介绍礼仪的发展简史、基本概念及学习礼仪的重要意义；第二章至第五章是本书的重点内容，主要对护理人员的仪表礼仪、社交礼仪、工作礼仪进行了全面、详细的介绍；第六章介绍人际沟通的概念、特点及影响因素；第七章至第九章对护理人员在工作中的沟通做了详细的讲解；第十章以毕业生职场应聘沟通内容为主，讲解应聘的相关问题，以帮助学生更好地参加应聘。本书注重培养学生的人文修养、职业修养，充分体现了"以立德树人为根本"的特色，从而满足培养二十一世纪应用型高级护理人才的需求。

　　本书主要适用于全国高职高专护理专业、涉外护理专业、社区护理专业、老年护理专业等，也可供在职护理工作者参考。

　　本书在编写、审定、出版过程中，得到了各参编单位领导和专家，以及华中科技大学出版社的大力支持和帮助，在此深表谢意！由于水平有限，疏漏和不当之处在所难免，敬请广大读者指正。

编者

目 录

MULU

上 篇

下　篇

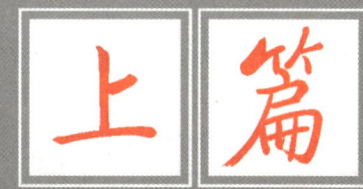

上篇

SHANGPIAN

第一章 绪 论

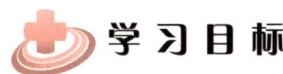
学习目标

掌握：礼仪的含义、基本特征和原则。
熟悉：礼仪的基本概念。
了解：礼仪的起源和发展。

扫码看课件

中国有着五千年的文明历史，素有"礼仪之邦"之称，礼仪文化源远流长。礼仪文化作为中国传统文化的重要组成部分，对中国社会的发展有着深远的影响，其内容非常丰富，所涉及的范围十分广泛，渗透到社会的各个层面。礼仪，是一个国家社会风气的现实反映，是一个民族精神文明和社会进步的重要标志。

在二十一世纪的今天，礼仪在生活、工作和学习中的作用也越来越明显。各行各业尤其是服务行业，已经把礼仪作为上岗之前的必修内容之一。医疗卫生服务工作是一个特殊的服务行业，职业礼仪修养对提高行业服务质量有着非常重要的意义，目前，加强对医务人员，特别是与病人接触密切的护理人员的礼仪修养教育，是护理教育不可缺少的重要内容。

第一节 概 述

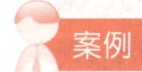
案例

在某一档真人秀节目中，几个年轻艺人看似随意的做法引起了网友的热烈讨论。在一期节目中，一位年资高的老艺人给各位年轻艺人分发本子，有的艺人用一只手随意接过本子，只有艺人 W 站起来双手接过本子并且说了声谢谢。在另外一期节目中，有位嘉宾来做客，其他艺人只顾做自己的事情，有的在逗狗，有的在吃东西。等到艺人 W 买菜回来才热情地询问客人是否吃饭、最近怎么样。节目播出后引起了广大网友的热烈讨论，有的网友认为自己平时也是这样，所以艺人这样也没有什么，而大多数网友认为只有艺人 W 是真正有礼貌有修养的人。

具体任务：你觉得怎样才是有修养的人？为什么广大网友会认为艺人 W 的做法更符合公众人物的形象？

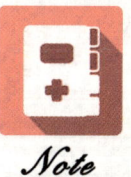
Note

3

一、礼仪的起源和发展

(一)礼仪的起源

礼仪究竟何时何故而起？自古以来，人们进行过种种探讨，关于礼仪的起源说法不一。归纳起来有如下五种起源学说：一是天神生礼仪；二是礼为天、地、人的统一体；三是礼产生于人的自然本性；四是礼为人性和环境矛盾的产物；五是礼生于理，起源于俗。

礼仪是人类为了协调主观矛盾和客观矛盾的需要，为了维护自然的人伦秩序的需要而产生的。礼仪是习俗演变而来的。人类相习成俗的各种惯例，逐渐演变成后来的礼仪。人类为了生存和发展，必须与大自然抗争，不得不以群居的形式相互依存。在群体生活中，男女有别，长幼有序。这既是一种自然的人伦秩序，又是一种需要所有成员共同认可和遵守的社会秩序，这种习惯和惯例的延续就形成了约定俗成的习俗。习俗经过长时间沿袭，自然而然地被人们自觉遵守并且被统一规范，形成了后来的礼仪。如原始人类是赤身裸体的，后来穿着动物毛皮等是为了保暖，继而形成了穿衣的习俗；随着社会的进步，不同性别、不同场合、不同季节，穿衣都有不同要求，这就逐渐形成了穿衣的礼仪。其他各种不同形式的礼仪，大部分都是如此形成的。

礼仪产生于原始宗教的祭祀活动，在史前社会后期，先民们对火山喷发、地震、闪电、雷鸣等自然现象无法解释，不知道原因也找不到规律，更没有勇气和力量与它们抗衡，只能归结为天地间有神的力量、有鬼的存在。由于对天地、鬼神的惧怕和敬仰，人们会举行一些仪式，用物品来祭拜，祈求得到神灵赐福和保佑。这些祭祀活动在历史发展的过程中逐渐形成了相应的规范和制度，最终成为正式的祭祀礼仪。这些祭祀活动和祭祀形式经过世代的演变，逐步沉淀和累积，逐渐形成了一套相对完善的礼仪规范并且流传下来。人们将敬神祈福活动中的一系列行为扩展到各种人际交往活动中，从最初的祭祀之礼扩展到社会各个领域，形成各种各样的礼仪。

(二)礼仪的发展

礼仪是伴随着历史和文化的发展而产生和发展的，礼仪的形成和发展经历了从无到有、从低级到高级、从零散到完整的逐渐发展过程，其发展经过了礼仪的萌芽时期、礼仪的形成时期、礼仪的发展和变革时期、礼仪的强化时期、礼仪的衰落时期和现代礼仪的发展时期。

1.礼仪的萌芽时期　礼仪起源于原始社会，在原始社会中晚期（约旧石器时代），早期礼仪开始萌芽。例如，距今约1.8万年的北京周口店山顶洞人，将树叶和兽皮制成衣物避寒遮羞，将兽骨、贝壳、野花等戴在头上或者串成项链挂在脖子上作为装饰；在祭祀活动中规定长幼有序、男女有别。整个原始社会时期是礼仪的萌芽时期，礼仪多数是简单且虔诚的，不具有阶级性。

2.礼仪的形成时期　我国进入青铜器时代后，人类社会进入奴隶社会，统治阶级为了巩固自己的统治地位而将原始的宗教礼仪发展成符合奴隶社会统治需要的礼制，礼仪被印上了阶级的烙印。在这个阶段我国第一次形成了比较完整的国家礼仪与制度。《周礼》是我国第一部有关礼仪的著作，将人们的行为举止、心理情操等纳入一个尊卑有序的模式中，要求人们按礼而行。书中记载的"五礼"，即吉礼、凶礼、宾礼、军礼、嘉礼，是一整套涉及社会生活各方面的礼仪规范和行为标准，也是当时治国安邦的典籍。

3.礼仪的发展和变革时期　春秋战国时期是我国从奴隶社会向封建社会转型的时期。这一时期出现了"礼坏乐崩"的局面，传统礼制受到了挑战，学术界百花齐放、百家争鸣，以孔子、孟子、荀子为代表的诸子百家都对礼教悉心研究，从而促进了礼仪的发展，他们在相关著作中对礼仪的起源、本质和功能进行了系统的阐述，并发展、革新了礼仪的理论，第一次在理论上全

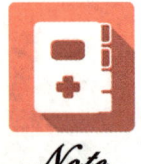

面而深刻地论述了社会等级秩序的划分及其意义。

孔子是中国古代的大思想家、大教育家,他对礼仪非常重视,把礼看成是治国、安邦、平天下的基础。他认为"不学礼,无以立"。他要求人们用礼的规范来约束自己的行为,应该做到"非礼勿视,非礼勿听,非礼勿言,非礼勿动"。他倡导"仁者爱人",强调人与人之间要有同情心,要相互关心,彼此尊重。总之,孔子系统地阐述了礼及礼仪的本质与功能,将礼的基本理论提升到了一个新的高度。孟子是战国时期儒家思想的主要代表人物,他将孔子的"仁学"发扬光大,主张"以德服人""舍生取义",他将礼解释为对尊长和宾客严肃而有礼貌,并将礼看作人性善的发端之一。荀子是战国末期的大思想家,他主张"隆礼""重法",提倡礼法并重。荀子认为不仅要有礼治,还要有法治,只有尊礼重教、法制完备,国家才能安宁。

4.礼仪的强化时期 公元前 221 年至公元 1796 年是礼仪的强化时期。进入封建社会后,礼仪制度也被严格地打上等级的烙印,为统治阶级服务。西汉初期,叔孙通协助汉高帝刘邦制定了朝礼之仪,发展了礼的仪式和礼节。思想家董仲舒,把儒家礼仪具体概括为"三纲五常":"三纲"即君为臣纲、父为子纲、夫为妻纲;"五常"即仁、义、礼、智、信。宋代时出现了以儒家思想为基础,兼容道学、佛学思想的理学,朱熹指出:"仁莫大于父子,义莫大于君臣,是谓三纲之要,五常之本"。此时,对妇女提出了"三从四德"的道德礼仪要求,"三从"即"在家从父、出嫁从夫、夫死从子","四德"即"妇德、妇言、妇容、妇功"。

总之,在我国长达两千多年的封建社会里,礼仪文化一直为统治阶级所利用和服务,是维护封建社会等级秩序的重要工具。这一时期的礼仪是构成中华传统礼仪的主体,其重要特点是尊君抑臣、尊夫抑妇、尊父抑子、尊神抑人。在漫长的历史演变过程中,封建社会的礼仪逐渐变成妨碍人类个性自由发展、阻碍人们平等交往、禁锢思想自由的精神枷锁。

5.礼仪的衰落时期 1796—1911 年是礼仪的衰落时期。随着西方列强的入侵,中国社会沦为半殖民地半封建社会,一些西方礼仪传入中国,与中国传统礼仪形成一个礼仪道德大杂烩。中国传统礼仪文化受到了西方礼仪的巨大冲击,进入衰落阶段。

6.现代礼仪的发展时期 1911 年,辛亥革命将清王朝推翻,孙中山先生和战友们破旧立新,普及教育,祛除陋习,提倡男女平等,正式拉开现代礼仪的帷幕。新文化运动对那些腐朽、落后的礼教进行了清算,符合时代要求的礼仪被继承、完善,繁文缛节逐渐被抛弃,新的礼仪标准、价值观念得到了推广和传播。中华人民共和国成立后,摒弃了"神权天命""愚忠愚孝""三从四德"等封建礼教,逐步确立了互相帮助、团结友爱的同志式关系和男女平等的新型社会关系。改革开放以来,随着中国与世界的交往日益频繁,一些西方先进的礼仪传入我国,尊老爱幼、讲究信义、以诚待人、先人后己、礼尚往来等中国传统礼仪中的精华得到继承和发扬。党的十八大以来,习近平总书记提出社会主义核心价值观和弘扬中华民族传统文化,礼仪文化作为中国传统文化之一,其中蕴含着中国传统文化价值观的思想精华和道德精髓,构成了社会主义礼仪的基本框架。许多礼仪从内容到形式都在不断变革,现代礼仪的发展进入了全新的发展时期,各行各业的礼仪规范纷纷出台。随着社会的进步、科技的发展和国际交往的增多,礼仪必将得到进一步的完善和发展。

二、礼仪的含义

(一)礼仪的基本概念

1.礼仪 礼仪包括"礼"和"仪"两部分。"礼"即礼貌、礼节,是一种道德规范;"仪"即仪表、仪容、仪态、仪式,是恰到好处地表达尊重的具体形式。礼仪是指人们在社会交往过程中形成的并自觉遵守的行为规范与准则,它是人们在长期共同生活和互相交往中逐步形成的,并以风俗、习惯和传统等形式固定下来,其主要表现形式为礼貌、礼节、仪表、仪式等。

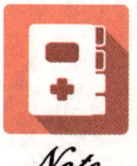
Note

礼仪的完整含义包括四个方面:第一,礼仪是一种行为准则或规范;第二,礼仪受文化传统、风俗习惯、宗教信仰以及时代潮流的直接影响;第三,礼仪是个人学识修养、品质的外在表现;第四,礼仪的目的是通过社交各方的相互尊重,达到人际关系的和谐状态。

2.礼貌　礼貌是指人们在交往过程中,通过仪表及言谈举止来表达对交往对象的尊重、尊敬和友好,是一个人待人接物时的品质和素养的外在表现。礼貌侧重于表现人的品质与素养。

3.礼节　礼节是礼貌在语言、行为、仪态等方面的具体表现方式,具有形式化的特点,主要是指日常生活中的个体礼貌行为,是人们在日常生活特别是交际场合中,相互表示问候、谢意、祝愿、慰问时惯用的形式。

4.礼俗　礼俗是指礼仪习俗,是不同地域、不同人群在长期的社会实践中形成的各具特色的风俗习惯,即婚丧、祭祀、交往等各种场合的礼节。传统的礼俗包括冠礼、婚姻、祭拜、座次、丧葬等。

5.仪表　仪表是指一个人的外表,主要包括一个人的容貌、服饰、姿态、风度等,是一个人内在素质的外在表现,能在一定程度上反映出一个人的修养、性格等。

6.仪式　仪式是指在一定场合举行的具有专门规定的程序化的规范活动,如签字仪式、升旗仪式等。

总之,礼仪、礼貌、礼节这三个词虽然名称不同,但都是尊重人、关心人的一种表现,也是人们在交往中表示对彼此尊敬和友好的行为。有礼貌而不懂礼节,往往容易失礼;知道礼节却不在乎形式,充其量只是客套。礼貌是礼仪的基础,礼节是礼仪的基本组成部分。礼貌、礼节、仪式等是礼仪的具体表现形式,没有礼节就谈不上礼貌,有了礼貌就必然伴有具体的礼节形式。

(二)礼仪的内容

根据礼仪的适用对象和应用范围,将礼仪分为个人礼仪、家庭礼仪、社交礼仪、职业礼仪和涉外礼仪。

1.个人礼仪　个人礼仪是一个人仪表、言谈、举止、待人接物的行为规范和处事准则,是一个人文化素养、教养、良知的外在表现。个人礼仪包括个人仪表礼仪、仪容礼仪、言谈礼仪、举止礼仪和服饰礼仪等。

2.家庭礼仪　家庭礼仪是指人们在长期的家庭生活中,用以沟通思想、交流信息、联络感情而逐渐形成的约定俗成的行为准则和礼节、仪式的总称。家庭礼仪是维持家庭生活和实现家庭幸福基础,能调节家庭成员之间的关系以促进和谐,家庭礼仪也有助于社会安定、国家发展。

3.社交礼仪　社交礼仪是指社会各界在一般人际交往中所运用的礼仪,能调节和增进人与人之间的关系。

4.职业礼仪　职业礼仪是指职业人员在职业岗位上应该遵循的行为准则和规范,它包括服务礼仪、公务礼仪和商务礼仪等。

5.涉外礼仪　涉外礼仪是指在国际往来中应遵循的惯例,即约定俗成的做法,它强调交往中的规范性、对象性和技巧性。

三、礼仪的基本特点和原则

(一)礼仪的基本特点

1.普遍认同性　礼仪的普遍认同性体现在它是社会约定俗成、共同认可、普遍遵守的准则。一般来说,礼仪代表一个国家、一个民族、一个地区的文化习俗特征,但我们也看到不少礼仪是全世界通用的,具有全人类的普遍认同性。如问候、使用礼貌用语、各种庆典仪式、签字仪式等,大体都是世界通用的。

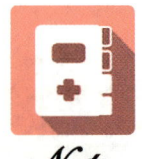

2.差异性 由于民族、信仰、习俗、文化背景和地理环境等因素的影响,不同国家、不同地区和不同民族有着不同的发展史,各个国家、地区和民族都有一些自己独特的表达礼仪的方式。因此,礼仪也因国家、地区和民族的不同而在形式上表现出差异。

3.传承性 礼仪的传承性是指礼仪形成本身是个动态发展的过程,它把人们交往过程中的风俗和习惯以固定的形式流传下来。任何国家的当代礼仪都是本国古代礼仪的传承和发展,对于优秀的礼仪文化遗产要继承、发扬,在继承过程中要"取其精华、去其糟粕"。

4.时代性 礼仪不是一成不变的,一个时代的社会风貌、政治背景、文化习俗都会对礼仪产生影响,它具有鲜明的时代特点。随着人类的发展、社会的进步,礼仪也随之发展和变化,在社会实践中不断完善,并赋予新的内容,形成具有时代特征的礼仪规范。

5.规范性 礼仪的规范性,主要体现在它对具体的交际行为具有规范和约束作用。这种规范性本身反映的实质是一种被广泛认同的社会价值取向和对待他人的态度。无论是具体的言行、姿态或是仪表,都能反映行为主体的内在品质和外在行为标准。礼仪无处不在,礼仪无时不在。

6.阶级性 在古代,礼仪就是为统治阶级服务的,是巩固统治阶段地位的产物。在现代社会生活中,人们往往用长幼有序、男女之别、官方礼宾次序等来规范个人的言行以表示其受尊重程度。这种礼宾次序虽然带有某种强制色彩,但它反映了各级公务人员的社会身份和角色规范。

我国古代婚礼习俗

(二)礼仪的原则

1.尊重原则 尊重原则是礼仪的首要原则。"敬人者,人恒敬之。"尊重的原则要求人们在社会交往中,要常存敬人之心,不可失敬于人,不可伤害他人的个人尊严,更不能侮辱他人的人格。尊重他人是向交往对象表示接受和认可的态度,只有相互尊重,人与人之间的关系才会和谐融洽。人有地位高低之分,但无人格贵贱之别,无论从事什么工作,只要是劳动者,都值得我们尊重,在人际交往中都要尊重他人,以实现良好的人际沟通。

2.平等原则 平等是礼仪的核心,是指在社会交往过程中应该以礼待人,一视同仁,给予同等的态度,既不能盛气凌人,也不能卑躬屈膝。平等原则即尊重交往对象,以礼相待,不能因为交往对象的年龄、性别、种族、文化、职业、身份、地位、财富及亲疏远近等不同,就厚此薄彼,给予不平等的对待。特别是医务人员,在对待患者时,更应该一视同仁,严格遵守平等原则。

3.遵守原则 遵守原则是指在人际交往过程中,每一位参与者不论身份高低、职务大小都必须自觉、自愿地遵守礼仪规范。每个人都应注意自己在交往活动中的言行举止,否则交际就难以成功,更有甚者会受到公众的谴责。

4.真诚原则 真诚是人与人相处的基本态度,是一个人外在行为与内在道德的统一。在人际交往中,应该真实诚恳、真心实意、坦诚相待、以诚待人,言必行、行必果。务必诚信无欺,言行一致,表里如一。只有真诚,才能得到信任,才能获得真心,才能赢得他人的尊重和礼遇。

5.宽容原则 "海纳百川,有容乃大。"人们在交际活动中要严于律己,宽以待人。古人云"金无足赤,人无完人",对他人多一些包容、体谅和理解,少一些苛责、责备。对人对己都不要过分苛刻,更不要斤斤计较,咄咄逼人,要有宽阔的胸襟。在人际交往中,以包容的态度待人,会使人格得到升华,让心灵得到净化,也让人际关系更加融洽。

6.自律原则 自律原则是礼仪的基础和出发点。自律就是自我约束,按照礼仪规范严格要求自己,知道自己该做什么、不该做什么。学习和应用礼仪,最重要的就是要自我要求、自我约束、自我控制、自我对照、自我反省。礼仪更强调的是律己,要求人们树立公共道德观念,不断提高自我约束、自我克制的能力,自觉按礼仪规范行事。

7.适度原则 适度原则是指在人际交往过程中要注意把握分寸,认真得体,在感情、谈吐和举止等方面都要适度。在与人交往时候,首先是感情适度,要彬彬有礼,但不能卑躬屈膝;其

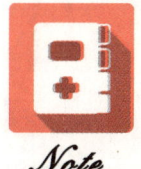

Note

次是谈吐适度,要坦率真诚,但不能言过其实;最后是举止适度,要优雅得体,但不能夸张造作。

8. 从俗原则 《礼记》中记载"入境而问禁,入国而问俗,入门而问讳"。俗话说,百里不同风,千里不同俗。这些都说明了尊重各地不同风俗与禁忌的重要性。尽管国情、民族、文化背景不同,但在礼仪交往中双方必须尊重对方,切勿妄自尊大、自以为是,应该做到求同存异、客随主便、主遂客意、入乡随俗。

第二节 学习礼仪的意义和方法

一、学习礼仪的意义

礼仪不仅是个人的素质、气度和气质的表现,也是每个社会组织、群体形象和文明程度的显现,更是一个民族综合素质的展示。无论对于个人还是群体或是国家的发展,都有重要的意义。护理作为医疗领域特殊的服务行业,涉及百姓的生命健康,在掌握扎实的理论知识、娴熟的操作技能的同时,具有良好的护理礼仪修养是现代医学和社会进步的必然要求。

(一)学习礼仪有助于塑造良好的自我形象

礼仪是一个人内在素质和外在形象的具体体现,礼仪是个人心灵净化、身心愉悦的保障。礼仪的核心是倡导每个人和睦向善。通过护理礼仪的学习和训练,有助于塑造护理专业学生优雅得体、自然大方的良好形象。在人际交往过程中,一个具有端庄的仪表、优雅的举止、礼貌的语言、整洁大方的服饰、微笑的面容的人更容易赢得他人的好感和尊重。在护患沟通中,护士良好的职业形象和积极的精神风貌可增强患者战胜疾病的信心与决心,同时也有利于护理工作的顺利开展。护理人员用礼仪来约束自己的行为,使举止得体、仪表优雅、言行大方,符合社会对白衣天使这一美好形象的期待。

(二)学习礼仪有助于促进理想人格的完善

礼仪,是通过人的行为模式的外在表现在社会生活和人际交往中展示,以不同情境下的行为来表现自己独特的人格特征。礼仪是人们在社会生活中约束自己、尊重他人的一种行为准则。学习礼仪的过程也是一个人人格的塑造过程。

(三)学习礼仪有助于提高职业道德修养

礼仪,既是对个人行为的规范和约束,也是公共道德在社会活动中的体现。道德修养是礼仪修养的基础,个人的礼仪是受其道德修养水平影响的。通过礼仪的教育和训练,可以帮助人们增强内心的道德信念,掌握正确的行为准则,在社会交往中进行标准化操作,从而保证道德规范的实施。礼仪能显示人们的道德修养,体现人们的道德精神,保证道德原则的实施。道德修养对一个人的行为有着十分重要的影响。良好的礼仪能体现人们高尚的道德修养,使人获得他人的尊敬和好感;当然,也只有具有优良道德修养的人,才会有得体的礼仪形象和仪表风度。通过加强礼仪修养和道德品质的培养,营造良好的社会风气,使社会成员都能端正自身行为,提高职业道德修养,塑造良好职业形象。

(四)学习礼仪有助于建立良好人际关系

任何社会的交际活动都离不开礼仪,而且人类越进步,人们也就越需要礼仪来调节社会生活。礼仪是良好人际交往的前提条件,是交际生活的钥匙。礼仪是社会交往的润滑剂和黏合剂,使不同群体之间相互敬重、相互理解、求同存异、和谐相处。通过人际交往活动获得友谊,

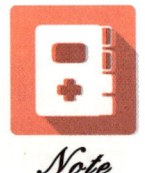

是建立良好的人际关系、成功地走向社会的迫切需要。在人际交往中，知礼懂礼，表现出礼貌、友好、谦逊、真诚，才能使人际关系和谐且美好。好的人际关系，是宝贵的资源，能够使我们得到更多帮助和支持，对一个人的成长有十分重要的影响。

（五）学习礼仪有助于增强单位组织凝聚力

一个单位、一个组织提倡和践行公务礼仪，可以增强凝聚力，这是一个单位、组织处于最佳发展状态的必备条件。良好的礼仪，使领导严格要求自己，用自身言行建立威信，使成员互敬互重、和谐共处，能建立良好的同事关系和形成良好的工作氛围。礼仪是一个单位先进文化的重要内容，能增强组织的凝聚力和向心力，产生团结向上、文明和谐的社会效益和良好的经济效益。

（六）学习礼仪有助于升华社会文明水平

荀子认为"人无礼则不生，事无礼则不成，国无礼则不宁"。礼仪是社会进步和发展的必然结果，是人类先进文化的延续，是社会进步和文明的重要标志。要继承和弘扬祖国优秀的文化传统，加强社会主义精神文明建设，文明礼仪宣传教育是其中的一项重要内容。宣传礼仪、遵守礼仪、善用礼仪，在全社会形成学礼、知礼、懂礼、用礼的风气，有助于提高社会精神文明水平，提升个人乃至全社会的精神境界和品位。

二、学习礼仪的方法

良好的气质和礼仪，绝不是先天就具备的，更不是一蹴而就的，而是通过后天不断地学习和不懈地训练才逐渐形成的。要学好礼仪，必须充分发挥个人的主观能动性，注重理论联系实际，采取多种途径对礼仪规范进行学习。

（一）注重礼仪基础知识和相关知识的学习

礼仪从表面上看仅仅只是一个人的言谈举止，但实际上其中蕴藏着深厚的文化底蕴。因此，要注重礼仪基本知识和相关人文知识的学习，将所学到的古今中外的礼仪和相关文化知识内化为文明素质和修养，将日常的语言美、举止美、仪态美转化为内在美、气质美、风度美，领悟言谈举止中的文化意义，进而更加自觉地提升自己的文化素养，使护士的形象得到提升。

（二）循序渐进地开展护理礼仪的行为规范训练

学习护理礼仪是一个渐进的过程，不可急于求成，应该从基本的行为规范开始，而且必须坚持知行合一，将礼仪知识运用到日常生活中。例如，护士的站立、行走、端坐、蹲下、端治疗盘、持病历夹、推治疗车和敬礼等姿态的训练，需要循序渐进地反复强化才能达到良好的效果。在养成优雅端庄的行为举止、掌握良好的语言沟通技巧之后，才能将其熟练地应用于护理实践中。

（三）将护理礼仪应用于其他护理课程的学习中

除了在护理礼仪实训课程中加强对护理礼仪行为规范的训练外，还应将护理礼仪应用于其他护理课程的学习中，尤其是在护理学基础课程的学习中，要主动将护理礼仪修养和沟通技巧融入各项护理操作中。例如，静脉输液的操作练习，要求将护理礼仪、沟通交流的知识和技巧融入其中，进行场景模拟练习，强化理论与实践结合的能力。

（四）结合临床实例进行模拟训练

模拟临床护理操作前、操作中、操作后护患对话沟通情景，结合护理美学、护理礼仪来规范自己的言行。因此，护理礼仪知识和技能的学习，不仅可以在课堂上完成，还应从课内活动向课外活动延伸，既可培训技能、检验课堂学习效果，又可丰富学习内容。在临床实际情景中对学过的护理礼仪知识进行巩固、强化，提高临场应变能力，学生走向工作岗位后能较快地适应临床环境。

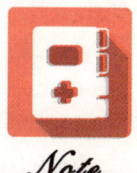

Note

直通护考

A1 型题(单句型最佳选择题)

1. 我国古代礼仪变革的阶段是(　　)。

　　A. 夏商周时期　　　　　　　　　B. 春秋战国时期　　　　　　　　C. 秦汉时期

　　D. 南北朝时期　　　　　　　　　E. 西汉时期

2. 我国第一本有关礼仪的著作是(　　)。

　　A.《周礼》　　　B.《礼仪》　　　C.《礼记》　　　D.《黄帝内经》　E.《周易》

3. 护理礼仪的特点有(　　)。

　　A. 强制性　　　B. 专业性　　　C. 服从性　　　D. 灵活性　　　E. 多变性

4. "己所不欲,勿施于人"的内涵是礼仪基本原则中的(　　)。

　　A. 遵守原则　　　　　　　　　　B. 自律原则　　　　　　　　　　C. 平等原则

　　D. 宽容原则　　　　　　　　　　E. 从俗原则

5. "百里不同风,千里不同俗"的内涵是礼仪基本原则中的(　　)。

　　A. 遵守原则　　　　　　　　　　B. 自律原则　　　　　　　　　　C. 平等原则

　　D. 宽容原则　　　　　　　　　　E. 从俗原则

6. 礼仪的首要原则是(　　)。

　　A. 遵守原则　　　　　　　　　　B. 自律原则　　　　　　　　　　C. 平等原则

　　D. 宽容原则　　　　　　　　　　E. 从俗原则

7. "在人际交往中对他人多一些体谅、忍让和理解"的内涵是礼仪基本原则中的(　　)。

　　A. 遵守原则　　　　　　　　　　B. 自律原则　　　　　　　　　　C. 平等原则

　　D. 宽容原则　　　　　　　　　　E. 从俗原则

（王红力）

第一章
直通护考答案

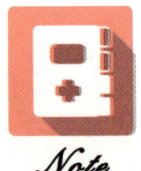

第二章　护理礼仪与修养

扫码看课件

学习目标

掌握：护理礼仪的特征；提高护理礼仪修养的基本方法；护理礼仪的特征和作用。
熟悉：护理礼仪的含义、基本概念、特点和原则。
了解：护理修养的含义；礼仪的起源与发展。

　　护理礼仪属于职业礼仪的范畴，是研究护理工作中交往艺术规范的学问，是护理工作者在开展护理工作和健康服务的过程中形成的、被大家公认应自觉遵守的行为规范和准则。护理礼仪既是护理人员修养的外在表现，也是护理人员职业道德的具体体现。

　　护理礼仪具有传统性、综合性、规范性、适应性、强制性和可行性等特点，在护理工作中起着非常重要的作用。护士工作的每一个环节，所处的每一处环境，都需要有与之相适应的礼仪要求。礼仪修养是个人文化素质和行业质量的外延，"不学礼，无以立"，护士不仅需要精湛的业务技术和崇高的思想道德，还需要有良好的礼仪修养。

第一节　护理礼仪概述

　　随着社会的进步、科技的发展及医疗模式的转变，人们对护理的含义和模式也有了新的认识，对护理服务质量的要求也随着提高。系统化整体护理的推行使护理从"以患者为中心"转向"以人的健康为中心"，护士的角色也因此得到了拓展，从单纯的"照顾者"转变为"患者权益维护者、平等合作者、健康促进者、心理咨询者"等多重角色，这些都对护理人员的职业修养提出了更高的要求。在向广大人民提供专业性技术服务时，在面对有着各种各样的复杂生理、心理情况的服务对象时，护理人员的一举一动都必须符合当代社会对护理人员角色的要求。南丁格尔曾经说过，护士是没有翅膀的天使。护士走路的艺术、谈话的艺术、操作的艺术，都会给患者带来不同的心理感受，而我们希望的是带给患者幸福、安宁和健康。护理礼仪是从护理人员的仪表、仪态、言谈举止到日常交往等多个方面形成的一系列具体、细致、规范的符合职业需求的规范和准则，目的是让护理对象都获得高质量的护理服务，同时，也能完美体现白衣天使的风采。每一位护理人员都应该认真学习、领悟礼仪，持之以恒地遵守规范的礼仪。

一、护理礼仪的含义的内容

　　护理礼仪属于职业礼仪的范畴，是护理人员在为护理对象提供护理服务过程中，为了塑造个人及群体的良好形象所应遵循的一系列行为规范与准则。护理礼仪以一般交往礼仪的内容为基础，融入了护理职业的特殊要求，既是护士个人修养和职业素质的外在表现，也是护理职

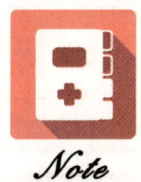

Note

业道德的具体要求。护理礼仪的核心应是"律己敬人",因此尊重和关心患者是护理工作的出发点。无论患者病情轻重、地位高低,护理人员都要以礼相待、以诚相对,向患者提供细心周到的护理服务,这才是具备现代化品质的优质护理。护理礼仪的运用不仅关乎着护理人员的形象,决定着护理服务的质量,更是极大地影响着人们对护士个人形象甚至护士群体专业水平的评价,从而影响着整个医院乃至医疗服务行业的社会形象。护士是救死扶伤的神圣职业,是人们心中的"白衣天使",护士的护理礼仪和修养直接影响着护士的职业形象;为提高护理质量和发展护理专业,护理礼仪的文化与礼仪美育应当渗透到护理的教学之中。

(一)护理礼仪的含义

护理礼仪属于职业礼仪的范畴,是护士职业形象的重要组成部分。护理礼仪是指护士在护理工作岗位上向患者提供护理服务时,被大众公认和自觉严格遵守的行为规范和准则。具体来说,护理礼仪是指护理人员在整个护理工作过程中,为了塑造个人和组织的良好形象应当遵守的规范和礼仪;护理礼仪是尊重患者、尊重患者家属和其他工作人员的礼节,并注重自身仪表、仪容、仪态等方面的规范和程序;护理礼仪是一般礼仪在护理工作中具体的应用和体现,是护士素质、修养、气质等各方面的综合反映。学好护理礼仪对护理队伍综合素质的提高有着重要影响。

(二)护理礼仪的内容

1.护士的体态礼仪　体态实际上是一种体态语。体态是可展示自己才华和修养的重要外在形态,训练有素的护士体态包括良好的站姿、端庄的坐姿、稳健的行姿、典雅的蹲姿及熟练有序的操作等。

(1)站立姿势:一个训练有素的护士站立时,必须落落大方、挺拔稳固;切忌全身不端正,手脚随意乱动。

(2)端坐姿势:俗语有"站如松,坐如钟",端庄优美的坐姿会给人以文雅、大方的美感;切忌声响过大、身体扭曲。

(3)行走姿势:行姿是一种动态的姿势,自然、优雅、协调、轻盈、有节奏感是行走姿势的基本要求;切忌声响过大、体不正直、瞻前顾后。

(4)下蹲姿势:下蹲拾物时,应自然、得体、大方;切忌面向或背向他人下蹲、弯腰、翘臀。

(5)护士端治疗盘姿势:端治疗盘是护理工作常见的一种姿势,应要求做到平稳、姿势优雅;切忌声响过大、动作随意。

2.护士的仪表仪态　护理礼仪包括护士的仪表、姿态,泛指护士身体所呈现的各种姿势,包括神态表情、举止动作和相对静止的体态。护士的面部表情,体态变化,站、走等每一个动作都可以表达出自己的思想感情,从而被患者感知,影响着护患沟通。仪态是一个人表现涵养的镜子,良好的仪态可以展现出护士饱满的精神状态和良好的文化素养,可以传递不同的能量信息,增进护患之间的关系。护士的举止包括护士的仪态、表情、神色和动作,护士端庄的举止可获得患者的信任和尊重,热情的态度可以使患者产生亲切感、减少距离感,操作动作规范、轻柔可以使患者产生信任感和依赖感。护理人员的举止要端庄、得体、适度,符合身份和场合。护士通过礼貌得体的举止对待他人,可使患者在与护士的沟通过程中产生快乐、期望、羡慕、信赖等正面情绪反应,从而对患者的康复起到积极的作用。

3.护士的言谈礼仪　语言是护士与患者进行沟通的重要方式,言谈礼仪是护患交往的重要桥梁,护士在与患者交谈时,应多使用敬语、谦语、雅语、安慰语等,应和蔼亲切,多采用商量的口气引起共鸣,不要用命令式的语气,避免引起患者的不满和抵触情绪。在与患者交谈时要善于耐心开导、安慰与鼓励,使患者从护士的话语中感到温馨、体贴和信任。此外,对于患者的称呼要注意尊重其职业、职务、文化、习惯等,应根据具体情况采用恰当的称谓,不可简单粗暴

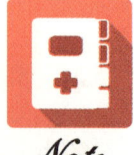

地以床号来称呼或直呼其名。

4. 护士的涉外礼仪 随着护理的国际化和多元化发展,涉外护理前景广阔,越来越多的护理人员走出国门,开展多元的涉外交流合作。因此更应注意职业礼仪的运用,避免应用不当引发误会和分歧。倘若护士的涉外护理礼仪运用不当,小则会失礼于人前,大则会影响整个国家护理职业的形象。

5. 护士的服饰礼仪 在服饰方面,传统的燕式帽一直是护士职业的标志。护士必须衣帽整洁,头发不宜长过肩,帽檐距前额发际3～5 cm,后面的长发可用发网兜住。夏日必须穿长丝袜,颜色宜为白色或肉色。鞋应穿白色坡跟软底鞋,无论冬夏都是如此。

6. 护士的日常生活礼仪 护士也是社会群体中的一员,也要遵守日常生活中的礼仪规范。如仪表要大方,称呼要得当,站立要端正,行路说话要轻声,态度要和蔼,举止要谦逊,照顾患者习惯,隐私需保密,做事应有礼,件件要入微。

综上所述,护理人员应具备端庄整洁的仪表、亲切优雅的举止、丰富扎实的护理专业知识、精湛娴熟的护理操作技术、敬业执着的护理精神、规范的护理礼仪,达到内在美和外在美的统一,赢得社会的认可、患者的信任,对患者的康复起到积极的促进作用。

二、护理礼仪的特征

(一)护理礼仪具有传统性

任何国家和地区的礼仪都是从当地古代礼仪的基础上传承并发展起来的。我国的护理礼仪以中华民族优良的传统文化为基础,汲取了西方礼仪的精华,具有时代特色。

(二)护理礼仪具有规范性

护理礼仪是护理人员必须遵守的行为规范。护理礼仪指导护理人员应该做什么,应该怎么做,在仪容仪表、语言沟通、行为举止和待人接物等方面提供具体的标准和模式。

(三)护理礼仪具有综合性

护理礼仪作为一种专业文化,体现了护理服务科学性和艺术性的统一,是护理人员综合素质的具体表现。南丁格尔曾指出,人是各种各样的,由于社会、职业、地位、民族、信仰、生活习惯、文化程度不同,所患疾病也不同,要使千差万别的人都达到治疗和康复所需要的状态,这本身就是一项最精细的艺术。护理礼仪正是这门艺术的具体表现。因此,护理人员不仅要有良好的仪容仪表,还要有严谨的工作态度、良好的人文素养和深厚的文化底蕴,才能更好地为护理服务对象实施包括身体、心理等全方位的整体护理。

(四)护理礼仪具有适应性

护理礼仪的适应性,是对不同的服务对象和不同的文化礼仪具有相应的适应能力。例如,针对不同护理对象不同的信仰、文化、风俗习惯,护理人员在开展护理工作的时候就要充分尊重护理服务对象的信仰、文化和风俗习惯,建立良好的护患关系,进而提高护理服务质量。

(五)护理礼仪具有可行性

在护理工作中,应该注重礼仪的可行性,得到护理服务对象的接受和认可。护理礼仪若能恰到好处地应用到护理工作之中,必将有利于护理人员建立良好的医护、护患关系,提高工作效率和护理服务质量。

(六)护理礼仪具有强制性

护理礼仪的行为规范是在法律、法规的基础上制定和形成的,对护理人员具有强制性的约束力,护理人员在护理活动中必须要遵守并认真执行。

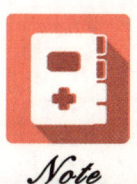

Note

第二节　护理礼仪修养

　　广义的礼仪是指人们在社会交往中的行为规范和交际艺术,狭义的礼仪通常是指在较大或较隆重的正式场合,为表示敬意、尊重、重视等所举行的符合社交规范和道德规范的仪式。

　　礼仪包括"礼"和"仪"两部分。"礼"即礼貌、礼节,"仪"即仪表、仪态、仪式、仪容。礼仪的内涵比较丰富,它既指为表示敬意而隆重举行的仪式,也可泛指社会交往中的礼貌、礼节,是人们在长期生活实践中,为了相互尊重,在仪表、仪态、仪式、仪容、言谈举止等方面约定俗成、共同认可的行为规范,是人际交往乃至国际交往中,相互表示尊重、亲善和友好的行为。

一、护理礼仪修养概述

(一)护理礼仪修养的含义

　　护理礼仪修养是指护理工作者在开展护理工作和提供健康服务的过程中,按照礼仪规范,结合自身实际,就礼仪品质、意识进行的自我锻炼和自我改造。

　　护理礼仪属于职业礼仪的范畴,是一种专业文化模式,是研究护理工作中交往艺术规范的学问,是护理工作者在开展护理工作和健康服务的过程中形成的、被大家公认应自觉遵守的行为规范和准则。护理礼仪既是护理人员修养的外在表现,也是护理人员职业道德的具体体现。护理礼仪具有传统性、综合性、规范性、适应性、强制性和可行性等特点,在护理工作中起着非常重要的作用。

　　倡导护理工作者提升自身礼仪修养的作用在于规范礼仪行为,培养礼仪品质。可以使护理人员的个人言行适合社交角色,塑造被人理解和接受的美好社会形象,获得社交成功。

(二)护理礼仪修养在护理工作中的作用

　　1. 护理礼仪是满足患者心理需求的有效行为方式　在护理工作中,礼仪是一种无声的语言。患者入院时,护理人员应态度和蔼地做自我介绍和环境介绍,以消除患者因陌生而产生的不安情绪;应及时地询问病情、耐心地解答问题、细致地讲解注意事项,帮助患者尽早完成角色转换;护士优美的仪表、端正的态度、优雅的举止等,可以创造一个友善、亲切、健康向上的人文环境,能使患者在心理上得到平衡和稳定,让患者将想法表达出来,以便于护理人员发现患者现存的和潜在的心理问题,有效地协助患者缓解紧张、焦虑的情绪,使其能积极地配合治疗与护理工作,以获得良好的治疗与护理效果。

　　2. 护理礼仪对调节护患关系起着良好的作用　礼仪是社会活动中的润滑剂,对营造一个平等、团结、友爱、互助的新型人际关系起着不可忽视的作用。长期以来,护患之间缺乏应有的沟通和交流,护理工作一直停留在单纯地打针和发药、机械地执行医嘱、完成一些技术操作和简单的生活护理上。在人们对健康的需求不断提高的今天,护患关系不仅影响护患双方的心理需求和行为,而且直接影响着患者疾病的治疗效果和康复状况。良好的护理礼仪所诠释的是尊重,无论是对患者、家属,还是对医生,仪表大方、仪容整洁、举止优雅、态度和蔼,都能使人产生亲切感、温暖感、信任感。

　　3. 护理礼仪是强化护理行为效果的重要手段　制度可以规范行为,礼仪则通过行为来体现。护理质量的好坏是由护理技术水平直接决定的,但如何使护理技术在应用中达到最佳效果,还取决于护理人员的职业礼仪。因此,护理礼仪是强化护理行为效果、促进护理质量提高的重要条件。在护理工作中,护理礼仪贯穿于护理操作的每个环节,如入院接诊、晨晚间护理、

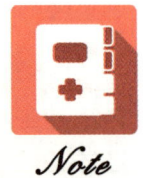

三查七对、查房问候、交接班等。良好的护理礼仪能使护理人员在护理实践中充分休现其自尊心、自信心、责任心，并在独立工作时能够用"慎独"精神来约束自己，从而减少差错事故的发生，提高护理工作的质量。

4.护理礼仪有利于提高医院的整体形象 随着医学模式的转变，人们对健康的需求及对医疗质量的要求不断提高，礼仪已成为代表医院文化、医院整体形象，促进医院文化建设的重要组成部分。在人际交往中，存在"首因效应"，即在人际交往的最初接触中，留给交往对方的第一印象，尤其是在表情、姿态、仪表、服装等方面的印象，在人的认知中发挥着重要作用。当前医疗服务市场的竞争日趋激烈，医院要想在竞争中立于不败之地，就必须重视医院的整体形象，医疗机构的护理服务作为一个对外的重要窗口，应特别注重护理人员的形象。护理人员良好的仪表仪态、行为举止等可以在护理工作中营造出一种和谐融洽的气氛，让患者备感温暖，从而对医院产生良好的印象。

(三)护理礼仪修养的特点

良好的护理礼仪修养能使护理人员在护理实践中具备自信心、自尊心、责任心；优美的仪表、端正的态度、亲切的语言、优雅的举止，可以使患者在心理上获得以平衡和稳定，融洽护患关系，有效地消除患者的紧张焦虑心理。

1.自律性 修养通常是指人们在经过努力学习、自我磨炼和不断陶冶情操后形成的待人处世的方法和态度。护理礼仪修养同样需要护理人员通过学习来提高自身素质，通过工作来磨炼自己的意志，不断完善自我，自觉地养成良好的礼仪习惯，这一过程虽有护理礼仪的相关规范作为依据和制约，但更多地还是要依靠护理人员的自律。

2.综合性

(1)敬业精神和职业道德是护理礼仪修养的根本。

目前，敬业精神和职业道德仍然是影响护理人员礼仪修养的首要因素。护士的道德修养、思想品质、敬业精神直接决定护士对待护理工作及患者的态度，也直接影响其交流沟通的能力及患者治疗的效果。作为一名合格的护士，不但要以南丁格尔为榜样，还要以希波克拉底誓言为准则，不断地修身立德，自觉培养良好的职业道德观念和敬业精神。

品德决定命运，一个人的思想决定行为，行为决定习惯。作为护士，只有具备了全心全意为患者服务的责任感和事业心，时时、事事、处处为患者着想，以患者为重，才能对护理事业有高度负责的责任心，在工作中自然流露出真情实感，给患者带来舒适感和安全感，增进护患双方之间的协调配合，达到事半功倍的治疗效果。

(2)专业知识及科学文化知识是护理礼仪修养的基础。

首先，护理人员要掌握丰富的医学专业基础知识，适应现代护理发展要求，才能熟练操作各种现代化护理设备，不断提高护理技术；同时还要加强非本专业医学知识和技能的学习，由专科护士向全科护士过渡，全面提升自身的整体素质，从容应对各种情况的发生。

其次，作为一名护理人员，要具备心理学、伦理学、社会学、文学、人际沟通学等学科知识，全面提高个人的文化素质，更好地理解和感悟礼仪在护理工作中的重要意义。文学知识积累得越多，文化内涵就越丰富，语言的品位也就越高。加强文学修养，既有利于提高自己的文化素质和欣赏水平，又有助于提高语言修养，能把话说得生动有趣，富于感染力，更好地与患者交流沟通。另外，护理人员应具备一定的心理学知识，就能更好地理解患者在不同患病时期的心理特点，更好地给予心理关怀和指导。

(3)良好的形象是护士礼仪修养的体现。

倘若一个人仅有美的心灵，但不注意外表美，蓬头垢面，衣冠不整，是不够完美的。护理人员应培养自己的形象意识，在护理实践过程中时刻保持良好的精神状态，自觉地按照护理仪表

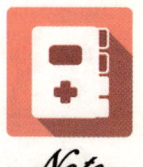

礼仪的基本要求去规范自身的言行举止,以良好的形象来展现礼仪修养,获得公众认可,为自己以及自己所代表的职业赢得美誉。

3. 可塑性 护理礼仪修养是护士综合素质的体现,是护士在工作生活中随着自身心智的成长以及后天的学习而逐步形成的。俊朗的外表、姣好的面容是先天的,良好的礼仪修养则是可以通过后天的努力而获得的,许多时候,后天的努力可以弥补先天的不足。只要经过长时间的磨炼和不间断的自我充实,护理人员就能提高自身礼仪修养。

(四)学习护理礼仪的意义

1. 学习护理礼仪是全面提高护理人员综合素质的需要 礼仪修养不是先天具备的,而是后天形成的。首先,护理人员要通过自己的努力学习来加强道德修养,树立正确的世界观、人生观、价值观,努力培养爱心、耐心、细心和责任心,不断学习现代科学文化知识,要具备心理学、伦理学、社会学、人际沟通学等人文学科知识;其次,要努力塑造良好的护士职业形象,而护理礼仪是护理人员职业形象的重要组成部分,也是护理人员素质、修养、行为和气质的综合反映。热忱的态度、优质的护理、饱满的精神风貌直接反映医院的管理水平。因此,应着力培养护士的形象意识,使其在护理实践过程中时刻保持良好的精神状态,从而全面提高护士的综合素质。

2. 学习护理礼仪是提高护士职业道德素质的需要 道德修养是礼仪修养的基础,对一个人的行为有着十分重要的影响。一个道德水准严重低下的人,不可能成为优秀的护理人员。对护理专业的学生进行系统的礼仪教育,使其掌握基本的行为准则,不仅可以丰富礼仪知识,掌握符合社会主义道德要求的礼仪规范,懂得在实际生活中按照礼仪规范来约束自己的行为,而且可以做到将内在的道德品质和外在的礼仪形式有机地统一起来,从而更好地为护理对象实施身心整体护理。

3. 学习护理礼仪是建立良好人际关系的需要 能否与他人建立良好的人际关系,对护士的成长和学习有着十分重要的影响。研究结果显示,那些懂得以适当的方式解决身边问题和处理生活烦恼的人,其身心更加健康,而且更会关心他人,更富有同情心。因此,通过人际交往活动,在交往中获得友谊,是护理专业学生适应新的生活环境的迫切需要,也是建立良好的人际关系、成功地走向社会的迫切需要。护士如果能掌握护理礼仪的基本知识和交往技巧,遵循诚信真挚、言行适度、相互尊重、平等友爱等原则,就能很快与护理对象建立起和谐、良好的护患关系,从而提高护理质量。

4. 学习护理礼仪是护士塑造良好自我形象的需要 通过护理礼仪的学习和训练,使护士具有端庄的仪表、优雅的举止、礼貌的语言、整洁大方的服饰、微笑的面容、敏捷而轻巧的操作技术,塑造良好的护士形象。在护患沟通中护士如果具有良好的专业形象和饱满的精神风貌,可以唤起患者对美好生活的向往,增强患者战胜疾病的信心与决心,同时也有利于护理工作的顺利开展。护理人员要想取得患者的信任,必须保持良好的自我形象。

二、提高护理礼仪修养的基本方法

良好的气质和礼仪,是通过后天不断地学习和训练才逐渐形成的。要学好护理礼仪,必须充分发挥个人的主观能动性,注重理论联系实际,采取多种途径对礼仪规范进行学习。

(一)注重礼仪基础知识和相关知识的学习

礼仪从表面上看仅仅只是一个人的言谈举止,实际上蕴含着深厚的文化底蕴。因此,要注重礼仪基础知识和相关人文知识的学习,将所学到的古今中外的礼仪文化知识内化为文明素质和修养,将日常的语言美、举止美、仪态美转化为内在美、气质美、风度美,领悟言谈举止中的文化意义,进而更加自觉地提高自己的文化素质,提升自身的文化底蕴,使护士的美好形象得

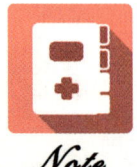

到升华。

(二)循序渐进地开展护理礼仪的行为规范训练

学习护理礼仪是一个循序渐进的过程,不可急于求成,应该从基本的行为规范开始。如从护士日常的站立、行走、端治疗盘、端坐、下蹲、持病历夹、推治疗车等基本行为开始姿态的训练。

(三)礼仪修养的培养

1. 培养礼仪品质 要认同护理服务理念,认同礼仪服务的重要作用和意义,积极热情地学习护理服务礼仪的知识,并自觉遵守,而不是形式上呆板而刻意的执行。

2. 培养途径 可以参加关于护理礼仪的专题讲座或培训班,观看教学片,参与情景模拟、形体表演示范、护理操作展示等。也可通过自行阅读相关礼仪书籍,或与同事交流心得等方式来学习和强化护理服务的礼仪知识和沟通技巧。

直通护考

A1 型题(单句型最佳选择题)

1. 护理礼仪修养是指护理工作者在开展护理工作和提供健康服务的过程中,按照(　　),结合自身实际,就礼仪品质、意识进行的自我锻炼和自我改造。

　　A. 礼仪规范　　　　　　　　B. 社会习俗　　　　　　　　C. 道德规范

　　D. 法律法规　　　　　　　　E. 规章制度

2. 护理人员在独立工作时能够用(　　)的精神来约束自己,可以减少差错事故的发生,提高护理工作的质量。

　　A. 真诚　　　　B. 自信　　　　C. 热情　　　　D. 慎独　　　　E. 积极

3. 礼仪由(　　)演变而来。

　　A. 习惯　　　　B. 习俗　　　　C. 政治体制　　　　D. 伦理道德　　　　E. 宗教

4. 护士在面对患有慢性病且不能完全治愈的患者时,应当尤其做好患者的哪项护理?(　　)

　　A. 饮食护理　　B. 生活护理　　C. 心理护理　　D. 基本护理　　E. 皮肤护理

5. 在人际交往过程中形成并得到共同认可的行为规范、交往程序和准则的总称是(　　)。

　　A. 礼仪　　　　B. 礼节　　　　C. 仪表　　　　D. 仪式　　　　E. 法规

6. 下列哪项不是护理礼仪的特征?(　　)

　　A. 可行性　　　B. 强制性　　　C. 利益性　　　D. 规范性　　　E. 适应性

7. 下列哪项不属于护理礼仪的内容?(　　)

　　A. 体态礼仪　　B. 服饰礼仪　　C. 管理礼仪　　D. 言谈礼仪　　E. 日常礼仪

A2 型题(病例摘要型最佳选择题)

8. 作为一名护理人员,学习和强化护理礼仪知识和沟通技巧,可以通过参加情景模拟、形体表演示范、护理操作展示等或与同事交流心得等方式进行,除此之外还有哪些途径?(　　)

　　A. 专题讲座　　　　　　　　B. 培训班　　　　　　　　C. 观看教学片

　　D. 自行阅读相关培训书籍　　E. 以上都对

第二章
直通护考答案

(徐杰　李屏)

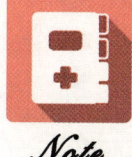

第三章　护理人员仪表礼仪

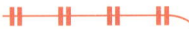

扫码看课件

学习目标

掌握：护理人员仪容礼仪与护理人员行为礼仪；护理人员常见体态礼仪以及护理人员服饰礼仪的定义。

熟悉：护理人员的发型礼仪，面部仪容礼仪；熟悉护理人员基本行为礼仪（手姿、站姿、行姿、坐姿、蹲姿等）以及护理人员在工作中（持病历夹、推治疗车、端治疗盘、搬床旁椅、陪同引导等）常见体态礼仪。

了解：护理人员服饰的功能；着装的基本原则；护士职业服饰礼仪。

随着现代医学护理模式的转变，医疗和护理不仅仅局限于生物学的范畴。护士的形象以及言谈举止、音容笑貌都可能对服务对象产生直接或间接的影响，从而影响护理效果。护理礼仪是时代的产物，长期的护理实践证明，作为一名好护士首先要有崇高的品德，其次要有精湛的护理技术。但是仅有这两条还很不够，更重要的是要有服务艺术，才能更好地为患者服务，这就要求护理人员必须掌握护理礼仪。护理礼仪是指护士在本职工作岗位上向患者提供护理服务时应严格遵守的行为规范。它是一种专业文化模式，是研究护理交往艺术的学问。

仪表，是人的外表，一般包括人的容貌、服饰和姿态等方面。仪容，主要是指人的容貌，是仪表的重要组成部分。仪表、仪容是一个人的精神面貌、内在素质的体现。一个人的仪表、仪容往往与其生活情调、思想修养、道德品质和文明程度密切相关。仪表礼仪的特点并非一成不变，而要随时间、地点、场合而变化。在人际交往中，每个人的仪表都会引起交往对象的特别关注，并将影响交往对象对他的整体评价。护理人员面对的主要是患者，护理人员的仪表显得更加重要，并有其特殊的职业要求。

案例

护士小王急急忙忙跑进病区，高跟鞋在走廊上发出了"噔噔"的声音。在值班室，小王将头发简单扎成马尾，把护士服往身上一套，一边扣着扣子走出更衣室，一边大声呼叫上一班护士来与她交班。护士长见状，指出她违反了护理人员仪表礼仪规范，让她先回更衣室整理好仪表后，再进入病房进行交接班。

具体任务：根据本章内容，对照指出护士小王违反了哪些护理仪表礼仪规范。

第一节　护理人员仪容礼仪

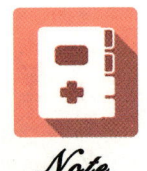

Note

对一个人来说，礼仪是一个人的思想和道德水平、文化修养、交际能力的外在表现，对一个社会来说,礼仪是一个国家社会文明程度、道德风尚和生活习惯的反映。礼仪涵盖了社会生活的各个方面,从内容上看包括仪容、举止、表情、服饰、谈吐、待人接物等;从对象上看包括个人礼仪、公共场所礼仪、待客与做客礼仪、餐桌礼仪、馈赠礼仪、文明交往等。人际交往过程中的行为规范称为礼节,礼仪在言语动作上的表现称为礼貌。加强道德实践应注意礼仪,使人们在"敬人、自律、适度、真诚"的原则上进行人际交往,告别不文明的言行。

礼仪形象能够唤醒和激发人们对美的追求。康德认为"美是道德的象征"。追求美会使人精神美好、心地纯洁、信念端正。礼仪形象就是从审美的角度来感染人、吸引人,使人在潜移默化中陶冶性情、净化心灵,从而影响这个人的思维方式、行为态度和行为方式,使人格更完善,这是礼仪的魅力所在。护理人员保持良好的仪容,有助于护理交往活动,有助于形成美的职业形象和美的职业风气,建立良好的人际关系。护士在修饰自身仪容的过程中,也会潜移默化地影响自己的气质、情操、心理、性格、意识、理念,全方位提升自身素质。

仪容,通常是指人的外观、外貌,其中主要是指人的容貌。在个人的仪表问题中,仪容是重中之重。仪容礼仪包括个人卫生礼仪、举止礼仪、服饰礼仪等,是人类为维系社会正常生活而要求人们共同遵守的最基本的道德规范,是人们在长期共同生活和相互交往中逐渐形成的,并且以风俗、习惯和传统等方式固定下来。修饰仪容的基本原则是美观、整洁、卫生、得体。

护士形象是在护士与服务对象相互接触的过程中形成的,良好的护士形象,不仅可以给患者及家属留下深刻的印象,同时也是决定医院整体形象的关键因素之一。此外,护士形象还影响着社会对护士职业的评价,影响护士在社会中的地位。

仪容修饰可以通过化妆修饰、发式造型、着装、佩饰等,来弥补和掩盖在容貌、形体等方面的不足,并在视觉上把自身较美的方面展露、衬托出来,使形象得以美化。成功的仪容修饰一般应遵循适体性原则、色彩搭配原则、适度性原则等,要求仪容修饰与个体自身的性别、年龄、容貌、肤色、体型、个性、气质及职业身份等相适宜和相协调。仪表修饰应随时间、地点、场合的变化而相应变化,使仪容与时间、环境氛围、特定场合相协调。仪容修饰先着眼于人的整体,再考虑各个局部的修饰,促成修饰与人自身的诸多因素之间协调一致,使之浑然一体,营造出整体风采。此外,无论是修饰程度,还是在饰品数量和修饰技巧上,都应把握分寸,自然适度。追求虽刻意雕琢而又不露痕迹的效果。

一、发型礼仪

发型最容易吸引他人的注意力,良好的发质、发型能使人看起来容光焕发。因此,要经常洗头,保证头发不粘连、不板结、无发屑、无汗馊气味。入秋之前要精心保养头发,因为这时会出现头皮屑增多、脱发和断发。

(一)日常养护

养成周期性洗头的习惯,正确的洗头方法如下:洗头前先按摩头发,接着将头发梳理通顺,以免洗时脱落。水温以 30~38℃为宜,先将头发全部浸湿,再将适量洗发剂均匀涂在头发上。用指尖轻揉头发,用指甲均匀地搔抓,然后用手指梳理发丝,让污垢溢出。用清水冲净头发,用干毛巾擦去水分并自然晾干。洗后,涂擦有保护作用的发乳或发油滋润头发,头发要先用毛巾擦到不会有水珠滴落,再将护发素均匀地抹在发梢处,一定不要碰触头皮,隔几分钟后再用温水冲洗干净。洗发后最好让头发自然风干,长时间使用吹风机可能会使头发发黄、分叉。如果天气转凉,可先用吹风机把头发吹至八成干,再自然风干。一般每周洗发 2~3 次,油性头发宜 1~2 天洗一次。

头发生长需要营养素。鱼肉、蛋、乳等含有丰富的蛋白质;猪肝、海带、芝麻、绿色蔬菜、红糖、干果等含有丰富的铁;乳类、豆类、虾皮等含有丰富的钙。常吃这些食物,可使头发光泽、柔

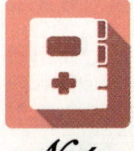

Note

润而富有弹性。头皮血运充足,才能有一头乌黑亮丽的头发,按摩头部可调节皮脂腺分泌,促进头发的血液循环和新陈代谢,使头发润泽、健康。常梳头发有按摩的功效,梳子最好选用骨质、木质制品,梳齿宜疏,梳头时不可用力过猛,也可用五指代替梳子梳理。

(二)发型的选择

选择合适的发型,要考虑的因素有头型、脸型、五官、身材、年龄,还有肤色、着装、个性爱好、季节、发质、适用性和时代性。

发型对一个人极为重要,一个完美的发型能够大幅度提升一个人的气质。如果盲目模仿或追赶新潮,则可能适得其反。选择适合自己脸型的发型可以掩盖缺点,突出优点。

脸大的人应尽量选择短而密、贴脸部边缘的发型,不可采用大波浪发型;脸小的人宜留中等长度而有蓬松感的发型,给人视觉上的和谐感。圆脸型的人可留直线型长发,长度至肩膀上或下巴的平行线上。方脸型的人可蓄留略长的刘海或中分的长发,稍显示出一点儿波浪纹理,这样可以掩盖突出的颧骨。长脸型的人不宜留直线型的长发,要弥补这一缺陷,可尝试短的卷发或者娃娃头。倒三角脸型的人由于脸颊至下巴成一斜线,因此要注意头发的长度,如发长仅至耳,会突出脸颊的倾斜感,所以,头顶部分的头发宜具有蓬松感,而两侧的头发则要密贴着脸,再在化妆方面加以配合,便可显得和谐、美丽、动人。

(三)护士的发型

1.短发 头发自然后梳,刘海不遮盖前额,耳鬓的头发放于耳后,不可披散于面颊,必要时可以用小发卡固定住。

2.长发 长发应盘起,盘起后的头发距离衣领上约10厘米。盘发时可以佩戴网套,或将头发梳成马尾,用发卡或头花固定。

3.发色的选择 护理人员可以将头发染成深色,避免染成鲜艳的或过于夸张的颜色。

4.发饰 工作环境中的发饰,主要是为了固定头发,选用的发卡、头花、网套等应与头发同色系,款式以大方、素雅为主,不要戴过于夸张和鲜艳的发饰,以免给患者带来不良的刺激。

5.护士戴工作帽的发型要求 工作帽的主要作用是防止由头发或头屑造成或可能造成的污染,同时也保护医护人员本身免受异物污染。护士帽是根据护士工作的内容所设计的,主要有燕式帽和圆帽两种。护士戴帽时,不能长发披肩,如果是长发,要盘起或戴网罩,头发后不过领,前不过眉。短发也不要超过耳下3厘米,否则也要盘起或戴网罩。

(1)戴燕式帽的发型:燕式帽要戴正戴稳,发夹应固定于帽后,不得显露于帽的正面,切忌前额头发高于燕式帽,更不要佩戴夸张的头饰。短发时别在燕式帽上的发卡最好是白色的,要别在后面,长发时要盘起或戴网罩。戴燕式帽时,两边微翘,前后位置要调整适宜,固定牢固(图3-1)。

(2)戴圆帽的发型:手术室、传染科室及特殊科室的护士要求佩戴圆帽,目的是为了无菌技术操作和保护性隔离。在佩戴圆帽时,应仔细整理好发型,头发要全部遮在帽子里面,不露发际,前不遮眉,不露刘海,后不外露发际,不戴头饰。圆帽的缝线位置要放在后面,边缘要平整(图3-2)。

二、面部仪容礼仪

面部清洁卫生是面部仪容美的关键,若一个人满脸污垢,那这个人的美感必然会被破坏。因此,每个人都应该养成良好的卫生习惯,做到入睡前洗脸、洗脚,早晚、饭后刷牙漱口,经常洗头洗澡,勤更衣。

不要在人前整理个人卫生,如剔牙、挖鼻、掏耳屎、修指甲、搓泥垢等,否则不仅不雅观,也不尊重他人。与人谈话时应保持一定距离,声音不要太大,不要对人口沫四溅。

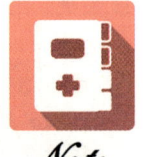

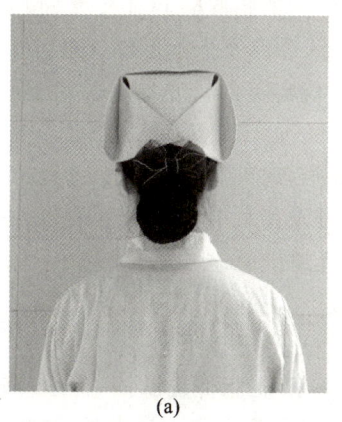
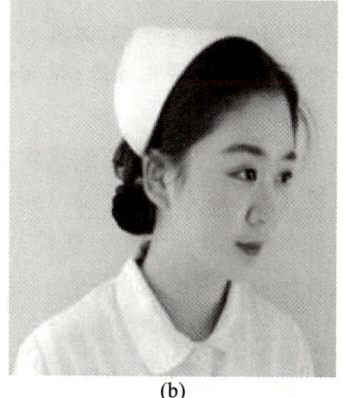

(a)　　　　　　　　　　　　(b)

图 3-1　戴燕式帽的发型

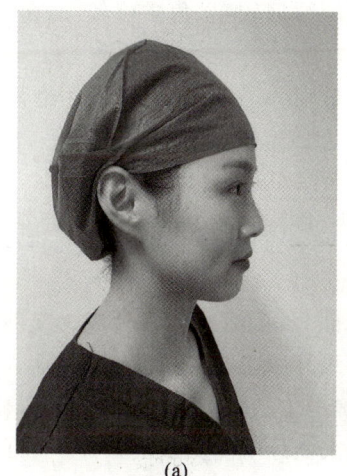
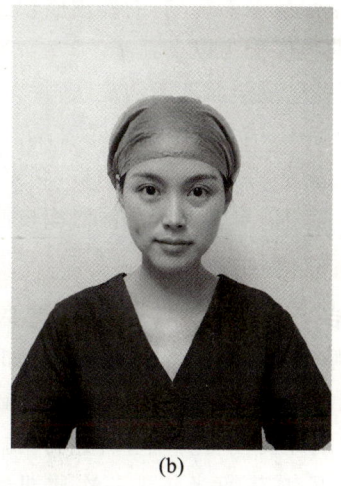

(a)　　　　　　　　　　　　(b)

图 3-2　戴圆帽的发型

（一）面部保养

在任何场合均应保持面部清洁,应该及时用面巾纸等清洁面部的油脂,做到面部无泪痕、无汗渍、无灰尘等。另外,还应注意及时清理眼角、鼻孔、耳朵、口角分泌物及残留物。

1.洁面过程　洁面可以除去体腺排出的皮脂和灰尘等附着物,保持面部皮肤的清洁。正确的洁面顺序:先从面部多油垢的"T"区开始,接着是鼻子和下巴,然后再是面颊与眼部四周,最后清洗耳部、颈部及发际、眉间等。

洁面时先要洗净手,用温度接近体温的温水将面部沾湿,涂洁面乳于面部,将洁面乳放入干净的手中加水少许,揉搓出泡沫涂在脸上,缓慢轻柔地搓洗,将皮肤表面的灰尘、油污或角化组织彻底清洁,再用流动的清水冲干净面部。最好使用纯棉毛巾轻轻擦干面部,涂上营养霜。双手和毛巾一定要保持干净,毛巾应置于通风或阳光充足处晾干备用。

油性皮肤妆面易脱落,保养不善则诱发粉刺,洁面时使用偏碱性清洁液或洁面乳,用温水清洁皮肤;饮食清淡,少吃面食、甜食及刺激性食物。

干性皮肤不易长粉刺,附着力强,不易掉妆,如果不护理皮肤易生皱纹。宜选用含脂量高的洁面乳,以凉水或温水清洁皮肤;洁面后不要立即擦干,可用手轻拍皮肤,使水渗透皮肤;选用合适的营养霜;多饮水或清茶。

敏感性皮肤洁面时用温水为佳,尽量选用天然材料制成的高级护肤霜及洁面乳,不宜使用药物性及含动物蛋白的护肤品。

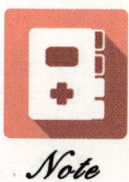

Note

2. 重点清洁的部位　脸颊及鼻侧,用食指、中指的指腹轻轻地按摩;唇部使用卸妆液后彻底清洗;眼部使用专用卸妆液后再用洁面乳;发际、鼻翼及下颌不要忽略。

皮肤尤其是面部皮肤的护理和保养,是实现仪容美的首要前提。对于不同类型的皮肤需用不同的方法加以护理和保养。

(1)干性皮肤:油脂分泌较少,经不起风吹日晒,对外界的刺激十分敏感,极易出现色素沉着和皱纹。对于这种皮肤,每天在洗脸的时候,可以在水中加入少许蜂蜜,湿润整个面部,用手拍干。坚持一段时间,就能改善面部肌肤,使其光滑细腻。

(2)中性皮肤:比较润泽细嫩,对外界的刺激不太敏感。这种皮肤比较易于护理,可在晚上用清水洗脸后,再用温度适宜的热水捂脸片刻,然后轻轻抹干。

(3)油性皮肤:毛孔粗大,油光满面,易生痤疮及皮脂性皮肤病,但适应性强,不易显示皱纹。洗脸时可在热水中加入少许白醋,以便有效地去除皮肤上过多的皮脂、皮屑和尘埃,使皮肤富有光泽和弹性。

男性由于受雄性激素的影响,面部皮脂较多,纹理较粗,角质层较厚,多属于油性皮肤,男士护理面部皮肤的程序分为以下几步。

①清洁:选用香皂或洁面乳清洁皮肤,每天早晚各一次,一周最好用磨砂膏彻底清洁皮肤1～2次。

②剃须:最好选用剃须膏软化胡须根,剃完须后可用须后水调理肌肤。

③润肤:最好选用清爽型润肤乳液滋润皮肤,并补充水分,也可选用面霜。

(二)面部局部修饰

1. 牙齿的清洁　牙齿的清洁是仪容的重要部分,不洁的牙齿会成为交际中的障碍。当谈笑风生时露出发黑或发黄的牙齿,十分不雅;如果牙缝上留有牙垢,也会让人退避三舍。保持牙齿的清洁卫生,首先要坚持每天早晚采用正确的方法刷牙,正确的刷牙要做到"三个三":每天刷牙三次,每次刷牙要在餐后三分钟进行,每次刷牙不能少于三分钟。除了刷牙之外还要进行洗牙,一般情况下,成人每半年洗一次牙即可。通过洗牙可以及时清除影响牙齿美观的牙石,保护牙齿,同时还能发现口腔问题,及时治疗。多吃蔬菜水果,饭后漱口,不吸烟,不喝浓茶,以防牙齿变黄。

2. 保持口腔的清洁　语言交流是社交的主要方式,保证口腔卫生,确保口气清新,避免双方交流时受到口气的影响。保持口腔的干净,剔除牙缝里的食物残渣,确保无异味;不暴饮暴食,多吃清淡食物,戒烟限酒;与人交往时保持一定的距离。上班前不吃异味食品,如葱、韭菜、大蒜等,饭后要漱口,保持口腔清洁、无异味。

3. 体味　为了清除身上的烟味、酒气、汗味,每天都应该洗澡,最少也要坚持3天洗一次,特别是在参加重大的社会活动之前,洗澡是一项必需的准备工作。洗澡一方面是为了保持干净;另一方面还可以使人清爽、精神焕发,不仅可以给交往对象留下良好的印象,还能增强自信。可适当喷涂香水,禁止喷涂过于浓烈、刺鼻的香水。

三、化妆礼仪

化妆是生活的一门艺术,适度、得体的妆容可以体现女性端庄、温柔、美丽、大方的独特气质。化妆是用化妆品及艺术手法来描绘、装扮自己,达到美化视觉感受的目的。化妆一定要适当,要恰如其分,也就是说掌握了化妆技术才能很好地掩盖面部缺点甚至缺陷,更好地体现人的五官的优点,让人更美、更有信心、更有魅力。在社交场合,得体适度的妆容,既是自尊自信的表现,又体现了对他人的尊重。

护理人员自然得体的妆容,是热爱生活、自尊自爱的直接体现,可以展示自身的职业魅力,

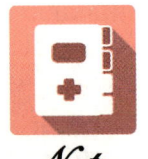

表达积极健康的人生态度。护士淡妆上岗,既能使自己充满活力、容光焕发,又能让患者感到舒畅,唤醒他们追求美与健康的天性,树立战胜疾病的信心。

社交场合及工作场合,淡妆比浓妆效果更好,更显现人的修养和高尚的审美情趣。化妆时,粉底、眼影、腮红、口红的颜色应与人的皮肤、服饰的颜色协调,才能给人和谐的美感。

(一)化妆原则

化妆是因人而异的,不同的年龄阶段或不同的性格化妆的风格和特点应不同。护士的妆容应该是一种端庄自然、清淡明朗的职业淡妆,遵循护理的职业特点和相应的化妆原则。化妆提倡扬长避短,通过化妆,可以突出优势、修饰平庸、弥补缺陷,美化自身形象。化妆首先要熟悉自己的面部情况,如肤色、肤质,以及面容的优势和缺陷等,只有这样才能选择合适的化妆品和使用正确的化妆手法,增强眉毛、眼睛、鼻子、面颊、嘴唇的美感和表现力。化妆要根据自身各部位的特点,运用不同的化妆技巧进行美化,切忌千篇一律或者盲目仿效。

1. 自然真实,避免上妆过度 护士的妆容切忌浓妆艳抹,如果上妆过度会给人以艳丽夸张、不踏实的感觉。选用口红时,忌艳红和深红色;画眼线、眉毛和唇线时,忌过长、过浓和过重。同时也应避免涂抹闪光色系和味道过于香浓的化妆品,以免给病痛中的患者带来不安和不适。应在光线充足的地方化妆,因为光线不足时,会影响化妆效果。不要当众化妆或补妆,切忌在上班时间或一些公共场合化妆、补妆。有些人一有空闲就照镜子、描眉画唇,这种失礼行为既不尊重自己也妨碍他人。上班前或参加活动前就要化好妆,其间需要补妆可以到洗手间或化妆间进行。

2. 妆容协调,体现和谐之美 化完妆后,要检查整个妆容完成的情况,并做适当的调整。通常妆容以清新自然为主,略施粉底定妆即可。化妆时的协调原则主要体现在四个方面,分别是妆面协调、全身协调、身份协调、场合协调。妆面协调是指化妆部位色彩搭配、浓淡等整体协调;全身协调指脸部妆容还要注意与发型、服装、饰物协调,力求获得完美的整体效果;身份协调是化妆时还要考虑到自己的职业特点和身份;场合协调是指化妆要与场合气氛要求一致。

3. 化妆的禁忌

(1)修饰时不避人:化妆属于个人隐私,原则上只能在家中进行。特殊情况下,需要在其他场合临时补妆,也应选择隐蔽之处。

(2)化妆妨碍他人:有些人的妆容过浓,喷洒的香水味过重,令人窒息。这样不仅没有取得美化面容的效果,还会使他人远离自己。

(3)化妆出现残缺:假如出现残妆,要及时补妆。在炎热的夏季,这一点尤其要留意,否则就会给对方留下不好的印象。

(4)使用别人的化妆品:每个人面部的情况都不一样,为了防止皮肤疾病的传播,不要借用别人的化妆品。

(5)评论别人的妆容:化妆是个人的事,无论是当面还是背后,都不要随便评论别人的妆容,由于不同国家、不同民族、不同地区的文化传统和宗教信仰都不一样,所以审美情趣不同,化妆也存在差异。随便评论别人的妆容,是对他人的不尊重,假如让对方听到还会让双方都很难堪。

(二)化妆技巧

1. 妆前洁肤与整理肌肤 化妆前要将面部皮肤的污物除去。除去面部油污的方法一般有油洗和水洗两种。如果条件允许,最好是油洗,即选用洁面乳、清洁霜这类的油质皮肤清洁剂,既能除去面部油污使面部洁净,又能保护皮肤免除肥皂等碱性物质对皮肤的不良刺激。化妆前一定要清洁肌肤,洁面后用爽肤水轻拍全脸,再抹上营养霜,最后涂上隔离保护霜使肌肤表面滋润并形成薄膜,有效隔离紫外线、灰尘及化妆品粉垢。

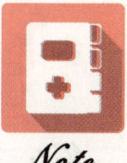

之后可以用爽肤水轻按面部和颈部,然后再加一层有色润肤液,使未经化妆的面部洁净、清爽且滋润。这种有色润肤液,不仅对皮肤有益无害,而且能增强化妆品效能,使妆容持久、均匀、细柔。特别是夏季,使用有色润肤液可使皮肤呈现天然的日晒色,有利于保护皮肤。

2. 粉底的选择 选择粉底应考虑颜色和质感,最好选择品牌产品。粉底颜色越接近肤色看上去越自然,可多准备一个深色的用于下颚、鼻梁、额头上打阴影。选择粉底时,不要抹在手臂上,因为手臂的颜色和脸部皮肤的颜色不相同,测试时最好抹在脸颊接近颈项处,在自然光线下看看粉底色是否与颈部肤色相配。如果粉底颜色选择正确,颈项是不用打粉底的,以免化妆品沾在衣领上。质感好的粉底能使皮肤有弹性,干湿适中,不会长粉刺。使用粉底的目的是使皮肤看上去透明光滑、有光泽、健康滋润。苍白肤色使用象牙色或粉红色的粉底;暗黄肤色用茶色或金褐色粉底。

将少量粉底涂在脸上,再用棉球或海绵将粉底仔细地抹匀,一直抹到鬓边及领下。用少许油质眼影膏打底能将眼影粉的颜色表现得更加纯正。颧骨上也可用少许油质眼影膏打底,用指尖在颧骨上轻轻抹匀。如果要遮盖黑眼圈或面部的瑕疵,可先涂上遮瑕膏并用海绵抹匀。

使用粉底时应注意,不要涂到眼下细柔的皮肤上。要选择与自己肤色接近的粉底液,用海绵在脸及脖子上均匀抹匀。抹上粉底液后,再用粉扑扑上一层干粉,令妆容持久不易脱落。

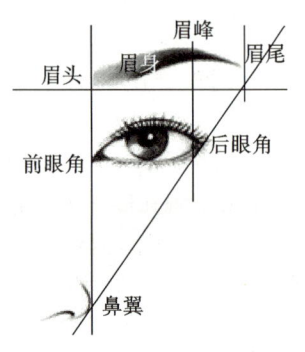

图3-3 眉毛修饰

3. 眉毛修饰 眉身分为眉头、眉峰、眉尾,眉头和眉尾基本保持在同一水平线上,画眉应遵循"从粗到细,从淡到浓"的原则。护理人员在修饰眉毛时,以自然眉形为主,切忌粗重、过长及过于浓黑的眉毛(图3-3)。

眉毛粗的需要修眉,先拔除多余杂毛,再用眉笔把眉形淡淡勾出,注意色彩均匀,眉头最浅,眉尾次深,注意由深至浅不要有明显的分界线,这样眉毛才自然立体。修眉时想要保持原来的眉形,只需要修掉杂毛就可以了。

眉毛少的需要画眉,画眉需要选择适合自己的颜色,沿着眉毛的轮廓进行描画,然后用眉刷晕开,显得更自然。

4. 眼部化妆 眼睛是"心灵的窗口",是人际交往中被他人注视最多的部位,在修饰面容时应多加留意。

眼部的分泌物要及时清理,不要给人留下不洁的印象。

修饰眼部时首先要用浅色的眼影来打底,用手将眼影直接涂抹在眼皮上,然后用深色的眼影在睫毛根部进行描画,眼影的颜色应该由睫毛根部慢慢往上变淡,颜色过渡的时候尽量不要出现明显的分界线,否则显得不自然。用双色眼影时,用稍大眼影刷沾淡色,从眼尾向内眼角方向涂抹;用稍小眼影刷沾深色,从内眼角向眼尾方向涂抹(靠近眼睫毛处),眼影的主色调(深色)一定要根据服饰、环境、场合决定。毛刷清扫眼影粉,使不同颜色的眼影粉刷得更加均匀。然后,在眼睑内侧涂上较深的眼影,以衬托出鼻子的线条,这是适合东方人脸型常用的一种技巧。

涂完眼影后,用黑色眼线笔在上下睫毛线上画眼线,这样眼睛就显得炯炯有神,使人增添魅力。扫上睫毛时用睫毛膏,从睫毛根侧向上扫两次,待干;扫下睫毛时,可先用睫毛膏扫一次,再用干净的睫毛刷轻扫,切忌出现"苍蝇腿"。

5. 唇部描绘 涂唇膏之前需要用润唇膏湿润唇部,就像脸部化妆一样。因各人唇色不同,即使使用同一唇膏,效果也会不同。选择与眼影、腮红同一色系的唇线笔,先画好唇部轮廓,注意所选唇线笔颜色要比唇膏色深一度。选择与眼影、腮红同一色系的唇膏,在画好的唇部轮廓线内将唇膏填满唇部,力求平滑细致。

想要达到与唇膏颜色一样的效果,就需要事先掩盖自身的唇色,可使用专门的唇部粉底打

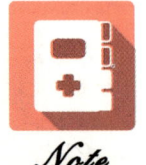

Note

底。涂唇膏的时候,为了防止用力过重,可以用手沾取唇膏,再涂到嘴唇上,可以用纸巾轻轻按压多涂的部位。

6. 腮红 腮红的作用是让肤色显得粉嫩,有白里透红的感觉。用粉刷沾取少量的腮红粉,在笑肌(苹果肌)上晕开,一般是打在面颊部最宽的位置,不能超过鼻翼的延长线。上腮红时宁淡勿浓,不然就很有可能出现"高原红"的尴尬。

将腮红从颧骨由深至浅的扫向太阳穴下方,并要涂得均匀。

①瘦长脸:横扫向太阳穴下方,呈椭圆状,减弱脸长的感觉。

②圆形脸:在颧骨最高点往上扫,呈条状,减弱太肥太圆的感觉。

③方形脸:从颧骨后半部直扫向耳边,可减弱脸方的感觉。

7. 修容 修容需要用到修容粉和高光笔。

修容粉一般有颜色选择,颜色深的修容效果会比较好一点。用手指轻轻按压修容粉,在脸颊两侧分别画一条轮廓线,然后用手晕开,脸会显瘦一点。

高光笔可以让妆容看起来更立体,使原本比较塌的鼻梁显得挺一点。高光一般画在双眉上方、鼻梁、鼻翼、嘴唇上方,然后用手晕开即可。

(三)护士妆容

1. 化妆品的选择

(1)年龄:25岁以下,以水包油型化妆品为宜;25岁以上40岁以下,皮脂分泌开始下降,皮肤开始变粗糙、干燥,可适当选用营养性、保温性化妆品;40岁以上,选用抗衰老的化妆品,沐浴后可用蜜类化妆品。

(2)季节:春季一般选择雪膏、霜类、蜜类化妆品;夏季可使用含脂少、含水量多的奶液或蜜类化妆品;秋冬季一般以抗皱、防裂类的脂类化妆品为佳。嘴唇为能见血液的薄膜组织,不能分泌汗液油脂来滋润,所以非常脆弱,夏季高温易干燥,秋冬季易皱裂脱皮出血,润唇膏有滋润、防干裂作用,有些润唇膏还有防晒作用。

(3)皮肤:油性皮肤一般选择水包油型蜜类及雪膏等;干燥性皮肤建议选择油脂较多的油包水型护肤品,如冷霜、香脂、蛋白质等;过敏性皮肤可先将护肤品在面部以外的皮肤小范围(如手臂内侧或耳后)试用,24~48小时后,无过敏方可在面部擦用,最好选择1~2种固定使用。

2. 好情绪带来好肌肤 调控好自己日常情绪,保持好的心态是拥有好的肌肤状态的基础。情绪对人体的影响是巨大的,精神焕发,人体免疫功能也会大大提高。当心情低落、忧愁、悲哀时身体免疫功能就会降低,抵抗各种不利因素的能力变差,容易发生各种疾病,皮肤新陈代谢、血液循环等各种功能均降低,更严重的会使皮肤变灰黑、干燥,皱纹增加,呈现衰老迹象。因此,保持愉快心情、乐观情绪极为重要。

3. 充足的休息和睡眠 光滑、红润、富有弹性的皮肤,有赖于皮肤真皮下组织微血管的充足营养供应。皮肤微血管畅通时,皮肤红润光泽;反之,皮肤毛细血管淤滞,循环受阻,皮肤的细胞得不到充足的营养,从而影响皮肤的新陈代谢,加速皮肤的老化,使皮肤颜色显得晦暗而苍白。充足的睡眠能改善皮肤末梢的循环,消除皮肤毛细血管的淤滞,充分供应皮肤组织细胞所需的营养,纠正和预防皮肤早衰。

睡眠不足或经常失眠,会引起眼睛周围皮肤色素的异变,出现黑眼圈;睡眠不足,还会使眼白混浊不清,混浊的眼睛给人的感觉就是暮气沉沉、老气横秋;长期睡眠不足,眼角的鱼尾纹必然过早出现。所以,注意适当的休息和充足的睡眠是必要的。

4. 护理岗位的妆容要求 护理岗位宜化淡妆,妆色要健康、明朗、端庄,不可过于艳丽。妆后效果主要是清新自然、端庄严谨、亲切友善。淡妆上岗,既维护了护士的自我形象,表达了对

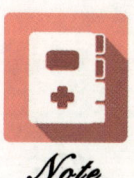

患者的尊重,也体现了对工作的认真及敬业精神。

护士日常妆容中的唇色以粉红色、豆沙色、橘色为主,或使用透明唇膏。忌选用大红色等鲜艳颜色,以及勾画浓重、夸张的唇线。适合护理人员日常妆容的腮红颜色一般以肉粉色、橘色、浅粉色、浅桃红色为主。

护理人员工作繁忙,可以使用"三分钟简易淡妆法":准备几种适合自己肤质并与着装相配的化妆品,如润肤膏、粉底、胭脂、眉笔、唇膏等。完成润肤后,涂擦粉底,将胭脂由面颊颧骨处轻揉开,使粉底与胭脂衔接自然,最后描眉,描完后用眉刷刷至自然,最后涂上唇膏,也可先用唇线笔画出唇的轮廓,再涂上唇膏即可。

5.男护士的妆容修饰 对男护士而言,面部的修饰首先要求面部干净,不能有汗渍和不洁之物。另外除对五官做必要的修饰外,对不雅的体毛(如鼻毛、耳毛、胡须等)应予以修剪和遮掩。男士面部修饰的重点是眉毛和嘴唇。

男士的眉毛一般不做人为的美化,力求保持自然。若眉毛有重大缺陷,如眉毛稀淡、眉棱不洁、眉毛残缺或无眉毛等情况,就要注意适当修饰。眉毛修饰的方法有两种,一是描眉,二是修剪。描眉是用眉笔把眉毛描黑,再用笔尖对眉毛的残缺部分进行补描,但应注意,经过描画的眉毛要深浅自然、色泽均匀,并与真眉浑然一体,要根据自己的脸型和五官位置,通过描眉来适当调整自己的五官比例。修剪是指用剪刀或刮刀把过长或过多的眉剪掉或刮掉,再对有缺陷的地方进行补描或修饰。经修剪的眉毛上下缘不宜修得太整齐,眉峰可适度上扬,使之显得英武、潇洒。

男士嘴唇的轮廓和厚薄不很理想,或有干裂、唇色不正等情况,均可以用唇笔描画并涂男士专用唇膏来弥补。

第二节　护理人员行为礼仪

行为姿态是行为礼仪的重要内容,形体姿态之美是一种极富魅力和感染力的美,能在动静之中展现出人的气质、修养、品格和内在美。从某种意义上说,一个人的各种行为姿态引人注目,形象效应十分显著。行为举止往往胜于言语而真实地表现人的情操,端正优雅的姿态,可以"无声胜有声",从行为上展示着一个人内在的持重、聪慧。如果一个人容貌俊秀、衣着华丽,却没有相应的行为姿态之美,反而会给人一种肤浅、粗俗的感觉。

行为姿势是身体呈现的状态,是传递信息和感情的一种表达方式,也是显现雅俗的重要标尺。坐立行走,眼神脸色,待人接物,无一不是行为显现,这些行为姿势通过肢体行动、面部表情等映射出一个人的内在修养。俗话说"坐有坐相,站有站相",即是对行为礼仪的基本要求。

一、手姿

手姿的基本原则是使用规范化的手势、注意区域差异、宜少用不宜多用。不同国家、不同地区、不同民族,由于文化习俗的不同,手势的含义也有很大差别,所以,手势的运用只有合乎规范,才不至于令人误解。手势语在交际中的作用显而易见,但并非多多益善,多余的手势,会给人留下装腔作势、缺乏涵养的感觉。尤其是手势与口语、面部表情等不协调时,会给人一种装腔作势的感觉,所以手势若非必要,宜少用不宜多用。

手部姿态具有很强的表达力,正确优美的手势可以表达一名护理人员的职业素养。护理工作中如果忽略了手姿,与人交流时随意比画,指指点点,容易给人留下粗俗失礼的印象。

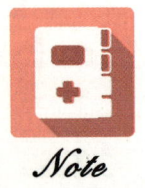

（一）基本手姿

1. 端盘姿态 护士应双眼平视，下颌收紧、不可上抬。双手托盘底边缘中 1/3 处，拇指在治疗盘边缘，不可越进盘内，其他四指自然分开，托住盘底。盘内缘距躯干 3～5 cm，肘关节弯曲成 90°，腋、臂自然相贴（图 3-4）。

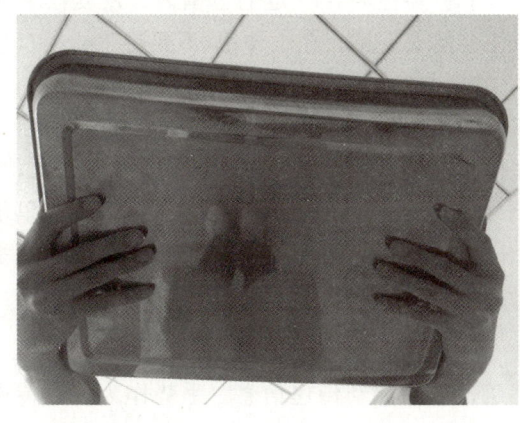
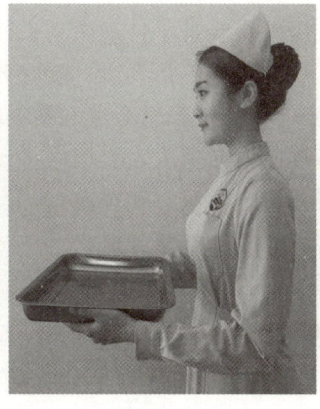
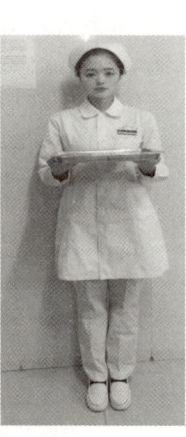

图 3-4 端盘姿态

2. 持病历夹姿态 左手握病历夹右缘，夹在肘关节与腰部之间，病历前缘略上翘，右手自然下垂或摆动（图 3-5）。

3. 推车姿态 双手扶车缘两侧，躯干略向前倾（图 3-6），入室前须停车，用手轻推开门后，方可推车入室，入室后立即关上门，再推车至病床旁。

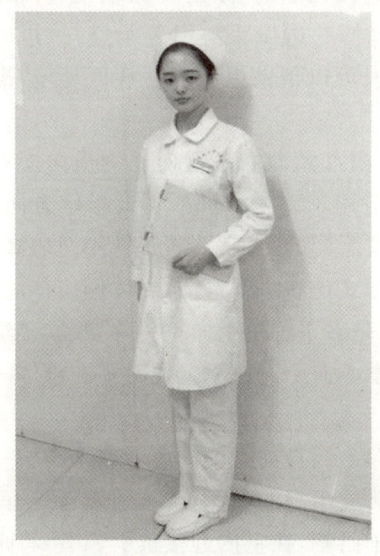
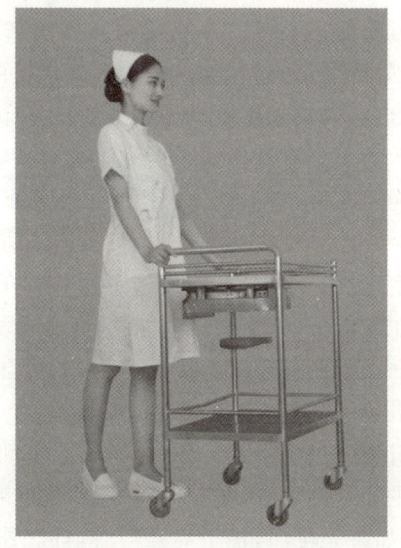

图 3-5 持病历夹姿态　　　　图 3-6 推车姿态

（二）禁忌手姿

1. 不规范的手卫生 护理人员手的清洁卫生对于防止交叉感染及维护护理人员形象来讲是十分重要的，手上沾染的污渍、血渍不及时清洁，指甲较长，指甲内有污渍，不规范使用手消毒剂，接触患者或仪器设备前未执行手卫生等都是不规范的行为。

首先，护理人员的手应保持清洁、干燥和温暖。护理人员应养成勤洗手的好习惯，并注意手的保养，防止发生感染。不要有冻疮、灰指甲，不要有墨迹和污渍，不能带着印记上岗。

护理人员不宜留长指甲，应经常修剪，保持清洁，及时清理手部及指甲指缝中的污渍。护

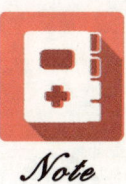

Note

理人员在工作期间不允许美甲,以免有损护理人员稳重的形象。

2. 不稳重的手姿　持物时无论单手或双手操作,均应稳妥自然,用力均匀,不可翘起小指或食指,这样不仅显得不自然且花哨,也容易导致持物不稳。在交际活动时,有些手势会让人反感,严重影响个人形象,比如当众搔头皮、掏耳朵、抠鼻子、咬指甲、手指在桌上乱写乱画等。与人交流中手势幅度不宜过大,更不要手舞足蹈,手势要控制在一定的范围内。反复摆弄手指、活动关节、捏响、攥拳头或是手指动来动去往往会使人反感。在工作中,不要将手插在口袋里,这种表现会给人一种工作不认真、偷懒的感觉。

3. 不礼貌的手姿　工作中表示夸奖和赞扬时,一般竖起右手拇指,指尖向上,指腹朝向对方,注意避免将拇指反向指向他人。交谈中将食指指向他人面部的行为,也是极为失礼的;在鼓掌时,一般双手应齐胸表示诚意和尊重,若低于腰间易被误认为缺乏诚意。很多人喜欢单手或双手抱在脑后,这一体态的本意是放松,但在工作时就给人一种目中无人的感觉。与人握手时,应先脱手套再握手,切忌戴着手套握手。

(三)常见手势语

手势是体态语言中最重要的传播方式,它是通过手的活动传递信息。手势作为信息传递方式不仅远远早于书面语言,而且也早于有声语言。手势有两大作用:一能表示形象,二能表达感情。在人际交往中,手势作为一种交流符号,具有十分重要的意义,了解和熟悉某些常见的手势,有助于更准确地相互理解和交流,否则就容易产生误解。常见的手势有指示、引领、鼓掌、挥手、招手、递物、展示、握手等。

1. 指示　在介绍病区环境时,应落落大方地运用正确的引导姿势。左手或右手抬高到腰部,四指并拢,掌心向上,拇指微微张开,表示"请"。进行指引时,以肘部为轴,手臂横摆,朝向一定的方向伸出手臂。一般在楼梯拐角或上下楼梯时,一边以手势引领示意,一边口头告知"请注意脚下""请右拐"等。护士正确优美的手势指引可以帮助患者了解病区环境,准确到达目的地,也可以给人留下真诚服务的良好印象。

指示的手姿有横摆式、直臂式、曲臂式、斜臂式。横摆式即右手臂向外侧横向摆动抬至腰部或齐胸的高度,指尖指向被引导或指示的方向,多适用于请人行进或为人指示方向;直臂式要求右手臂向外侧横向摆动,指尖指向前方,与横摆式不同的是,它要将手臂抬至肩高,而非齐胸的高度,适用于引导方向或指示物品所在之处;曲臂式是右手臂弯曲,由体侧向体前摆动,手臂高度在胸以下,请人进门时,可采用此方式;斜臂式是右手臂由上向下斜伸摆动,多适用于请人就座。以上四种形式都使用右手,五指自然并拢,掌心向上。左手臂此时垂在身体一侧或背于身后最佳。

2. 引领　进行引领工作时,护士应主动走在前方,半侧身前行朝向患者或来宾。一般应由引领者主动开门,如果是拉门,护士应先行将门拉开后立于门的一侧,请被引领者先行,然后护士关门;如果是推门,护士应开门后,自己先进入,站于门侧,在室内迎接被引领者,将来人引入后,护士再关门。引领时,一般以前为尊、以右为尊、以中为尊、以女为尊。上下楼梯时应靠右而行,送客时要主动落在后方,不要抢行。当然这些礼仪规则也不是绝对的,比如在护送患者时,如果患者有发生跌倒的风险,护士应主动在前,引领并做好保护措施。

3. 鼓掌　鼓掌在工作中一般用于表示欢迎、祝贺、支持,作为一种礼节,鼓掌应恰到好处。在鼓掌时,最标准的动作如下:面带微笑,抬起两臂,抬起左手手掌至胸前,掌心向上,以右手除拇指外的其他四指轻拍左手中部。此时,节奏要平稳,频率要一致。至于掌声大小,则应与气氛协调。例如,表示喜悦的心情时,可使掌声热烈;表达祝贺之时,可使掌声时间持续;观看文艺演出时,则应注意勿使掌声打扰演出的正常进行。通常情况下,不要对他人"鼓倒掌",即不要以掌声讽刺、嘲弄别人,也不要在鼓掌时伴以吼叫、吹口哨、跺脚、起哄,这些做法会歪曲鼓掌

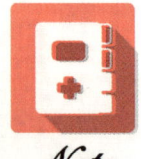

的本意。

鼓掌时需注意指尖应向上，表示诚意和尊敬。如果鼓掌时指尖向下或手的位置较低意味着不够坦诚，缺乏诚意。

4.招手与挥手 在迎接患者或来宾时，可以使用招手致意礼，将右手高举过头顶，手掌向上，五指微微并拢，呈自然状态，手臂前伸，上身微向前倾斜15°以示尊敬，并以目光示意，招呼对方。

在护送患者出院时，或是其他分别的场合可以使用挥手告别礼，将手高举过头顶，掌心朝前，以肘关节为中心左右摆动，频频挥手，同时还可以点头微笑，表示友好。

5.递物

（1）双手为宜：递物以双手最佳，不方便双手并用时，也要采用右手。用左手递物，通常被视为失礼之举，尤其是对于亚洲国家的客人。

（2）递于手中：递给他人的物品，以直接交到对方手中为好。不到万不得已，最好不要将所递的物品放在他处。

（3）主动上前：若双方相距过远，递物者理当主动走近接物者。假如自己坐着的话，还应尽量在递物时起身站立。

（4）方便接拿：在递物时，应为对方留出便于接取物品的空间，不要让对方感到无从下手。将带有文字的物品递交他人时，还须使文字正面面向对方。

（5）尖、刃内向：将带尖、带刃的物品递于他人时，切勿将尖、刃直指对方。合乎服务礼仪的做法是使其朝向自己，或是朝向他处。

在接取物品时，应当目视对方，而不要只顾注视物品，一定要用双手或右手，绝不能单用左手。必要时，应当起身而立，并主动走近对方。

6.展示 护士在工作中有时会需要将物品向他人进行展示，如向患者讲解药物、医疗器械等物品的使用方法和注意事项，展示物品的手姿有三点注意事项。

（1）便于观看：要将被展示之物正面面向对方，举至一定的高度，展示时间适度。当四周皆有观看者时，展示物品还须变换不同角度。

（2）操作标准：展示物品时，不论是口头介绍还是动手操作，均应符合相关标准。解说时，要口齿清晰，语速舒缓。动手操作时，则应手法干净、利索，速度适宜，并经常进行必要的重复。

（3）手位正确：在展示物品时，应使物品在身体一侧展示，不宜挡住展示人头部。具体而言，一是将物品举至高于双眼之处。这一手位适于被人围观时采用。二是将物品举至双臂横伸时，自肩至肘之处，其上不过眼部，下不过胸部，这一手位给人以安定感，也便于他人看清展示之物。

7.握手 握手常常伴随寒暄、致意，握手不限于熟人、朋友，陌生人、对手都可能与其握手。握手的含义很多，具体视情而定，可表示相识、友好、祝贺、感谢、鼓励、支持、慰问等不同意义。握手的力量、姿势与时间的长短能够表达不同礼遇与态度，也可通过握手了解对方的个性，从而赢得交际的主动性（图3-7）。

（1）方法：与人握手，双方应相向而立，距离约60厘米。过远会显得生疏，过近则会感到拥挤。握手时，上身微微前倾，头微低，右手伸出时，四指并拢，拇指上仰，手掌与地面垂直，目视对方，神情专注，面带笑容，向对方致意。掌心向上，表示谦恭；掌心向下，有轻慢之嫌。与亲密朋友握手，虎口契合，可适当用力，上下摆动，而非左右摆动。

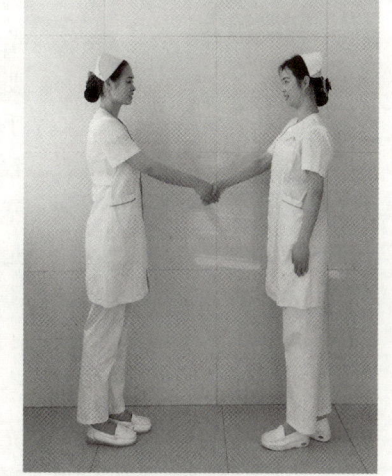

图3-7 握手

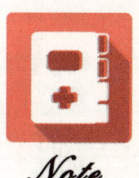

如果伸手无力、手指僵硬、不握对方手掌只触及对方手指则是轻慢对方。男女相握，只握四指，不可契合太紧，力量要小些。握手时间一般掌握在2～3秒，久别重逢可适当延长些时间。

（2）原则：行握手礼时，必须注意伸手的先后顺序。一般来说，长者、尊者与幼童、晚辈握手应由长者、尊者先伸手；上级与下级握手应由上级先伸手；学生与老师握手应由老师先伸手；女士和男士握手应由女士先伸手，如果女士不伸手、无握手之意，男士点头致意即可；已婚者和未婚者握手应由已婚者先伸手。社交场合中有先到者和后到者，一般由先到者先伸手；客人到达，主人应主动握客人的手；客人告辞，则客人先伸手。当然对这些基本规矩，还要视具体情况而定，例如，领导者到基层视察，群众会争先恐后与之握手，领导者就应该尽量满足。此外，从礼仪的角度来说，无论什么人，如果忽略了握手礼的先后次序已经先伸出了手，对方都应不迟疑地回握。

一人需与多人握手时，要遵循一定的顺序。社交、休闲场合握手次序主要考虑年纪、性别等因素，年长者、女士为先；公务场合则更看重身份、职务，高者为先。同时，与人握手，要注意与对方互动，伸手过早有时可能会陷于被动，过迟则显得高傲无礼。

（3）禁忌：不看时机和场合为握手禁忌，比如正在打电话，或刚从厕所出来，就不要上前握手。握手时不要敷衍、东张西望，也不要跟甲握手时又同乙打招呼。一般不用左手相握，男士不可戴手套或用不洁、出汗之手与人相握。女士若戴长纱手套，则不必脱手套握手。一般情况下，坐着与人握手是不礼貌的，除长辈、女士外，握手时都应起立。忌双手长时间紧握别人手不放。见面与告辞时，不要跨门槛握手。与人握手后，避免立刻用纸巾、手绢擦手或洗手。握手时，避免嘴里有食物或吸烟。

在任何情况下拒绝对方主动要求握手的举动都是无礼的，但手上有水或不清洁时，应谢绝握手，同时必须解释说明并致歉。

二、站姿

站姿最容易表现体态特征，社交场合中应注意站姿的优美。女性应是亭亭玉立，文静优雅；男性应是刚劲挺拔，稳健大方。正确的站立姿势应端正、庄重，具有稳定性。站立时的人，从正面看去，应以鼻为点与地面垂直，人体在垂直线的两侧对称，表情自然明朗（图3-8）。

站姿是人最基本的姿势，是一种静态的美。站立时，身体应与地面垂直，重心放在两个前脚掌上，挺胸、收腹、收颌、抬头、双肩放松。双臂自然下垂或在体前交叉，眼睛平视，面带笑容。

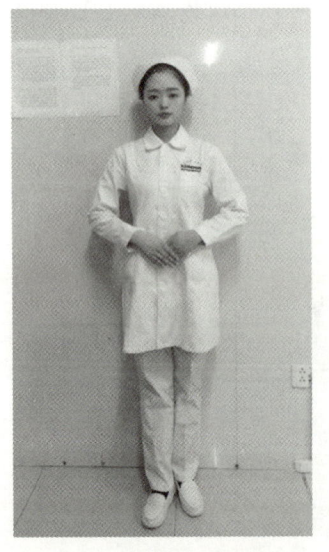

站立时不要歪脖、斜腰、屈腿等，在一些正式场合不宜将手插在裤袋里或交叉在胸前，更不要下意识地做些小动作，那样不但给人缺乏自信之感，而且也有失仪态的庄重。男性在站立时，要力求表现阳刚之美，可以将一只手（一般为右手）握住另一只手的外侧面，叠放于腹前，或者相握于身后，双脚可以叉开，大致与肩部同宽。女性在站立时，要力求表现阴柔之美，在遵守基本站姿的基础上，可将双手虎口相交叠放于腹前。要注意的是，不论是男性还是女性，站立时一定要正面面对交流对象，切不可将自己的背部对着对方。

（一）基本站姿

正确健美的站姿给人挺拔笔直、庄重大方、信心十足、精力充沛、积极向上的印象。不同的工作岗位对站姿的规定不尽相同，但作为一种基本姿势和体态表现，站姿应遵循的基本要求是一致的，几种常用站姿如下。

图3-8 站姿

1. 肃立 身体直立，双手置于身体两侧，双腿自然并拢，脚跟靠紧，脚掌分开呈"V"形。面部表情严肃、庄重、自然。参加升降国旗仪式或非常庄重、严肃的场合应该用肃立站姿。

2. 标准直立式 身体直立，右手搭在左手上，自然贴在腹部（前搭手式），或两手背后相搭在臀部（后背手式），两腿并拢，脚跟靠紧，脚掌分开呈"V"形，男女都适用。

3. 直立（女士直立姿态） 身体直立，右手搭在左手上，自然贴在腹部，两腿并拢，右脚略向前靠在左脚上成丁字步。

4. 直立（男士直立姿态） 身体直立，两手背后相搭，贴在臀部，两腿分开，两脚平行，比肩宽略窄些。

正确的站姿不仅可以减轻护士的疲劳，同时可以给人轻松愉悦的感觉，站立时应以挺、稳、高为要领。其中，挺的要求是抬头，双目平视，下颌收紧，表情自然，收腹挺胸，两臂自然下垂，右手握住左手四指背侧，双手拇指自然弯曲向内，交叉相握于小腹前。稳的要求是两腿直立，两脚间距 10～15 厘米，重心落在两脚尖，也可采用丁字步站姿。站立时间较长时，可以一腿支撑，另一腿稍放松，保持自然放松状态。高指的是站立时，脊柱要尽量与地面垂直，挺胸、收腹、夹腿。身体的重心要尽量提高，昂首提胸，显出挺拔姿态。

由站姿的基本要求构成的各种站立姿态，经过反复训练后，能形成一种优雅挺拔的体态。

（二）禁忌站姿

站立时忌驼背耸肩，凹胸凸腹，两腿交叉，否则给人敷衍、轻蔑、漫不经心、懈怠的感觉；忌双手抱肘或手插兜；忌懒散，随便倚在患者床旁或墙旁。另外，沟通时向旁侧转动身体表示厌恶和轻蔑，背朝对方则容易被理解为不屑进行交流。

三、行姿

行走是生活中的主要动作，从行姿就可以看出一个人的精神状态，行姿也最能体现出一个人的精神面貌。行姿是一种动态美，"行如风"就是用风行水上来形容轻快自然的步态。人们走路的样子各不相同，给人的感觉也有很大的差别。有的步伐矫健、轻松灵活，令人精神振奋；有的步伐稳健、自然大方，给人沉着、庄重之感；有的步伐轻盈、敏捷，给人轻巧、欢悦、柔和之感。行姿的基本要求是从容、平稳且为直线行走。但也有些人不重视步态美，行走时弯腰驼背、低头无神、步履蹒跚，给人倦怠、老态龙钟的感觉；还有的摇着八字脚、晃着"鸭子步"，这些行姿都比较难看。

（一）基本行姿

正确的行姿是轻而平稳，胸要挺、头要抬、肩放松，两眼平视，面带微笑，自然摆臂（图 3-9）。女士应保持抬头颈直、挺胸收腹、下颌微收、两眼平视前方、两腿略靠拢沿一直线小步前进，步履匀称、轻盈，展示女性端庄、文雅、温柔之美。男士则应抬头挺胸、收腹直腰、上身平稳、两眼平视前方，展现出男士刚强、豪健的阳刚之气。正确行姿的具体要求如下。

（1）双目向前平视，微收下颌，面容平和自然，不左顾右盼，不回头张望，不盯住他人乱打量。

（2）双肩平稳、肩峰稍后张，大臂带动小臂自然地前后摆动，肩勿摇晃；前摆时，手不要超衣扣垂直线，肘关节微屈约 30°，掌心向内，勿甩小臂，后摆时勿甩手腕。

（3）上身自然挺拔，头正、挺胸、收腹、立腰，重心稍向前倾。

（4）注意步位，行走时，假设下方有条直线，男士两脚跟交替踩在直线上，脚跟先着地，然后迅速过渡到前脚掌，脚尖略向外，距离直线约 5 厘米。女士则应走一字步走姿，即两腿交替迈步，两脚交替踏在直线上。

（5）步幅要适当，男性步幅（前后脚之间的距离）约 25 厘米，女性步幅约 20 厘米。或者说

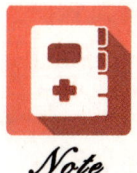

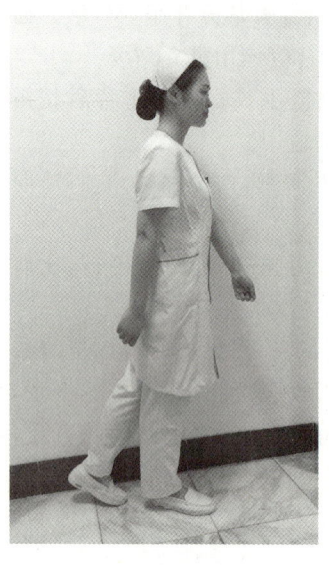

图3-9 行姿

前脚的脚跟与后脚尖的距离约为一脚长。步幅与服饰也有关，如女士穿裙装(特别是穿旗袍、西服裙、礼服)和穿高跟鞋时步幅应小些，穿长裤时步幅可大些。

(6)注意步态，即行走的基本态势。性别不同，行走的态势应有所区别。男性步伐矫健、稳重、刚毅、洒脱、豪迈，具有阳刚之美，步伐频率每分钟约100步；女性步伐轻盈，具有阴柔秀雅之美，步伐频率每分钟约90步。

(7)注意步韵，跨出的步子应是全部脚掌着地，膝和脚腕不可过于僵直，应该富有弹性，膝盖要尽量绷直，双臂自然轻松地摆动，使步伐因有韵律节奏感而显得优美。

护士行走时要精神饱满、双目平视、挺胸收腹，呈直线行走，保持步态柔美均匀。巡视病房时脚步要轻盈稳健，不可拖脚发出声响影响患者休息。即使进行紧急抢救时，也不可重步慌张地跑动，应加快步速机敏地赶过去，表现出护理人员紧张有序、忙而不乱的职业素养。

(二)禁忌行姿

行走时不要左右晃动，弯腰驼背；忌方向不定，瞻前顾后；忌速度多变，声响过大；忌边走边吃东西。多人一起走时，不要勾肩搭背，不要连成横队，影响他人通过。

四、坐姿

无论是伏案工作、参加会议，还是会客交谈、娱乐休息，都离不开坐。坐姿也有优雅与粗俗之分。坐姿的主要要求是"坐如钟"，是指人的坐姿像座钟一般端直。优美的坐姿让人感觉端正、舒展、大方。坐姿要依据不同场合，与环境相适应。沙发椅较宽大时不要坐得太靠里面，可以将左腿跷在右腿上，显得高贵大方，但不宜跷得过高，女士尤其应注意不能露出衬裙，否则有损美观与风度。在公共场所不要趴在桌子上，躺在沙发上，半坐在桌子或椅背上。护理人员工作时要保持端正的坐姿，让人感到稳重，在护士站和病房中不能流露懒散、疲惫之态，不能随意就座。如果在坐位状态下与人交谈，要挺直腰背，表示对谈话对象的尊重。

(一)基本坐姿

就座时应该左进左出，从椅子后面走到椅子前方，然后将右脚后移半步，稍微侧头，顺左眼余光，抬左手从腰间往后下挪动理顺白大褂下摆，缓缓落座，一般臀部占椅面的1/2～2/3。无论座位有无靠背，腰背都要挺直，两臂放松，双手轻握，自然放于双膝或座位扶手上。

(二)入座和离座礼仪

入座的礼仪要求主要体现在以下几个方面。

(1)先请对方入座：这是待人以礼的表现。

(2)在适当之处就座：在重大场合就座时，要注意座位的尊卑并且主动将上座相让于人。

(3)从座位左侧就座：假若条件允许，最好从座椅的左侧就座，这样做是一种礼貌，而且也易于就座。

(4)就座时要减慢速度：动作放松，尽量不要在就座时发出较大声响。

(5)坐下后调整体位：为使自己坐得舒适，可在坐下之后调整体位或整理衣服，但是这一动作不可与就座同时进行。

离座的礼仪要求主要体现在以下几个方面。

（1）离座前先有表示：离开座椅时，身旁如有人在座，须以语言或动作向旁人先示意，随后方可站起身来，如果一跃而起，会惊扰他人。

（2）与他人同时离座，须注意起身的先后次序：地位低于对方时，应稍后离座；地位高于对方时，则可首先离座；双方身份相似时，可同时起身离座。

（3）起身离座时，最好动作轻缓，避免弄响座椅或将椅垫、椅罩等弄掉地上。

（4）离座起身后，宜从左侧离去：与左入一样，左出也是一种礼节。

（5）如果需提前离座，应用语言或动作向他人示意后方可离开，以示尊重。

除以上就座和离座时的礼仪要求以外，具体行动时应注意以下几点。

（1）入座时，走到座位前，右脚向后撤半步，上身保持正直轻稳地坐下。着裙装的女士，入座时将裙子的下摆稍微收拢一下。

（2）两腿并拢，两脚靠紧，小腿垂直于地面，大小腿折叠约 $90°$，两手相握放于大腿上。

（3）坐在椅子上，上体应自然挺直，背部成一平面，身体重心垂直向下。

（三）常见坐姿

（1）"正襟危坐"式：适用于最正规的场合，男女均适用。上身与大腿、大腿与小腿都应当成直角，小腿垂直于地面。双膝、双脚包括两脚的跟部，都要完全并拢（图 3-10）。

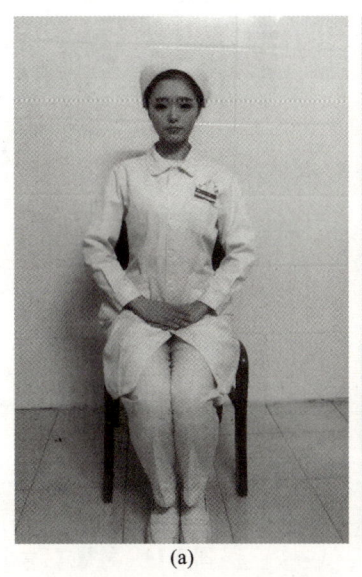
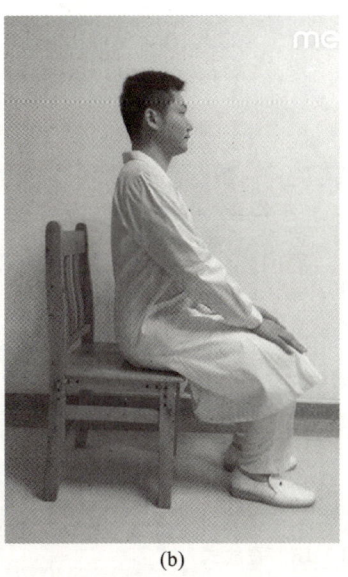

(a)　　　　　　　　　　(b)

图 3-10 "正襟危坐"式

（2）双腿斜放式（女士坐姿）：在基本坐姿的基础上，双腿首先并拢，然后双脚向左或向右侧斜放，一般使斜放后的腿部与地面成 $45°$ 角（图 3-11）。

（3）脚踝盘坐交叉式（女士坐姿）：适用于各种场合。双膝先要并拢，然后双脚在踝部交叉。需要注意的是，交叉后的双脚可以内收，也可以斜放，但不宜向前方远远地伸出去（图 3-12）。

（4）叠放式：在基本坐姿的基础上，左（右）腿垂直于地面，右（左）腿叠放于另一腿上，注意不要形成"4"字形坐姿（图 3-13）。

（5）斜叠式（女士坐姿）：在基本坐姿的基础上，左（右）腿斜放，右（左）腿叠放于另一腿上，注意脚腕绷直，脚尖外展（图 3-14）。

（6）开膝式（男士坐姿）：多为男性所用，亦较为正规。在基本坐姿的基础上，上身与大腿、大腿与小腿皆成直角，小腿垂直于地面。双膝分开，但不得超过肩宽（图 3-15）。

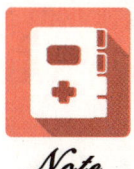

Note

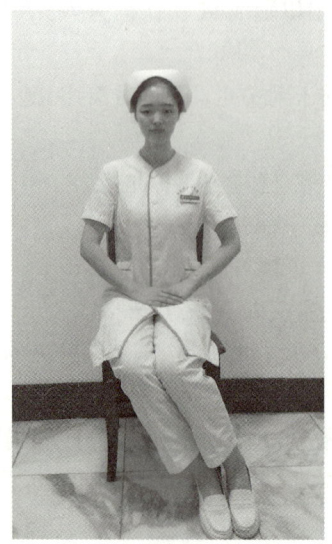

图 3-11　双腿斜放式（女士坐姿）

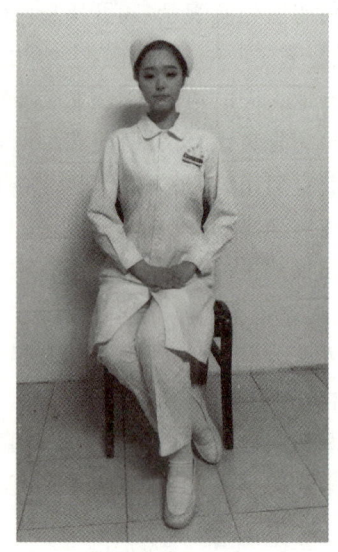

图 3-12　脚踝盘坐交叉式（女士坐姿）

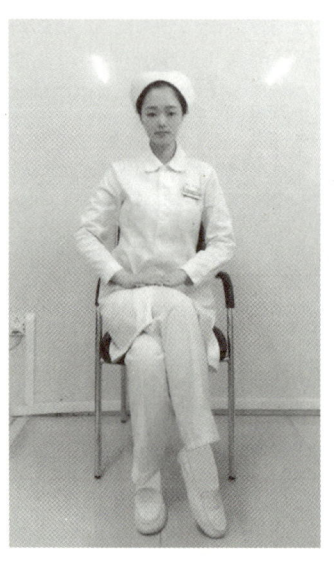

图 3-13　叠放式

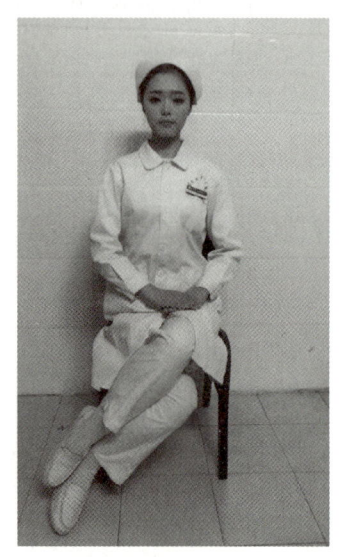

图 3-14　斜叠式（女士坐姿）

（四）禁忌坐姿

（1）切忌在座椅上前俯后仰、东倒西歪，或是抓耳挠腮、剪指甲、挖耳朵及剔指甲内的脏物。

（2）不可过于放松、瘫坐椅内，不可摇腿、跷脚或将双腿分开，社交场合不跷二郎腿。

（3）不可大腿并拢小腿分开，或双手放于臀下，腿脚不停抖动。

（4）坐在椅子上移动位置，是有违社交礼仪的。如果椅子位置不合适，需要挪动椅子的位置应当先把椅子移至欲就座处，然后入座。

（5）坐着与人交谈时，要坐正，不可摆弄手指或不停晃动手里的东西。把手中的物品转来转去、过于随意地拉衣服、整头发等都会破坏坐姿。

（6）不要把脚搭在椅子、沙发扶手上，也不要将脚架在茶几或桌子上，也不要两腿笔直地向前伸，两膝分得太开。

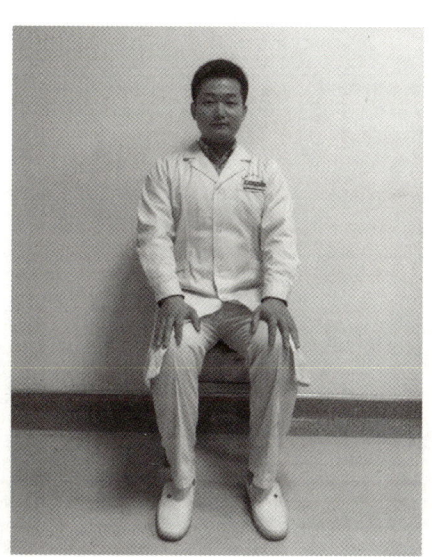

图 3-15 开膝式(男士坐姿)

五、蹲姿

蹲姿是最容易出错的一种姿态。人们在拿取低处的物品或拾起落在地上的东西时,常会使用下蹲和屈膝的动作,这样可以避免弯曲上身和撅起臀部。

蹲姿三要点:迅速、美观、大方。若用右手捡东西,可以先走到东西的左边,右脚向后退半步后再蹲下来。脊背保持挺直,臀部一定要蹲下来,避免出现弯腰翘臀的姿势。男士两腿间可留有适当的缝隙,女士则要两腿并紧,穿旗袍或短裙时需更加留意。

在护理工作中,蹲姿使用频率较高。如:进行收拾、清理的工作时,需采取蹲姿;当患者卧床、坐于轮椅上或处于较低位置时,以站姿为其服务既不文明、不方便,又显高高在上、失敬于人。另外,捡拾地面物品时也会采用蹲姿。通常采用高低式蹲姿,女性应两腿靠紧,男性则可适度地将其分开,臀部向下,基本上以右腿支撑身体。

(一)基本蹲姿

下蹲拾物时,应自然、得体、大方,不遮遮掩掩。下蹲时头、胸、膝关节在一个角度上,两腿合力支撑身体,既可以使蹲姿优美,又可避免滑倒。女士下蹲时,无论采用哪种蹲姿,都要将腿靠紧,臀部向下。

护士在操作中如需下蹲,应注意左脚在前,右脚在后,右脚掌贴地,脚跟抬起,左手扶衣裙,双手分别置于同侧大腿前下 1/3 处。如俯身拾物,应走近物品,一手扶住衣裙下摆,一脚后退半步屈膝下蹲,另一手拾物,这样不仅美观文雅,而且符合人体力学,比较省力。常用的四种蹲姿方式如下。

1. 高低式蹲姿 下蹲时,双腿不并排在一起,而是左脚在前,右脚稍后。左脚应完全着地,小腿基本上垂直于地面;右脚则应脚掌着地,脚跟提起。此刻右膝低于左膝,右膝内侧可靠于左小腿的内侧,形成左膝高右膝低的姿态。臀部向下,基本上用右腿支撑身体(图 3-16)。

2. 交叉式蹲姿 交叉式蹲姿通常适用于女性,尤其是穿短裙的女性。交叉式蹲姿的基本特征是蹲下后腿交叉在一起。交叉式蹲姿的要求:①下蹲时,右脚在前,左脚在后,右腿在上,左腿在下,二者交叉重叠;②左膝由后下方伸向右侧,左脚跟抬起,并且脚掌着地;③两脚前后靠近,合力支撑身体;④上身略向前倾,臀部朝下(图 3-17)。

3. 半蹲式蹲姿 半蹲式蹲姿一般在行走时临时采用。它的正式程度不及前两种蹲姿,但

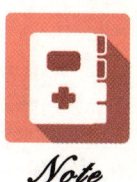

Note

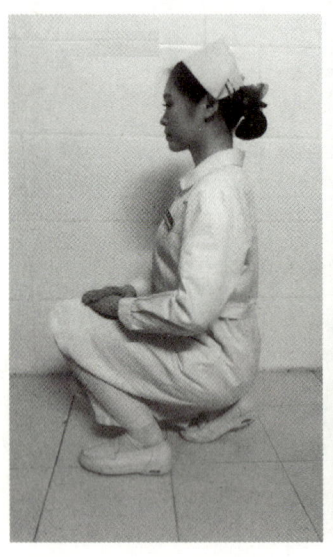 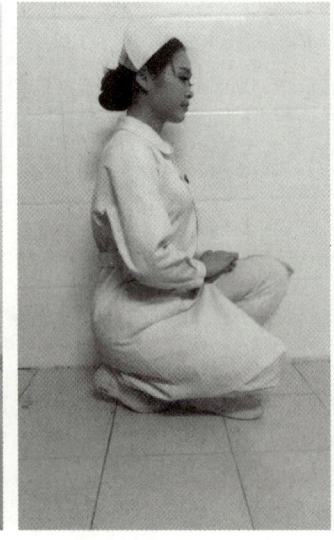 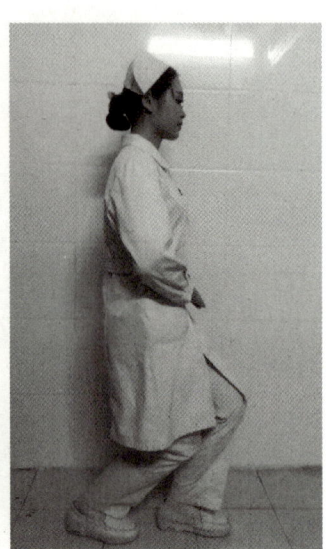

图 3-16 高低式蹲姿 　　　　图 3-17 交叉式蹲姿 　　　　图 3-18 半蹲式蹲姿

在需要应急时也采用,基本特征是身体半立半蹲。半蹲式蹲姿的要求:①下蹲时,上身稍许弯曲,但不要和下肢构成直角或锐角;②臀部务必向下,而不是撅起;③双膝略微弯曲,角度一般为钝角;④身体的重心应放在一条腿上;⑤两腿之间不要分开过大(图 3-18)。

4.半跪式蹲姿　　半跪式蹲姿又称为单跪式蹲姿,是一种非正式蹲姿,双腿一蹲一跪,多用于下蹲时间较长或为了用力方便时。半跪式蹲姿的要求:①在下蹲后,改为一腿单膝点地,臀部坐在脚跟上,以脚尖着地;②另一条腿应当全脚着地,小腿垂直于地面;③双膝应同时向外,双腿尽力靠拢。

(二)禁忌蹲姿

(1)不要突然下蹲:蹲下来的时候,不要速度过快,特别是行进中需要下蹲时。

(2)不要离人太近:在下蹲时,应和身边的人保持一定距离。和他人同时下蹲时,更不能忽略双方的距离,以防彼此"迎头相撞"或发生其他误会。

(3)不要方位失当:在他人身边下蹲时,最好是和他人侧身相向。正对或背对他人下蹲,通常都是不礼貌的。

(4)不要毫无遮掩:在大庭广众面前,尤其是身着裙装的女士,一定要避免走光的情况。

(5)不要蹲在凳子或椅子上:在公共场合蹲在凳子或椅子上是一种不文明的表现。

第三节　护理人员常见体态礼仪

体态又称举止,是指人的行为、动作和表情,日常生活中的站、坐、走等姿态,一举手一投足,一颦一笑都可以称为体态,体态是一种内涵极为丰富的无声的语言。体态的得体与否,直接反映人的内在素养,体态的规范与否,也直接影响他人对自己的印象和评价。体态不仅反映一个人的外表,也可以反映一个人的品格和精神气质。有些人尽管相貌一般,但举止端庄文雅、落落大方,也能给人深刻良好的印象,获得他人的好感。

人与动物的区别就在于人懂得尊敬他人。尊重是礼仪的核心内容。礼仪的规范很多,但最基本最重要的原则就是尊重。"自卑而尊人"中"自卑"并非指自己藐视自己,而是任何时候

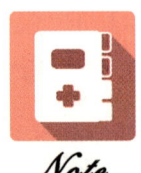
Note

都把自己看得很淡，把别人放在一个很重要的位置。

护理人员在工作中常见的行为体态有持病历夹、推治疗车、端治疗盘、搬床旁椅、陪同引导等。在这些行为中，一方面要贯彻尊重的原则，不要因为自己的行为体态给他人带来不便或不适感；另一方面要遵守护理人员的行为规范，让自身的行为体态既能体现护理人员的专业性，又能展示白衣天使的动态美。

护士每日都面临着繁重的护理工作，在进行各项护理操作时，如果能正确运用人体力学的原理，不仅可以达到操作目的，使者得到妥善的护理，增进其安全感与舒适感，还可以帮助护理人员减少体力消耗，避免肌肉劳损，提高工作效率。人体力学的主要理论基础与三个概念有关，分别是重心、重力线、支撑面。护理人员进行节力操作时所要遵循的原则如下：①操作前确认所要移动的位置，以此来决定最佳的移动方法；②确认所要移动物品或人的重量，移动的过程中要维持较大的支撑面及两脚之间的距离，支撑面越大，人或物体的稳定性也越大；③移动时维持较低的重心，重心越低，稳定性越大。

一、持病历夹

持病历夹时，要持稳，不要只用手掌和手指握住病历夹，不要将病历夹抱于胸前。

如需在病历夹中进行书写，可以一手前臂为支撑，另一手配合进行记录。翻阅病历夹时，首先双手拿稳，右手拇指和食指从病历边缘轻轻滑至底端，向上打开，阅后轻柔合上病历夹。

二、推治疗车

护士推治疗车时要注意形象，应给人以美感和安全感。不要耸肩撅臀，不要单手推或拉治疗车。应该用双手扶住治疗车的边缘，躯干可略向前倾，轻巧地推行。动作要平稳，不能用手拖着治疗车的边框，随意拉车行进，这样不仅看起来不雅观，也容易在病区里产生噪声。车上物品要妥善放置，不要滑落下来，物品的摆放位置要合理，易滑落的物品可放于抽屉内。不要因碰撞发出过大声响或损坏物品。推治疗车进入或离开房间时，应先停下来，不可单手扶车开门，更不可用车撞门或用脚踢开门。

三、端治疗盘

护士在端治疗盘时注意保持治疗盘重心平稳，盘内物品摆放有序。端盘开门时可用肩部或肘部轻轻将门顶开，切忌用脚将门踢开。

四、搬床旁椅

护士侧立于椅子后面，双脚前后分开，双腿屈曲。一手将椅背夹于手臂与身体之间，握稳椅背下端，起身前行，另一手自然扶持椅背上端。搬动及放下床旁椅时，动作要轻柔、美观，不要拖拉以免产生噪声，要保持病房安静（图 3-19）。

五、陪同引导

陪同，指的是陪伴他人一同行进；引导，则是指在行进之中为他人引路。护理人员在工作中有时会参与陪同引导工作，如门诊导医为患者进行指引或是引领外院来宾参观指导工作，在这些场合中，护士也应该遵循相应的礼仪规范。

（一）主动介绍，留下良好的第一印象

住院患者由于环境改变和疾病的影响，会有不愉快、忧郁、不满甚至愤怒等情绪。护士在

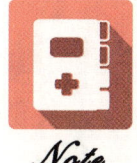

Note

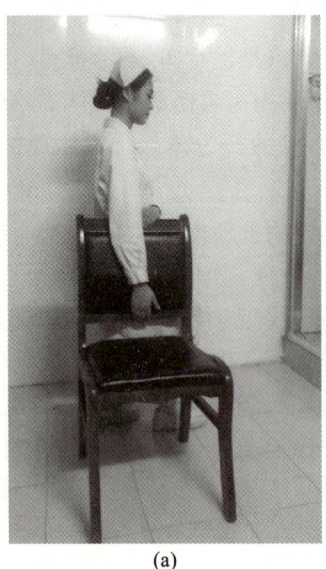
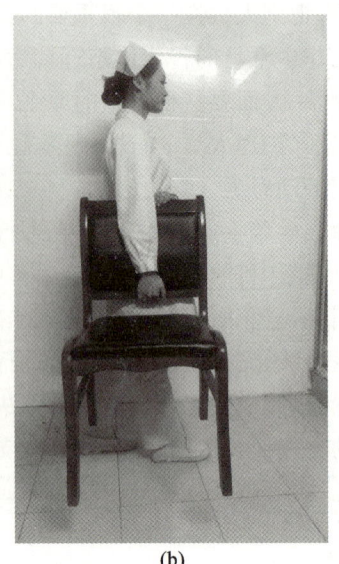

(a)   (b)

图 3-19 搬床旁椅

(a)放下椅子；(b) 搬起椅子

护理工作中,要充分体现宽容大度、体贴耐心的职业性格,消除患者的不稳定情绪,引导患者积极配合治疗护理,保持轻松愉快的心境,使患者早日顺利康复。

患者入院时,当班护士迎上前去,目光正视患者,点头微笑问候,送患者到病房。主动帮助患者拿取所携带的物品。引导途中上身稍转向患者,侧前行并做自我介绍和病区环境介绍,如医生和护士办公室的位置、吃饭的时间和地点、公用洗漱间和卫生间的位置、病房内床单位等,使患者感到亲切和温暖。

介绍他人时,四指伸直并拢,拇指张开,手腕与前臂成一直线,整个手臂略弯曲,以肘关节为轴,手掌基本上抬至肩的高度,并指向被介绍的一方,面带微笑,目视被介绍的一方。介绍自己时,右手五指伸直并拢,用手掌按自己的左胸。介绍时,应目视对方,表情要亲切自然。注意不要用大拇指指着自己,也不要用食指指点别人。

（二）为患者指引方向,提供方便

陪同引导时,一定要处处以对方为中心。每当经过拐角、楼梯或照明欠佳之处时须提醒对方留意。护士应耐心详细地说明行走的路线和方向,如"您往前走再右转""小心台阶",这样的提示语言不仅为患者提供了方便,也留下了热情温暖的印象。指示方向时,规范适度,手指自然并拢,手掌心向上,以肘关节为轴指向目标,同时眼睛看着目标并兼顾对方是否看到目标,上身稍前倾(图 3-20)。递东西时,应用双手奉上,忌用手指指人,说话时手势不宜过多,幅度不宜过大。

（三）鞠躬致意

一般在迎送时使用鞠躬致意礼,表示感激之情。鞠躬致意适用于下级对上级、晚辈对长辈。与欠身礼不同的是,鞠躬礼需目光落地。鞠躬的幅度主要有 15°、30°、45°、90°等。一般来说,15°的鞠躬礼表示问候,30°和45°的鞠躬礼用于迎客和送客。鞠躬时,还应微笑地致以相应的问候语或告别语。规范鞠躬致意的要领:手下垂,立正,两眼注视对方,上身向前倾,同时问候"您好""您早""欢迎指导工作"等,然后恢复原来的姿势;行礼时面带微笑,如有帽子应摘掉;注意鞠躬时目光应向下看,表示谦恭,勿一面鞠躬一面试图抬眼看着对方;鞠躬时,嘴里勿吃东西;礼毕直起身恢复原来姿势,双眼应有礼貌地注视对方,而不要一起身目光就已移向他方,否

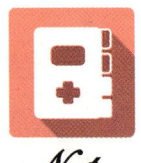

则会让人感到非诚心诚意。

（四）陪同引导时的注意事项

接待外院来宾时，要坚持"靠右走"原则，上下楼梯时不要并排行走，应当靠右侧上或下，这样有急事的人便可得以从左侧快速超越。在使用电梯时，应注意遵守"先出后进"的原则，等候里面的人出来之后，外面的人方可进去，避免出入电梯时人员过多出现混乱的场面。与上级或患者相遇时，要点头示礼致意。与他人同行至门前时，主动开门让他人先行，勿自己抢先而行。引导客人或患者时，让他们在自己的右侧行走；上楼时客人在前，下楼时客人在后；三人同行，中间为上宾。在人行道上行走时让女士走在内侧，使她们有安全感。协调行进速度，在陪同引导服务对象时，本人行进的速度须与对方一致。

图 3-20 指引方向

（五）真诚的微笑

在陪同引导过程中，难免要与服务对象进行目光的交流，此时，特别要注意。在注视对方面部时，一般适宜的注视部位为对方的眼睛或眼睛到下巴之间三角区域，表示自己全神贯注并洗耳恭听。在问候对方、听取诉说、征求意见、强调要点、表示诚意或与人道别时，皆可采用这样的注视方式。但是，注视时间不宜过久，否则双方都会比较尴尬。当与服务对象相距较远时，一般可注视对方的全身。

此外，在陪同引导工作中，有时也会因为实际需要，而对服务对象的某一部位多加关注。例如，在递接物品时，应注视对方手部，不过非必要时，最好不要这么做。需要特别说明的是，没有任何理由地注视、打量对方的头顶、胸部、腹部、臀部或大腿，都是失礼的表现。

微笑是在脸上露出愉快的表情，是善良、友好、赞美的表示。在人际交往中，微笑是礼仪的基础，亲切的微笑能使不同文化背景的人迅速缩短彼此间的心理距离，创造出交流与沟通的良好氛围。微笑是一种特殊的语言，也是一种国际礼仪。真正甜美而非职业性的微笑是发自内心的，即自然大方地与对方正视，接受对方的目光并微笑。微笑要贯穿礼仪行为的整个过程。微笑的基本做法如下：先要放松自己的面部肌肉，然后使自己的嘴角微微向上翘起，让嘴唇略呈弧形，在不牵动鼻子、不发出笑声、不露出牙齿的前提下，轻轻一笑。但在问候、致意、与人交谈时，露出上排八颗牙齿的笑容比较亲和。

尽管护士每日进行生活护理和治疗操作等活动中需要消耗大量的体力，但只要在操作时运用科学合理的工作方法，提高操作质量，减少体能消耗，再配合真诚的微笑、真挚的情感，必将让患者感受到护理人员行为体态的优雅之美。

第四节　护理人员服饰礼仪

仪表包括容貌、举止、姿态、风度等。在政务、商务、事务及社交场合，一个人的仪表不但可以体现其文化修养，也可以反映审美趣味。具体来说，服饰搭配既要自然得体、协调大方，又要遵守某种约定俗成的规范或原则。服饰搭配不但要与自己的具体条件相适应，还必须时刻注意客观环境、场合对人的着装要求，即着装打扮要优先考虑时间、地点和目的三大要素，并与时

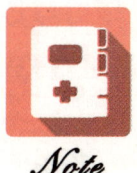

间、地点、目的保持协调一致。生活中人们的仪表非常重要,它是人们交往中的"第一形象"。天生丽质的人毕竟是少数,我们可以靠化妆修饰、佩饰着装、发式造型等手段,来弥补和掩盖自身容貌、形体等方面的不足,并在视觉上把自身较美的方面展露、衬托出来,使形象得以美化。

从古至今,服饰一直都是社会文化的体现,能够体现一个人的文化修养和审美情趣,从某种意义上说,服饰是一门艺术,服饰所能传达的情感与意蕴甚至不能用语言替代。在不同场合,穿着得体、适度的人,给人留下良好的印象,而穿着不当则会有损自身的形象。

一、服饰的功能

服饰是一种文化,它反映一个民族的文化水平和物质文明发展的程度。服饰是人类的一种内在美和外在美的统一。

(一)服饰反映人的审美能力,也反映其道德水平和礼仪水平

一个人的穿着打扮在一定程度上反映了这个人的修养、品位。穿着得体不仅能赢得他人的信赖,给人留下良好的印象,而且还能够提高与人交往的能力。相反,穿着不当、举止不雅,往往会损害自身形象。由此可见,服饰是一门艺术,既要讲究协调、色彩,也要注意场合、身份,同时又是一种文化的体现。

(二)服饰是一种审美符号、情感符号、社会符号

服饰具有极强的表现功能,通过服饰人们可以在社交活动中判断一个人的身份地位和涵养;通过服饰可展示个体内心对美的追求,体现自我的审美感受。不同的人由于年龄、性格、职业、文化素养等各方面的不同,自然就会形成各自不同的气质,服饰可以彰显自身的个性与风采。

(三)服饰展示一个人的个性、态度和职业风格

不同体型、不同肤色的人应扬长避短,选择合适的服饰。

不同的性格可以由不同的色彩来表现。性格内向的人,一般喜欢选择较为稳重的颜色,如青色、灰色、蓝色、黑色等;性格外向的人,一般选用暖色或色彩纯度高的颜色为佳,如红色、橙色、黄色等。

职业的差异对于仪表的协调也非常重要。不同的职业有不同的服饰颜色要求。如:法官的服色一般为黑色,以显示出庄重、威严;银行职员的服色一般选用深色,这会给客户以可靠、可信任的感觉。另外,教师的仪表应庄重,学生的仪表应大方整洁,医生的穿着也要力求显得稳重而富有经验。当然,服饰也要与环境相适应,如在办公室与外出旅游时的服饰当然不会相同。

二、着装的基本原则

着装应该整洁,忌穿着布满褶皱、残破、沾染污渍及脏物,充斥汗酸、体臭等异味的衣物。正式场合不要穿色彩过于繁杂、图案过于烦琐及太标新立异的衣服。应按照正式场合规范化要求着装。杂乱的着装极易给人留下不良的印象,容易让对方对个人的专业性和规范化程度产生疑虑。在正式场合,着装不可以过短。比如正式场合不要穿短裤、超短裙,非常重要的场合不允许穿露脐装、短袖衬衫等。特别需要强调的是,男士在正式场合身着短裤是绝对不允许的,也不可以穿着过分紧身的服装,因为这样会显得不够庄重。

着装有众多禁忌,依照着装礼仪规范,一般应遵循以下原则。

(一)适体性原则

服饰要与个体自身的性别、年龄、容貌、肤色、体型、个性、气质及职业身份等相适宜,与时

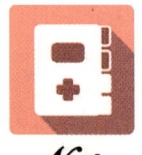

间、环境氛围、特定场合相协调。服饰的选择还应注意不同的场合,喜庆场合、庄重场合、悲伤场合应着不同的服装,还要遵循不同的规范与风俗。

1. TPO 原则 TPO 原则即着装的时间、地点、场合(time、place、occasion)的原则。通常在着装时应该要考虑到这三方面的因素。

(1)着装的时间原则,包含时代的变化、四季的不同,以及每天的早、中、晚时间的变化。

(2)着装的地点原则,即环境原则,不同的环境需要与之相适应的服饰打扮。

(3)着装的场合原则,即场合气氛的原则,着装应当与当时当地的气氛融洽协调。

工作时间着装应遵循端庄、整洁、稳重、美观、和谐的原则,能给人以愉悦感和庄重感。着装应与场合、环境相适应。

正式社交场合,着装宜庄重大方,不宜过于浮夸。参加晚会或喜庆场合,所选服饰则可明亮、艳丽些。参加正式会议时,衣着应庄重考究,听音乐会或看高雅演出时,最好着正装。

休闲时间是指在工作之余一个人自处或者在公共场合与其他不相识者共处的时间。休闲场合着装的基本要求为舒适自然。一般休闲场合适合的服装有运动装、牛仔装、沙滩装及各种非正式的便装(如 T 恤、短裤、凉鞋、拖鞋等)。休闲时间的着装应随意、轻便些,如果身穿套装、套裙或西装革履则显得拘谨而不合时宜。家庭生活中,着休闲装、便装更益于与家人沟通感情,营造轻松、愉悦、温馨的氛围。应该注意的是,不能穿睡衣、拖鞋到大街上散步或购物,那是不雅和失礼的。外出时要了解当地的传统和风俗习惯,如果去教堂或寺庙等场所就不能穿过于暴露的服装。着装应与交往对象、目的相适应,与外宾或少数民族的人相处时更要特别尊重他们的习俗禁忌。

以上原则的三要素是相互贯通、相辅相成的。人们在社交活动与工作中,总是会处于某一特定的时间、场合和地点,因此在选择服饰时,都必须认真考虑穿什么、怎么穿才适合。

2. 整体的和谐美 着装的最基本的原则是体现和谐美。上下装呼应和谐,饰物与服装色彩搭配和谐,与身份、年龄、职业、肤色、体型和谐,与时令、季节环境和谐等。和谐是指一个人的仪表要与他的年龄、体型、职业和所在的场合吻合,表现出一种协调,这种和谐能给人以美感。不同年龄的人有不同的穿着要求:年轻人的着装应鲜艳、活泼、随意一些,体现出年轻人的朝气和蓬勃向上的青春之美;中老年人的着装则要庄重、雅致、整洁,体现出成熟和稳重。身材矮胖、颈粗圆脸型者,宜穿深色低“V”形领、大“U”形领套装,不适合浅色高领服装;身材瘦长、颈细长、长脸型者宜穿浅色、高领或圆形领服装;方脸型者则宜穿小圆领或双翻领服装。身材匀称、肤色好的人,着装范围则较广。

(二)色彩搭配原则

服饰色彩的相配应遵循一般的美学原则。服装与服装、服装与饰物、饰物与饰物之间的色彩色调应和谐,层次分明。服饰的选择要先着眼于人的整体,再考虑各个局部的修饰,使其与人自身的诸多因素协调一致、浑然一体,营造出整体风采。色彩的搭配应注意以下几点:暖色调给人以温馨、华贵的感觉,代表色有红色、橙色、黄色等;冷色调往往使人感到凉爽、恬静、安宁、友好,代表色为紫色、蓝色、绿色等;中和色给人平和、稳重、可靠的感觉,是最常见的工作服装用色,代表色是白色、黑色、灰色等。在选择饰物的色彩时,也应考虑到各种色调的协调与肤色。

着装配色要遵守的一条重要原则,就是根据个人的肤色、年龄、体形选择颜色。肤色较黑的人,不宜着颜色过深或过浅的服装,而应选用与肤色对比不明显的粉红色、蓝绿色服装,最忌着色泽明亮的黄橙色或色调极暗的褐色、黑紫色等服装;皮肤发黄的人,不宜选用半黄色、土黄色、灰色的服装,否则会显得精神不振和无精打采;脸色苍白的人,不宜着绿色服装,否则会使

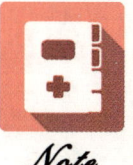

脸色看起来更差更显病态;肤色红润、粉白的人,穿绿色服装效果会很好。白色衣服适用于任何肤色,因为白色使人显得神采奕奕。体形瘦小的人适合穿色彩明亮度高的浅色服装,这样显得丰满;体形肥胖的人穿明亮度低的深色衣服则显得苗条。大多数人的体形、肤色属混合型,所以颜色搭配并没有绝对的原则,应在实践中找到最适合自己的搭配颜色。

1. 同色搭配　同色搭配即由相近或相同、明度有层次变化的色彩相互搭配,形成一种统一和谐的效果,如墨绿色配浅绿色、咖啡色配米色等。在同色搭配时,宜掌握上淡下深、上明下暗的原则,这样整体上就有一种稳重踏实之感。

2. 相似色搭配　色彩学把色环上大约90°以内的邻近色称之为相似色,如蓝色与绿色、红色与橙色等。采用相似色搭配时,两种颜色的明度、纯度要错开,如深一点的蓝色和浅一点的绿色配在一起比较合适。

3. 主色搭配　主色搭配指选一种起主导作用的基调和主色,相配于各种颜色,形成一种互相陪衬、相映成趣的效果。采用这种配色方法,应首先确定整体服饰的基调,其次选择与基调一致的主色,最后再选出其他辅色。主色搭配如果选色不当,容易造成混乱,有损整体形象,因此搭配的时候要慎重。在正式场合时,身上服饰的颜色,从上到下、从里到外(包括鞋、袜、包、发饰等)一般不要超过三种。在休闲场合全身的颜色不超过三个色系,否则就会显得不伦不类。

(三)适度性原则

饰物是指对服装起修饰作用的其他物品,主要有领带、围巾、丝巾、胸针、首饰、提包、手套、鞋袜等。饰物在着装中起着画龙点睛、协调整体的作用。仪表修饰不管是在修饰程度还是在饰品的搭配上,都应把握分寸,自然适度,追求虽刻意雕琢但又不露痕迹的效果。

胸针适合女性一年四季佩戴,应依照季节、服装的不同而变化。胸针应戴在第一粒与第二粒纽扣之间的平行位置上。首饰主要指耳环、项链、戒指、手镯、手链等。佩戴首饰应与脸型、服装协调。首饰不易同时戴多件,比如戒指,一只手最好只佩戴一枚,手镯、手链一只手也不可戴两个以上。佩戴太多饰品不仅不雅而且显得庸俗。

鞋袜的作用在整体着装中不可忽视,搭配不当会给人头重脚轻的感觉,穿便装时穿皮鞋、布鞋、运动鞋都可以,而着西服、正式套装时则必须穿皮鞋。男士皮鞋的颜色以黑色、深咖啡色或深棕色较合适,白色皮鞋只有穿浅色套装在某些场合才适用,而黑色皮鞋适合于各色服装和各种场合。正式社交场合,男士的袜子应该是深单一色的,黑色、蓝色、灰色都可以。女士皮鞋以黑色、白色、棕色或与服装颜色一致或同色系为宜。在社交场合,女士穿裙子时袜子的颜色最好为肉色,深色或花色图案都不合适;长筒丝袜口与裙子下摆之间不能有间隔;不要穿有破洞的丝袜。总之,饰物的选用也应遵循 TPO 原则,体现和谐之美。

三、护士职业服饰礼仪

护士服具有实用功能、装饰功能、主体功能、角色功能和表达功能。护理人员着装的礼仪规范主要是整洁、大方、得体、文明,遵循端庄大方、干净整齐、便于操作等着装原则。护士应根据相应的护士岗位,穿着不同的护士服,护士服穿着要求尺寸合身,以衣长刚好过膝,袖长刚好至腕部为宜。腰部用腰带调整,宽松适度,下身一般配白色长工作裤或白裙。夏季着工作服时,裙摆不超过护士服。护士服要清洁、平整、无油渍、无尘污,纽扣要扣齐,不可用胶布和别针代替缺损的衣扣,衣兜内忌塞得鼓鼓囊囊。毛衣的领子不得高出护士服的领子。

(一)护士职业服饰类型

20 世纪 50 年代至 60 年代末,我国的医生和护士工作服是很难区分的,帽子都为柱形帽,

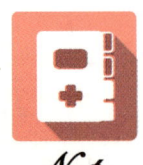
Note

工作服是基本相同的小翻领、六粒扣的棉质白大褂。在工作中,不合体的工作服不仅无法展示医护人员的形象美,而且做治疗护理时,极易被药液、血液等污染。进入20世纪90年代,随着社会的发展,人们就医不仅仅是希望能消除躯体的病痛,还希望在就医过程中满足良好的心理需求。许多医院改造和新建了门急诊住院大楼,绿化了医院环境,提供了先进的诊疗设施,在这样的大环境下,护士服也在不断地改良。首先,护士帽与医生帽有了明显区别:护士帽改为圆帽或方角的"燕式帽"。衣服的面料改为涤棉质地,洗涤、整烫后穿着舒适、挺括,款式更是得到了极大的丰富,除传统的对称一件式,还有民族特色的偏襟式,以及充满现代气息的上下套装裙式。在护士服的颜色上,也是突破了白色"一统天下"的格局。

护理事业发展到今天,护理模式发生了改变,护理服装也随之变换,长裙式的护士服逐渐被利落的短上衣替代,使得护士在护理操作时更高效。国际上流行的分体式护士服更大程度地提高了护士工作的灵活性。护士服装样式虽然随着历史的演变不断变化,但却都以庄重、严肃为主,不但体现美观大方、简洁合体,更展示着护士职业的圣洁典雅、沉稳严谨。

1.普通护士服(图3-21) 一般病房和门诊的护士,常穿白色护士服。此类护士服多为连衣裙式,以整齐洁净、大方适体和便于各项护理操作为原则,给人纯洁、轻盈、活泼、勤快的感觉。护士的衣帽鞋袜应洁白、平整、合身,使人感觉洁净、明快、典雅。

目前,以白色为主基调的护士服已不能满足人的视觉需求,所以各大医院的工作服在这个基础上增加了新的色彩,款式也在经典样式基础上不断变革。这些不同色彩和款式的工作服不仅不影响规范化管理,而且更能符合服务对象的心理特点,在某种情况下,还起到了色彩语言的治疗作用。淡黄色、淡蓝色、粉红色代表沉静、温馨,给人以安抚的感觉,适用于儿科诊室;墨绿色可以淡化鲜红血色带来的兴奋、烦躁和焦虑的心理,手术室较适合;急诊科护士服多为橄榄绿色或淡蓝色,胸前和衣袖有急救标志;儿科、妇产科护士常穿粉红色工作服或淡绿色护士服。

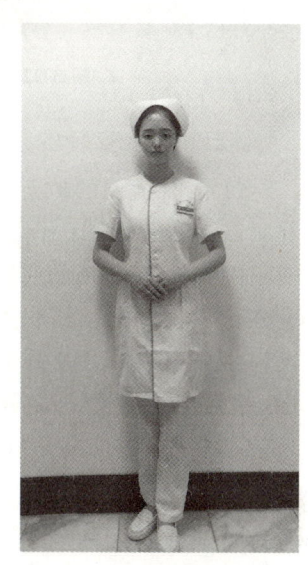

图3-21 普通护士服

2.手术服 手术服只适用于手术室内,分手术洗手衣裤和手术外衣两部分。因手术操作的无菌要求,手术服应是无菌的。手术外衣分一次性和非一次性,一次性手术外衣多为有特殊感染的患者及应急情况下使用,常在使用后按一次性医用垃圾焚烧处理;非一次性手术外衣可反复高压消毒后使用。穿手术服时配用的手术圆帽和口罩也分一次性和非一次性,其性能特点及术后处理原则同手术衣。手术圆帽内塞严头发,必要时用发网或发夹固定,要求前不遮眉后不露发际,帽缝要在后面,边缘要平整;口罩佩戴应四周严密,以吸气时产生负压适宜(图3-22)。

3.特殊护士服 隔离服、防护服等均为特殊护士服,在特殊场合,特殊护士服的规范穿着关系着患者和护士自身的健康。

隔离服常在护理传染病患者时使用,它的款式为中长大衣后开背系带式,袖口为松紧式或条带式。穿、脱隔离服有着严格的操作流程和要求。穿隔离服时,必须戴圆帽,头发要求及戴口罩标准与穿手术服一致。

防护服为特殊隔离服,主要在护理经空气传播及接触性传染的特殊传染病(如SARS)患者时使用,防护服及配套防护用品的穿脱有着严格的流程和要求。这种服装为衣帽连体式,不透气,可防止任何病毒通过。在二级防护时须佩戴特制的医用防护口罩、防护眼镜、鞋套、手套等,在连体帽内应先佩戴一次性圆帽,头发要求及戴口罩标准与手术服、隔离服的标准一致。如为三级防护,则在二级防护的基础上加戴全面型呼吸防护器、护视屏(图3-23)。

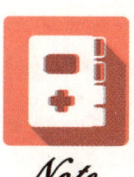

Note

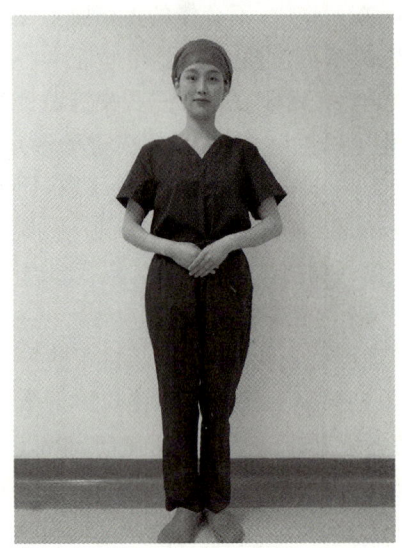

图 3-22　洗手衣

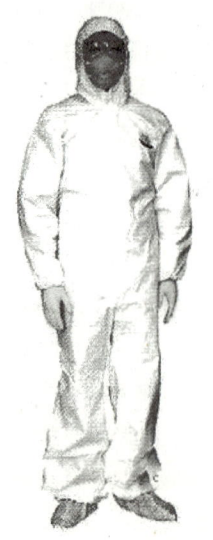

图 3-23　特殊护士服

（二）护士着装的注意事项

（1）目前我国的护士服以白色服装为主，穿夏季护士服时内衣宜穿浅色或肤色或选择白色衬裙以免透出。着工作服时内衣领不可过高，颜色反差不可过于明显，自己的衣、裤、裙不得超露出工作服、工作裤的底边；要做到服装整洁、平整，衣扣要扣齐，衣领、腰带、袖口、衣边要平伏整齐；穿着适体，无油渍、无尘污；袖口扣紧，腰带平整适中，纽扣无缺，全部扣齐；必须佩戴胸卡上岗，将胸卡佩戴于工作服上方口袋边缘处，便于患者的辨认、问询和监督，胸卡表面要保持干净，避免被药液、水沾染，胸卡上不可挂吊坠或粘贴他物；上衣口袋可装笔或挂护士挂表，两侧口袋避免装较多的物品，挂表挂于胸卡的旁边，上岗前应与护士站标准时间核准，保持时间的一致性。

（2）护理人员工作时应保持脚部卫生，鞋袜应勤洗勤换，避免异味。上岗时需穿工作鞋，护士鞋以白色或乳白色、软底防滑、大小合适的平跟或坡跟鞋为主，既可以防止在病区行走时发出声响，又可以使脚部舒适、减轻疲劳。反之，如果穿着高跟鞋、硬底鞋或带响的鞋不仅行走时容易疲劳，而且也会影响患者休息。在正式场合不得赤脚穿鞋或穿拖鞋、无跟鞋等。护士鞋应经常刷洗，保持洁白干净。无论下身配穿工作裤或工作裙，袜子均以浅色、肉色为宜，与白鞋协调一致。切忌穿着挑丝、有洞的袜子，这样会失去患者的信任和尊重。不要将袜口露在裙摆或裤腿外面，不可当众整理袜子。

（3）护士可以佩戴与工作有关的物品，如带秒针的表、发卡、胸卡等。护士工作岗位的要求是不能佩戴饰品，如戒指、手链、手镯及各种耳饰等。饰品不仅会妨碍工作，也成为医院内交叉感染的媒介，如划伤患者、划破手套、脱落污染、不便于手的清洁消毒等。所以，护士上岗时，不宜佩戴戒指、手链、手镯等手部饰品及耳坠、耳环、耳钉等耳饰，不宜留长指甲及涂指甲油。不宜涂抹气息浓郁的香水，避免对患者造成不良刺激甚至诱发哮喘等过敏性反应。

（4）护士进出病区时的服装应以体现护士的美丽端庄且稳重大方为主。不穿过分暴露以及不雅观的时装，如露脐装、吊带衫、超短裙等。不穿带响声的硬底鞋、拖鞋出入病区。男护士不穿背心、短裤到病区。夏天忌光脚穿鞋，男护士也要着薄袜。

（5）佩戴口罩应完全遮盖口鼻，戴至鼻翼上一寸，四周无空隙（图 3-24）。吸气时以口罩内形成负压为宜，达到有效防护。进行无菌操作与传染病防护时必须戴口罩。口罩的位置高低松紧要适宜，否则，不但影响护士形象，也起不到防护作用。比如，口罩戴得太低或口罩戴得过松,污染的空气可从鼻翼两侧和周围空隙进入口鼻;戴得太高会影响视线或擦伤眼睛。有人将口罩戴到鼻孔下面、扯到颌下或吊在耳朵上面,均为精神松散、职业形象不符合规范的表现。在一般情况下与人讲话要摘下口罩,长时间戴着口罩与人讲话会让人觉得不礼貌。

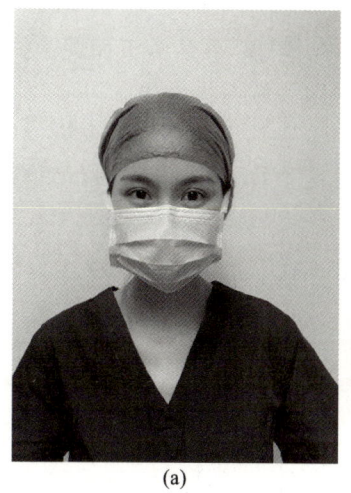 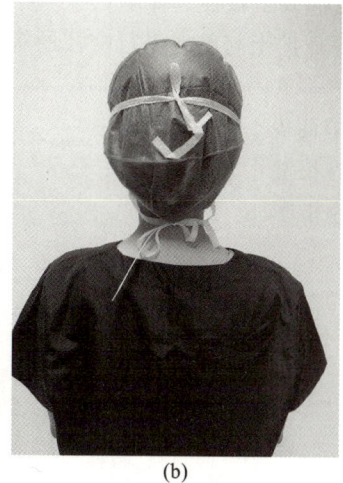

(a)　　　　　　　　　(b)

图 3-24　佩戴口罩

(6)外出期间应着便装,不得穿工作服进入食堂就餐或出入其他公共场所。

护理礼仪有助于在护理交往活动中形成美好的职业形象和良好的职业风气,建立良好的人际关系。护士在实施礼仪的过程中,也在潜移默化地影响护士自身的气质、情操、性格、意识、理念,塑造白衣天使的灵魂。

规范的仪表可以向社会展示护士严谨自信、优雅庄重、诚信大方的工作作风和职业风采。美好的职业形象、高超的职业技能和细致的护理服务相结合,才能赢得患者的信任,得到社会的认可。

晕轮效应

直通护考

A1 型题(单句型最佳选择题)

1.下面关于护士穿鞋的说法中,错误的是(　　)。

A.凉鞋不适合正式场合　　　　　　B.鞋的配色原则是宁深勿浅

C.靴子是女性冬日的良好选择　　　　D.护士鞋只能是平跟

E.护士进出病区也应该避免穿响底鞋

2.下面对护士端治疗盘的姿势描述中,不正确的是(　　)。

A.身体站直,挺胸收腹　　　　　　B.肘关节成 90°

C.将治疗盘紧贴身体　　　　　　　D.取放平稳

E.治疗盘内物品要摆放妥当

3.握手是人们最常见的一种礼节,下列关于握手的说法哪种不正确?(　　)

A.握手的时间一般持续在 5 秒以上　　B.握手有一定的姿势要求

C.外交式握手可以体现领导者的亲和力　D.握手是人际交往的基本要求

E.握手时手部应保持清洁、干燥

4.服装的角色功能在日常生活中发挥的作用越来越重要,下面哪种情况并不适用于服装的角色功能?(　　)

A.穿着护士服的护士　　　　B.穿着军装的军人　　　　C.穿着套裙的女士

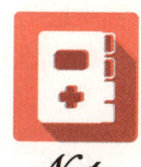

Note

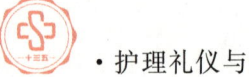
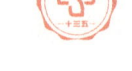
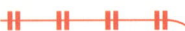

D.围着围裙的厨师　　　　　　E.穿着西装的律师

5.护士在与患者交谈时,应该注视对方的(　　)才不算失礼。

A.面部　　　B.颈部　　　C.上半身　　　D.脚　　　E.肩部

A2型题(病例摘要型最佳选择题)

6.护士的仪容是护士与患者进行交往的第一步印象,你认为下面关于护士仪容的描述哪几项比较恰当?(　　)

A.健康端庄的面容　　　　　　　　B.自然传情的表情

C.迷人美丽的长发　　　　　　　　D.恰到好处的修饰妆容

E.漂亮的红色指甲

(胡若男　李屏)

第三章
直通护考答案

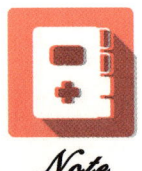

Note

第四章　护理人员社交礼仪

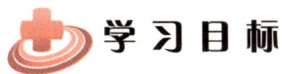学习目标

掌握：日常交往礼仪的各种规范；涉外礼仪的基本原则。
熟悉：护理人员社交礼仪的内容和规范；涉外礼仪的规范。
了解：日常交往礼仪的内容；涉外礼仪的概况。

第一节　日常交往礼仪

案例

　　赵雪梅是刚毕业的护士。她机敏漂亮，待人热情，工作出色，因而颇受重用。有一次，赵护士所在的医院派她作为代表接待知名专家王院士来医院检查身体。可是，平时处事稳重、举止大方的赵护士，在接待专家的过程中状况百出。

　　事情的大致经过是这样的：赵护士在见到专家后非常热情地伸出手主动与专家握手；在乘车前往医院的途中，赵护士当仁不让地与王院士一起坐在后排座椅上，王院士的随行人员只好坐在副驾的座椅上；在见到医院领导及接诊医生后，赵护士主动介绍："张医生、李院长，这是王院士。""王院士，这是我们医院的李院长和张医生。"自从这件事情以后，医院再也没有安排赵护士接待重要患者。

　　具体任务：请问医院为什么不再安排赵护士接待患者。赵护士在接待过程中出现了什么问题？

一、见面

在国内外交往中，以下见面礼仪是颇为常见的。

（一）点头礼

点头礼适用于路遇熟人，在会场、剧院、歌厅、舞厅等不宜与人交谈之处，在同一场合碰上已多次见面者，遇上多人又无法一一问候之时。点头礼的做法是头部向下轻轻一点，同时面带笑容，不宜反复点头，点头的幅度也不必过大。

（二）举手礼

行举手礼的场合与行点头礼的场合大致相似，适合向距离较远的熟人打招呼。举手礼的

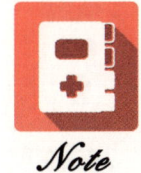

做法是右臂向前方伸直，右手掌心向着对方，其他四指并拢、拇指分开，轻轻向左右摆动一两下。不要将手上下摆动，也不要在手摆动时用手背朝向对方。

（三）脱帽礼

在进入他人居所，路遇熟人，与人交谈、握手或行其他见面礼时，在一些特殊场所（如娱乐场所），在升挂国旗、演奏国歌等情况下，应自觉主动地摘下自己的帽子，并置于适当之处，这就是行脱帽礼。女士在社交场合可以不脱帽子。

（四）注目礼

行注目礼的做法是起身立正，抬头挺胸，双手自然下垂或贴放于身体两侧，面容庄重严肃，双目正视于被行礼对象，或随之缓缓移动。一般在升国旗、游行检阅、剪彩揭幕、开业挂牌等情况下，使用注目礼。

（五）拱手礼

拱手礼是我国民间传统的会面礼，一般我们在过年时举行团拜活动，向长辈祝寿，向友人恭喜结婚、生子、晋升、乔迁，向亲朋好友表示感谢，以及与海外华人初次见面（表示久仰大名）时使用。行礼时应起身站立，上身挺直，两臂前伸，双手在胸前高举抱拳，自上而下，或者自内向外，有节奏地晃动两三下。

（六）鞠躬礼

在日本、韩国、朝鲜等国，鞠躬礼十分普遍。目前鞠躬礼（图4-1）在我国主要适用于向他人表示感谢、领奖或讲演之后、演员谢幕、举行婚礼或参加追悼活动等。行礼时应脱帽立正，双目凝视受礼者，然后上身弯腰前倾。男士双手应贴放于身体两侧裤线处，女士双手则应下垂搭放于腹前。下弯的幅度一般最大不超过90°。

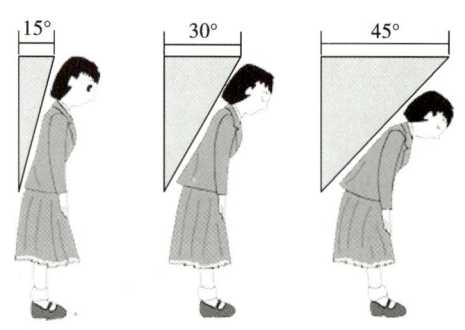

图4-1　鞠躬礼

（七）合十礼

在东南亚、南亚信奉佛教的地区及我国傣族聚居区，合十礼最为普遍。行合十礼时双掌十指在胸前相对合，五个手指并拢向上，掌尖和鼻尖基本持平，手掌向外侧倾斜，双腿立直站立，上身微欠低头，可以口颂祝词或问候对方，亦可面带微笑，但不准手舞足蹈，反复点头。一般而论，行此礼时，合十的双手举得越高，越能体现对对方的尊重，但原则上不可高于额头。

（八）拥抱礼

在西方，特别是在欧美国家，拥抱礼是十分常见的见面礼与道别礼。在人们表示慰问、祝贺、欣喜时常使用拥抱礼。正规的拥抱礼，讲究两人面对面站立，各自举起右臂，将右手搭在对方左肩后面，左臂下垂，左手扶住对方右腰后侧。首先各向对方左侧拥抱，然后各向对方右侧拥抱，最后再一次各向对方左侧拥抱，一共拥抱3次。在普通场合行拥抱礼，不必如此讲究，次数也不必要求如此严格。

（九）亲吻礼

亲吻礼是西方国家常用的见面礼。有时它会与拥抱礼同时使用。行亲吻礼时忌发出亲吻的声音，而且不应将唾液弄到对方脸上。双方关系不同，亲吻的部位也有所不同：长辈亲吻晚辈，应当吻额头；晚辈亲吻长辈，应当吻下颌或吻面颊；同辈之间，同性应当贴面颊，异性应当吻面颊。接吻，即吻嘴唇，仅限于夫妻与恋人之间，不宜滥用，不宜当众进行。

（十）吻手礼

吻手礼主要流行于欧美国家。它的做法是，男士行至已婚妇女面前，首先垂手立正致意，然后以右手或双手捧起女士的右手，俯首，嘴唇微闭，象征性地轻吻其手背或是手指。行吻手礼的地点应在室内为佳。吻手礼的受礼者，只能是女性，而且应是已婚妇女。

二、称呼

在社会交往中，交际双方见面时，如何称呼对方，这直接关系到双方之间的亲疏、了解程度、尊重与否及个人修养等。一个得体的称呼可谓是交际的"敲门砖"，会令彼此如沐春风，为以后的交往打下良好的基础。不恰当或错误的称呼，可能会令对方心里不悦，影响彼此的关系乃至导致交际失败。

（一）通常的称呼

1. 称呼姓名　一般的同事、同学关系，平辈的朋友、熟人，均可彼此之间以姓名相称。长辈对晚辈也可以如此称呼，但晚辈对长辈却不可这样做。为了表示亲切，可以在被称呼者的姓氏前分别加上"老""大""小"字相称。例如，对年长于己者，可称"老张""大李"；对年幼于己者，可称"小吴""小周"。但这种称呼多见于职业人士间，不适合在校学生。对同性的朋友、熟人，若关系极为亲密，可以不称其姓，而直呼其名，对于异性一般则不可这样做，这种称呼方式一般适用于家人、配偶之间。

2. 称呼职务　在工作中，以交往对象的职务相称，以示身份有别、敬意有加，这是一种最常见的称呼方法。可以仅称呼职务，如"局长""经理""主任"等；可以在职务前加上姓氏，如"王总经理""李市长""张主任"等；还可以在职务之前加上姓名，这仅实用于极其正式的场合。如"××××主席""×××省长""×××书记"等。

3. 称呼职称　对于有职称者，尤其是有高级、中级职称者，可以在工作中直接以其职称相称，如"教授""研究员""工程师"等；还可以在职称前加上姓氏，如"张教授""王研究员""刘工程师"等，当然有时可以简化，如将"刘工程师"简化为"刘工"，但使用简称应以不发生误会、不引起歧义为限度；可以在职称前加上姓名，适用于十分正式的场合，如"王久川教授""周蕾主任医师""孙小刚主任编辑"等。

4. 称呼学衔　在工作中，以学衔作为称呼，可增加被称呼者的权威性，有助于增强现场的学术氛围。可以在学衔前加上姓氏，如"张博士"；可以在学衔前加上姓名，如"张明博士"。一般对学士、硕士不称呼学衔。

5. 称呼职业　称呼职业，即直接以被称呼者的职业作为称呼。如将教员称为"老师"，将教练员称为"教练"或"指导"，将专业辩护人员称为"律师"，将财务人员称为"会计"等。一般情况下，在此类称呼前，均可加上姓氏或姓名。

6. 称呼亲属　亲属，即与自己有直接或间接血缘关系者。在日常生活中，对亲属的称呼也已约定俗成，人所共知。对亲属可根据不同情况采取谦称或敬称。对本人的亲属，应采用谦称。称呼辈分或年龄高于自己的亲属，可以在其称呼前加"家"字，如"家父""家叔"；称呼辈分或年龄低于自己的亲属，可在其称呼前加"舍"字，如"舍弟""舍侄"；称呼自己的子女，则可在其称呼前加"小"，如"小儿""小女""小婿"。对他人的亲属，应采用敬称。称呼他人的长辈，宜在

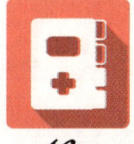

称呼前加"尊"字,如"尊母""尊兄";称呼他人的平辈或晚辈,宜在称呼之前加"贤"字,如"贤妹""贤侄";若在其亲属的称呼前加"令"字,一般可不分辈分与长幼,如"令堂""令爱""令郎"。

(二)几种称呼的正确使用

在日常交际中还要注意几种特殊称呼的正确使用,这主要包括以下几个方面。

1. 同志 志同道合者才称同志。如政治信仰、理想、爱好等相同者,都可称为同志。我国对于同志这个称呼流行于中华人民共和国成立后,这一词已成为我国大陆公民彼此之间最普通、常用的称呼。这一称呼不分男女、长幼、地位高低,除了亲属之外,所有人都可以称同志。改革开放之后这一称谓的使用率相对降低,因此在使用同志一词时应有所区别。如在同一党内、同一组织内,对解放军和国内的普通公民,这一称呼皆可使用。但对于儿童,对于具有不同政治信仰、不同价值观、不同国家的人,尽量少使用或不使用。

2. 老师 这一词原意是尊称传授文化、知识、技术的人,后泛指在某些方面值得学习的人。孔子曰:"三人行,必有我师焉。"这说明在古代,"老师"这一称呼已泛指所有值得学习的人。在现代社会,"老师"这一称呼一般用于学校中传授文化科学知识、技术的教师。目前,"老师"这一称呼在社会上也比较流行,有时人们出于对交际对象的学识、经验或某一方面的敬佩、尊重,常常以姓+"老师"来称呼对方,尤其在文艺界比较常见,这种称谓,交际的对方一般会感到受到了尊重,心情比较舒畅。

3. 先生 在我国古代,一般称父兄、老师为先生,也有称郎中(医生)、道士等为先生的。有些地区还有已婚妇女称自己的丈夫或称别人家的丈夫为先生的,现在我国南方某些地区仍这样使用。中华人民共和国成立后,"先生"一词则很少使用,有时只有将老师称为先生。改革开放以后,随着对外交流的增多,"先生"一词又流行起来,不过,其概念已与以前有所不同。目前,"先生"一词泛指所有的成年男性。在西方国家,对成年男性一般都称呼先生。不过也有例外,如在美国,12 岁以上的男性就可以称为先生;在日本,德高望重的女性也被称为先生。在我国也将有学问的女性称为先生。先生这一称谓大方得体,既显示了彼此的尊重,又有彼此平等之意,有利于提高交际效果。

4. 师傅 这一词原是对工、商、戏剧行业中传授技艺的人的一种尊称,后泛指所有有技艺的人。到了 20 世纪五六十年代,"师傅"一词在社会中比较流行,有虚心请教、尊敬对方之意。师傅这一称呼一般不用于有职称、有学识的人,否则可能会产生误解,有漠视之嫌。在现代交际中,采用师傅这一称谓已基本恢复其原意。这一称呼在我国北方使用比较频繁,人们对不认识的人都称呼其为师傅。

(三)称呼的技巧

1. 初次见面更要注意称呼 初次与人见面或谈业务时,要称呼姓+职务,要一字一字地说清楚,如"王总经理"。如果对方是副总经理,称呼时可去掉"副"字;但若对方是总经理,不要为了方便把"总"字去掉。

2. 称呼对方时不要一带而过 在交谈过程中,称呼对方时,要加重语气,然后停顿一会儿再谈要说的事,这样能引起对方的注意,使对方认真地听下去。如果一带而过地称呼对方而过分强调要谈的事,会让对方有一种未被尊重的感觉,就激不起对方交流的兴趣。所以一定要把对方的称呼,很认真、清楚、缓慢、完整地讲出来,以显示对对方的尊重。

3. 关系越熟越要注意称呼 与对方十分熟悉之后,千万不要因此而忽略了对对方的称呼,一定要坚持以姓+职务(职称)称呼对方,尤其是在有其他人在场的情况下。人人都需要被人尊重,越是朋友,越是要彼此尊重,如果熟了就变得随随便便,甚至用一声"唉""喂"来称呼朋友,不仅极不礼貌,而且令对方难以接受。

4. 称呼时慎提绰号 提绰号又叫取诨名。人们之间熟悉了,往往会互相乱提绰号,寻个开

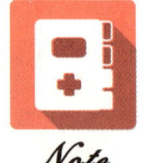

心,博得一笑。提绰号一定要注意礼貌。对老人、师长、对异性,无论褒贬,一般不宜提绰号。善意的、亲昵的绰号可以提,但低级趣味、有损人格、伤风败俗、有碍团结的绰号要坚决禁止。因为这些绰号缺乏对人的尊重和爱护,甚至包含着蔑视和侮辱。乱提绰号是与有修养、讲文明、懂礼貌相悖的坏习气。

三、介绍

介绍是社交活动常见、重要的礼节之一,是初次见面的陌生的双方开始交往的起点。介绍在人与人之间起桥梁与沟通作用,几句话就可以缩短人与人之间的距离,为进一步交往开个好头。

(一)介绍形式

在社交活动中,介绍的形式多种多样,主要可分为以下几种形式。

(1)根据场合可分为正式介绍和非正式介绍。

(2)根据介绍者的位置可分为自我介绍和为他人介绍。

(3)根据介绍者的人数可分为集体介绍和个人介绍。

(二)为他人介绍的礼仪规范

1.为他人介绍的顺序 在社交场合介绍两人认识时,应本着"尊者有优先知情权"的原则,即将男性介绍给女性;将年轻人介绍给年长者;将职位低的介绍给职位高的;将迟到的介绍给早到的;将未婚的介绍给已婚的;先介绍个人,后介绍集体;先介绍自己人,后介绍外人;若客人为年轻人先介绍客人,若客人为年长者先介绍主人。当介绍的双方性别相同、年纪相仿、职务相当时,可不分先后自由介绍。

2.为他人介绍的礼仪

(1)了解:正式为他人介绍之前,最好先了解双方是否有结识的愿望,切不可冒昧引荐。最客气的介绍方法是以询问的口气,如"李老,我可以介绍小张和您认识吗?""您想认识王先生吗?"等。如果对方同意,才可以进行介绍。在正式介绍时,应使用"请允许我为您介绍……"等礼貌用语。

(2)手势:为他人介绍时的手势语应采用指示礼仪,掌心向上,四指并拢,拇指略开,四指指尖朝向被介绍方,切忌用手指指指点点。介绍双方应微笑面对。被人介绍后,被介绍者可以用"久仰大名""能认识您,真是非常荣幸"等问候语,切忌反应冷淡。

(3)语言:介绍时语言要简洁,介绍的内容可以是姓名、单位、爱好等。如"这位是张先生,是××大学的教授""这位是王同志,在××单位供职,爱好书法"就可以了。在介绍过程中应先称呼女性、年长者、职位高者、早到者、已婚者。例如,把男性介绍给女性时,可以这样说:"王女士,这位是张先生。"然后再介绍说:"张先生,这位是王女士。"

(4)站位:被介绍双方应与介绍人成三角形站位,不应背对任何一方。如果本来介绍双方坐着,可站起来互相问好,也可以握手致意,如双方不便握手,可以点头微笑。如果随身带名片,可以互相交换名片。

(5)细节:把晚辈介绍给长辈,晚辈一定要有礼貌,要用尊称,如长辈未先伸手,晚辈不宜主动伸手握手。介绍异性认识时,不管女士是站着还是坐着,男士应先点头欠身,然后等女方反应,如女方不主动伸手,男方不宜伸手握手。

(三)自我介绍的礼仪规范

自我介绍是我们跨入社交圈的"通行证"。首先要认识自我,然后才能做自我介绍。

1.学会认识自我 古希腊人曾把"能认识自己"看作是人类最高的智慧,可以通过以下几种途径来学会认识自己。

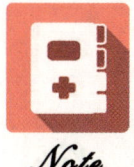

（1）与自我比较：把现在的我和过去的我以及将来的我进行比较。心理学家詹姆斯提出一个公式：自尊＝成就/目标。自尊是指现在的我，成就是过去的我，目标标志着将来的我。如果已取得的成就与追求的目标一致，甚至高于目标，标志着现在的我充满自信，自尊心就会增强。

（2）向他人问询：老师可让学生相互寻找他人的优缺点，并将它们写下来告诉对方。这样做，一是可以用别人肯定性的评价增强自身的自信心，同时也可以从别人身上学到自己不具备的优点，增进同学间的友谊；二是寻找自身的不足，可以通过自我控制，进行自我调整和改进，使自身不断进步。

（3）与他人比较：唐太宗有句名言，"夫以铜为镜，可以正衣冠……以人为镜，可以明得失。"可以说他人可以成为反映自我的镜子。从和他人比较中充分了解自己，正确认识自己，愉快地接纳自己。

2. 自我介绍的形式　如果说认识自我是一门学问，那么展现自我就是一门艺术。在学会认识自我后，我们就要学会介绍自我。

（1）应酬式：适合于公共场合和一般社交场合，这种介绍最为简洁，例如，"您好，我叫李×。"

（2）工作式：适合于工作场合，包括本人姓名、单位、职务等，例如，"您好，我叫李×，是市医院神经外科护士长。"

（3）交流式：适合于各种社交活动，希望与交往对象进一步交流与沟通，大体包括姓名、单位、籍贯、学历、兴趣爱好等，例如，"您好，我叫李×，毕业于××医科大学高级护理专业，在市医院工作，我喜欢旅游。"

（4）礼仪式：适合于应聘、报告、演出、庆典等一些正规而隆重的场合。礼仪式自我介绍内容较多，包括姓名、籍贯、年龄、学历、爱好、特长，同时还需加入一些谦辞、敬辞。在介绍自己的姓名时，为使对方听清自己的准确姓名，往往要对姓和名加以诠释。对姓名的诠释不仅能反映一个人的文化水平、性格修养，更能体现一个人的口才。

下面转引一个参加面试时的自我介绍实例，供大家参考。

各位老师，大家好！感谢您在百忙之中给我这次面试的机会。我姓李，我的母亲希望我成为李家杰出的人才，取名叫杰。我生于1995年，毕业于××卫生职业学院护理系。三年的大学生活，奠定了我护理学的基础知识，并完善了我的人生观，更提高了我的综合素质。作为学生会体育部部长，我有着较强的组织能力和协调能力，同时具有很好的团队合作精神。我喜好唱歌，曾获"校园十佳歌手"称号。作为一名男护士，我不能自诩是最好的，但我非常热爱护理工作，吃苦耐劳、恪尽职守、探索求新、善于沟通是我成为一名护士的优势。我真诚希望您能给我一个实现梦想、展现才华的机会，让我把我的知识、我的勤奋以及我严谨求实的态度献给我所热爱的护理事业。谢谢！

在面试时，借自我介绍之机，恰如其分地彰显自己的才能和抱负，不失为聪明之举。

四、握手

相传在刀耕火种的年代，人们经常持有石头或棍棒等武器，陌生者相遇，双方为了表示没有敌意，便放下手中的武器，并伸出手掌，让对方抚摩掌心。久而久之，这种习惯便逐渐演变为今日的握手礼节。当今，握手已成为世界上最为普遍的一种礼节，其应用的范围远远超过了鞠躬、拥抱等。美国著名女作家海伦·凯勒曾说："我接触的手，虽然无言，却极有表现力。有的人握手能拒人千里之外……我握着冷冰冰的手指，就像和凛冽的北风相握手一样。而也有些人的手充满阳光，他们伸出来与你相握时，你会感到很温暖。"由此可见，握手传递出性格方面的信息是何等丰富。在日常交际中，必须注意握手的基本礼节。

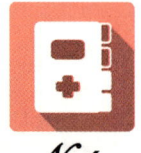

（一）握手的次序

根据礼仪规范，握手时双方伸手的先后次序一般应当遵守"尊者先伸手"的原则，应由尊者首先伸出手来，位卑者只能在此后予以响应，而绝不可贸然抢先伸手，不然就是违反礼仪的举动。握手的基本规则如下。

1. 男女之间握手 男女之间握手，男士要等女士先伸出手后才能握手。如果女士不伸手或无握手之意，男士向对方点头致意或微微鞠躬致意。男女初次见面，女方可以不和男士握手，只是点头致意即可。男女握手时，男士要脱帽和脱右手手套，如果偶遇匆忙来不及脱，要致歉。女士除非对长辈，一般可不必脱手套。

2. 宾客之间握手 宾客之间握手，主人有向客人先伸出手的义务。在宴会、宾馆或机场接待宾客，当客人抵达时，不论对方是男士还是女士，主人都应该主动先伸出手。如果主人为男性，尽管对方是女宾，也可先伸出手，以表示对客人的热情欢迎。在客人告辞时，应由客人首先伸出手来与主人相握，在此表示的是"再见"之意。

3. 长幼之间握手 长幼之间握手，年幼的一般要等年长的先伸手。和长辈及年长的人握手，不论男女，都要起立趋前握手，并要脱下手套，以示尊敬。

4. 上下级之间握手 上下级之间握手，下级要等上级先伸出手。但涉及主宾关系时，可不考虑上下级关系，做主人的应先伸手。

5. 一个人与多人握手 若是一个人需要与多人握手，则握手时亦应讲究先后次序，由尊而卑，即先年长者后年幼者，先长辈后晚辈，先老师后学生，先女士后男士，先已婚者后未婚者，先上级后下级，先职位、身份高者后职位、身份低者。

值得注意的是，在公务场合，握手时伸手的先后次序主要取决于职位、身份，而在社交、休闲场合则主要取决于年龄、性别、婚否。

（二）握手的方式

握手的标准方式是行礼者行至距握手对象约1米处，双腿立正，上身略向前倾，伸出右手，四指并拢，拇指张开与对方相握。握手时应用力适度，上下稍许晃动三四次，随后松开手，恢复原状。握手具体应注意以下几点。

1. 神态 与人握手时神态应专注，表现出热情、友好、自然。在通常情况下，与人握手时，应面带微笑，目视对方双眼，并且问候对方。在握手时切勿表现出三心二意、敷衍了事、漫不经心、傲慢冷淡。对他人早已伸出的手迟迟没有反应，或是一边握手，一边东张西望、目中无人，甚至忙于跟其他人打招呼，都是极不应该的。

2. 力度 握手时用力应适度，不轻不重，恰到好处。如果手指轻轻一碰，刚刚触及就离开，或是不情愿地慢慢地相握，缺少应有的力度，会给人以勉强应付、不得已而为之的感觉。一般来说，手握得紧是表示热情，男士之间可以握得较紧，甚至另一只手也加上。男士之间握对方的手时可大幅度上下摆动，或者在右手相握时，左手又握住对方胳膊肘、小臂甚至肩膀，以表示热烈。但是注意既不能太使劲使人感到疼痛，也不能太轻柔，缺乏阳刚之气。对于女性或陌生人，轻握是很不礼貌的，尤其是男性与女性握手时，应热情、大方、用力适度。

3. 时间 通常握手的时间为握紧后打过招呼即松开。如果是亲密朋友意外相遇、敬慕已久而初次见面、至爱亲朋依依惜别、衷心感谢难以表达等场合，握手时间就长一点，甚至紧握不放这都是可以理解的。在公共场合，如列队迎接外宾，握手的时间一般较短。握手的时间应根据与对方的亲密程度而定。

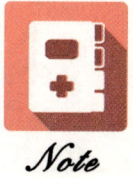

(三)握手的禁忌

在人际交往中,握手司空见惯,可被用来传递多种信息,因此在行握手礼时应努力做到合乎规范,并且应注意下述几点。

(1)不要用左手与他人握手,尤其是在与阿拉伯人、印度人打交道时要牢记此点,因为在他们看来左手是不洁的。

(2)不要在握手时争先恐后,而应当遵守秩序,依次而行。特别要记住,与基督教信徒交往时,要避免两人握手时与另外两人相握的手形成交叉状,这类似十字架,在基督教信徒眼中是很不吉利的。

(3)不要戴着手套握手,在社交场合女士的晚礼服手套除外。

(4)不要在握手时戴着墨镜,只有患有眼疾或眼部有缺陷者才能例外。

(5)不要在握手时将另外一只手插在衣袋里。

(6)不要在握手时另外一只手依旧拿着香烟、报刊、公文包、行李等东西而不肯放下。

(7)不要在握手时面无表情、一言不发,这样好似根本无视对方的存在,纯粹是为了应付。

(8)不要在握手时长篇大论、点头哈腰、过分热情,这样显得过分客套,让对方不自在、不舒服。

(9)不要在握手时把对方的手拉过来、推过去,或者上下左右不停摆动。

(10)不要在与人握手之后,立即擦拭自己的手掌,这样是极不礼貌的。

五、欢迎

欢迎是社交活动中的基本形式和重要环节,是一种表达友情、敬重的方式。正确运用欢迎礼仪,可以加深双方的理解,增进双方的友谊,体现双方的礼仪修养。

(一)热情相迎

如果事先知道有客人到访,要掌握客人到达的时间,准备好茶水或水果等,提前恭候客人的到来;若客人是临时到访,来不及准备,应向客人致歉,不要忙于打扫,以免怠慢了客人。接到客人后,应首先问候"一路辛苦了""欢迎您来到××"等,然后向对方做自我介绍,如果有名片,可递给对方。同时还要注意以下方面的礼仪。

(1)特殊的客人:凡遇老弱病残幼客人,要主动搀扶,倍加小心。

(2)异国、异地的客人:对于对前来访问、洽谈业务、参加会议的外国客人或外地客人,应首先了解对方到达的车次、航班,原则上安排与客人身份、职务相当的人员前去迎接。

(3)热情有度:迎接客人要主动热情,帮助宾客提携行李物品,但也要尊重对方的意愿。若对方执意要自己提物品,不要过分热情地去要求帮助。

(4)注意仪表仪容:蓬头垢面或穿着不正式的服装会客是不礼貌的。体态语言要得当、自然,动作不要过大、过频;站姿、坐姿、行姿合乎规范,让人感觉舒适自然。

(5)妥善安顿:主人迎接客人时,应提前为客人安排好住宿,帮助客人办理好一切手续,将客人送到住地后,主人不要立即离去,应稍做停留陪客人交谈,同时向客人介绍住处的服务、设施等,并将活动的计划、日程安排等告知客人,考虑到客人旅途劳累,主人不宜久留,让客人早些休息。分开时将下次联系的时间、地点、方式等告诉客人。

(二)以礼相送

送客时需热情挽留。在一般情况之下,不论宾主双方会晤具体时间的长短有无约定,客人告辞均须由客人首先提出。若主人首先提出送客,或是以自己的动作、表情暗示厌客之意,都

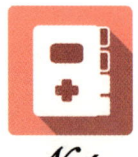

是极其不礼貌的。当客人提出告辞时,主人通常应对其加以热情挽留。若客人执意离去,主人可在对方率先起身后起身相送。

送客时,视来访者的身份和年龄等情况而定,一般朋友或熟客、下级,送客到自家门口就可以了;对于长辈、第一次来访的客人或上级等,应陪送到楼下或车前,必须热情地说:"欢迎下次再来""请一路走好"等,分手告别时,应举手示意"再见"。

六、电话

声音通过电话这一信号载体传达信息。说话人的想法和情感都可以通过电话让对方清晰地得知,这些都取决于通话的语言与声调。因此,电话语言要求礼貌、简洁和明了,以准确地传递信息。

1. 态度礼貌友善 当使用电话交谈时,不能简单地将对方仅仅当作"声音"对待,而应该了解面对的是一个正在交谈的人,尤其对于办公人员来说,更应十分慎重。因此打电话时,多用肯定语,少用否定语,酌情使用模糊用语;多用些致歉语和请托语,不用些傲慢语、生硬语。礼貌的语言、柔和的声音,往往会给对方留下亲切之感。一位研究传播学的权威人士说,不管是在公司还是在家里,凭这个人在电话里的讲话方式,就可以基本判断出其"教养"的水准。

2. 传递信息要简洁 电话用语要言简意赅,将自己所要表达的内容用最简洁、明了的语言表达出来。通话的一方即使紧张、失望或表情异常,但通话的另一方不知道,他只能通过他听到的声音来判断。在通话时最忌讳吞吞吐吐、含糊不清、东拉西扯。正确的做法:问候完毕对方即开宗明义,直言主题,少讲空话,不说废话。

3. 控制语速语调 通话时语调温和,语气、语速适中,这种有魅力的声音容易使对方产生愉悦感。如果说话过程中语速太快,对方会听不清楚,显得应付了事;语速太慢,对方会不耐烦,显得懒散拖沓;语调太高,对方听得刺耳,感到刚而不柔;语调太低,对方会听得不清楚,感到有气无力。一般说话的语速、语调和平常一样就行了。另外,通电话时,如果周围环境嘈杂,应向对方解释,保证双方心情舒畅,便于传递信息。

(一)接电话

(1)迅速、礼貌地接听电话。

接电话首先应做到迅速接听,力争在铃响三次之前就拿起话筒,这是避免让打电话的人产生不良印象的一种礼貌行为。正如一位著名社会心理学家所说,打电话本身就是一种业务。这种业务的最大特点是无时无刻不在体现每个人的特性。接电话时,也应首先自报单位、姓名,然后确认对方,如:"您好!这是××公司营销部。"如果对方没有马上进入正题,可以主动请教:"请问您找哪位通话?"

(2)仔细聆听并积极反馈。

受话人在通话过程中,要仔细聆听对方的讲话,并及时回应,给对方以积极的反馈。通话时听不清楚或意思不明白时,要马上告诉对方。在电话中接到对方邀请或会议通知时,应热情致谢。

(3)规范地代转电话。

如果对方请你代转电话,应弄明白对方是谁,要找什么人,以便与接电话人联系。此时,请告知对方"稍等片刻",并迅速找人。如果不放下话筒叫喊距离较远的人,可用手轻捂住话筒或按保留按钮,然后再呼喊接话人。如果因别的原因决定将电话转到别的部门,应用客气的语言告知对方,将电话转到处理此事的部门或适当的人员,如"真对不起,这件事是由财务部处理,如果您愿意,我帮您转过去好吗?"。

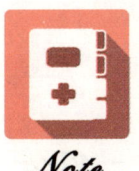

55

(4)认真做好电话记录。

如果要接电话的人不在,应为其做好电话记录,记录完毕,最好向对方复述一遍,以免遗漏或记错,可利用电话记录卡片做好电话记录。

(5)特殊情况的处理。

①电话铃响时,如果正在与客人交谈,应先向客人打招呼,然后再去接电话。如果发觉打来的电话不宜为外人所知,可以告诉对方:"我身边有客人,一会儿我再给您回电话。"不要抛下客人,在电话中谈个没完,这样身边的客人会有被轻视的感觉。

②不要在接听电话时与旁人打招呼、说话或小声议论某些问题。如果通电话时有人有急事来找,应先对电话那端的人说声对不起。如果为回答通话方的提问,需向旁人请教时,可说:"请让我核实一下。"

③如果使用录音电话,应事先把录音程序整理好,把一些细节考虑周到。不要先放一长段音乐,也不要把程序搞得太复杂,让对方莫名其妙、不知所措。

④如果对方打错了电话,应当及时告之,不要讽刺挖苦,更不要表示出恼怒之意。如果来电人需要把电话打到别的部门,你可以说:"您要找的人在××部门,电话号码是××。"

(二)打电话

(1)选择适宜的通话时间。

打电话的时间应为7:00～22:00,避开吃饭时间。有午休习惯的人,也请不要在午休时间打电话打扰他。电话交谈所持续的时间也不宜过长,事情说清楚了就可以了,一般以3～5分钟为宜。在办公室打电话时要照顾到其他电话的进出,不可过久占线,更不可将办公室的电话或公用电话作为个人聊天的工具。

(2)通话之前做好准备。

通话之前应该核对对方公司或单位的电话号码、公司或单位的名称及接话人姓名。写出通话要点及询问要点,准备好在应答中使用的备忘纸和笔,以及必要的资料和文件。估计对方情况,决定通话时间。

(3)注意通话的礼节。

接通电话后,应主动友好,自报家门并证实对方的身份。打电话要坚持用"您好"开头,"请"字在中,"谢谢"收尾,态度温文尔雅。若找的人不在,可以请接电话的人转告,可以说:"对不起,麻烦您转告……"然后将所要转告的话告诉对方。最后别忘了向对方道谢,并且问清对方的姓名,切不可"咔嚓"一声就把电话挂了,这样做是不礼貌的。即使你不需要对方转告,也应该说一声:"谢谢,打扰了。"通话结束时,要道谢和道别,这是通话结束的信号,也是对对方的尊重。注意声音要愉快,听筒要轻放。一般来讲,应该由打电话的人先放下电话,接电话的人再放下电话。但是,假如是与上级、长辈、客户等通话,无论是作为受话人还是发话人,都最好等对方先挂断。

(4)特殊情况的处理。

①通话中如有人无意闯入办公室,可以示意请此人坐下等候,或示意此人自觉退出办公室等候。否则,你可向电话那端的人说"对不起"再简短地和来人打招呼,如可以说:"等我打完这个电话后再和你谈。"随后继续通电话。如果办公室有客人来时电话铃响了,可以暂时不接,除非是一直在等的电话,如果属于这种情况,则应向来客说明。

②如果需要留言请对方回电,就要请对方记下电话号码。这样对方回电就不必再去查电话号码簿,即使对方是熟人,双方经常通电话,也要告诉对方回电的号码,同时别忘了告诉对方回电的合适时间。

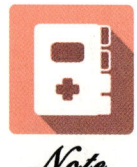

③如果要找的人不在,则应对代接电话的人说:"谢谢,我过会儿再打"或"如果方便,麻烦您转告××"或"请告诉他回来后给我来个电话,我的电话号码是××"等。切忌立即挂断电话。

④如果出现线路中断,打电话的一方应负责重拨,接电话的一方应稍候片刻。重拨越早越好,接通后应先表示歉意,尽管这并非自己的过错,可以说:"对不起,刚才线路出了问题。"即使通话即将结束时出现线路中断,也要重拨,继续把话讲完。如果在一定时间内打电话的一方仍然未重拨,接电话的一方也可以拨过去,然后询问:"刚才电话断了,不知您是否还有没讲完的事。"

第二节　公共场所礼仪

一、位次礼仪

位次礼仪的基本原则如下。①遵守惯例:如大型体育比赛的开幕式按照英文字母顺序排列国家或地区代表队的上场顺序。②内外有别:应请客人上座,以示尊敬。③中外有别:我国政务以左为尊,但国际商务交往中以右为尊。

(一)会客座次礼仪

总体上讲,会客时应当恭请来宾就座于上座,大致有以下5种方式。

1. 相对式

(1)双方就座后一方面对正门,另一方则背对正门。此时讲究"面门为上",即面对正门之座为上座,应请客人就座;背对正门之座为下座,宜由主人就座(图4-2)。

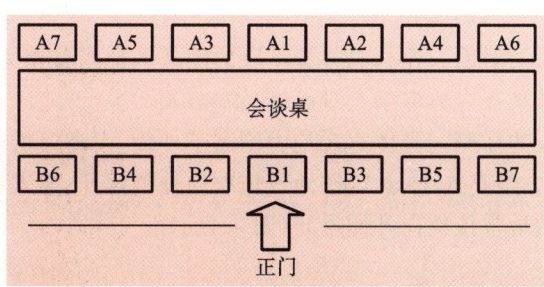

图4-2　会客座次(一)

(2)双方就座于室内两侧,并且面对面地就座。此时讲究进门后"以右为上",即进门后右侧之座为上座,应请客人就座;左侧之座为下座,宜由主人就座(图4-3)。

2. 并列式　并列式的基本做法是宾主双方并排就座,以暗示双方"平起平坐",地位相仿,关系密切。它具体分为以下两种情况。

(1)双方一同面门而坐。

此时讲究"以右为上",即主人宜请客人就座在自己的右侧面。若双方不止一人时,双方的其他人员可各自分别在主人或主宾的侧面按身份高低依次就座。

(2)双方一同在室内的右侧或左侧就座。

此时讲究"以远为上",即距门较远之座为上座,应当让给客人;距门较近之座为下座,应留

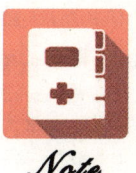

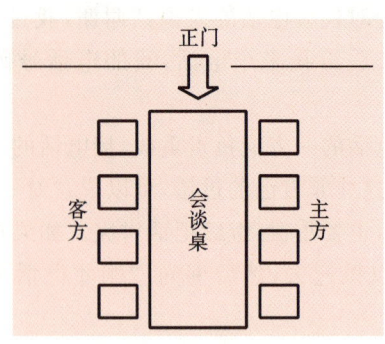

图 4-3　会客座次 (二)

给主人。

3.居中式　所谓居中式排位,实为并列式排位的一种特例。它是指当多人并排就座时,讲究"居中为上",即应以居于中央的位置为上座,请客人就座;以两侧的位置为下座,由主方人员就座。

4.主席式　主席式主要适用于在正式场合由主人一方同时会见两方或两方以上的客人。此时,一般应由主人面对正门而坐,其他各方来宾则应在其对面背门而坐。这种安排犹如主人正在主持会议,故称之为主席式。有时,主人亦可坐在长桌或椭圆桌的尽头,而请其各方客人就座在长桌或椭圆桌的两侧。

5.自由式　自由式即会见时有关各方均不分主次,不讲位次,而是一律自由择座。进行多方会面时,此法常常采用。

(二)谈判位次

举行签字仪式时,签字桌在签字厅里横放,双方主签者面对房间正门就座,惯例为右高左低。面对房门右侧坐的是客方,左侧坐的是主方,以客为先。双方的随从人员(帮助翻页、吸墨、拿笔、递送合同文本的人)站在各自主签者外侧。其他参加仪式的人,有两个具体的排列方法。

(1)坐在各自签字人的对面。比如主方签字人的随从人员或者相关人员,坐在主方签字人的对面;客方的随从人员坐在客方签字人对面(图 4-4(a))。

(2)站在双方签字人的后侧。具体方式是内侧高于外侧,由高而低向两侧分列。比如主方主签人的后面站的是该方最高人士,然后按地位依次向外侧排开;客方签字人的后面站的是客方地位最高的人,然后按地位依次向外侧排开(图 4-4(b))。

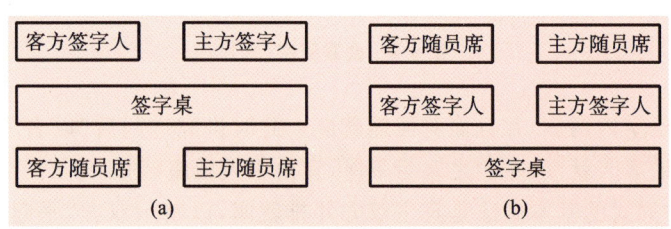

图 4-4　谈判位次

(三)会议位次

1.大型会议　大型会议应考虑到主席台、主持人、发言人位次(图 4-5)。①主席台排列原则:一是前排高于后排;二是中央高于两侧;三是右侧高于左侧。②主持人:可在前排正中,亦可居于前排最右侧。③发言席：一般可设于主席台正前方，或者在右前方。

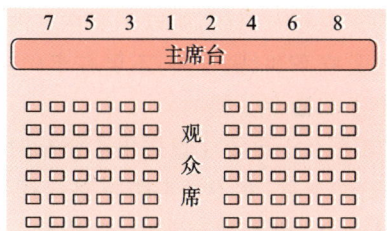

图 4-5 大型会议位次

2. 小型会议 小型会议与大型会议基本相同。要尽量兼顾中间为上、右为上和远门者为上三个原则(图 4-6)。

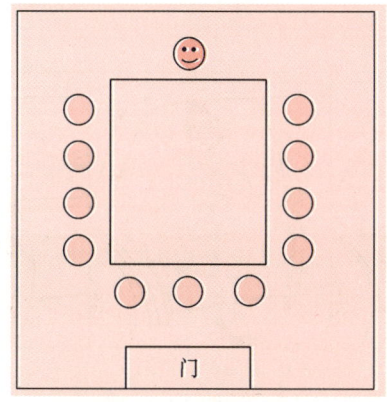

图 4-6 小型会议位次

注：☺表示尊位：主席(会议主持人)。

(四)宴会位次

宴会厅内摆放圆桌时，通常应以面对正门的方法进行具体定位。如果只设两桌，横向排列以右桌为主桌，纵向排列以离门远的那一桌为主桌；如果设置多桌，同样是居中为上、以右为上、以远为上。在同一张宴会桌上确定席次时，一般以面对宴会厅正门的位置为主位，由主人就座。主宾大都应当就座在主人的右侧。其他人的位次，一般客人都坐在主人的右侧，而主方人员都坐在主人的左侧，距离主位越近，位次越高；当和主位距离相同时，位于主位右侧的位次高于位于主位左侧的位次。但一般的宴请中，往往只需要确定主人和主宾的位置，其他人不必太拘于形式，通常是男女、生人熟人交错排列，方便沟通交流。

二、交通礼仪

(一)乘轿车的礼仪

1. 讲究上下车顺序 同女士、长者、上司或嘉宾乘双排座轿车时，应先主动打开车后排的右侧车门，请女士、长者、上司或嘉宾在右座上就座，然后把车门关上，自己再从车后绕到左侧打开车门，在左座坐下。到达目的地后，若无专人负责开启车门，则自己应先从左侧门下车后绕到右侧门，把车门打开，请女士、长者、上司或嘉宾下车。

2. 注意车上谈吐举止 在轿车行驶过程中，乘车人之间可以适当交谈，但不宜过多与司机

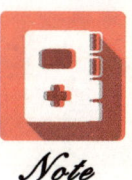

Note

交谈,以免司机分神。话题一般不要谈及车祸、劫车、凶杀、死亡等使人晦气的事情,也不要谈论个人隐私及一些敏感且有争议的话题,可以谈论一些沿途景观、风土人情或畅叙友情等使大家轻松愉快。举止要文明,因为车内相对封闭,所以不要在车内吸烟;不要在车内脱鞋赤脚;女士不要在车内化妆;不要在车内乱吃东西、喝饮料;不要在车内吐痰或向车外吐痰,更不要通过车窗向车外扔东西,这是有损形象和社会公德的。

3. 注意进出车的举止 尤其是女士更要注意进出小轿车时举止优雅得体(图 4-7)。

(1)进车时,首先开门后手自然下垂,女士可半蹲将整裙摆顺势坐下,依靠手臂作支点,腿脚并拢抬高,继续保持腿脚并拢姿势,脚平移至车内,略调整身体位置,坐端正后,关上车门。出车时双脚膝盖并拢抬起,同时移出车门外,身体可以随着转,着裙装时小腿膝盖都要并拢并同时移出车门。

(2)身体保持端坐状态,侧头,伸出靠近车门的手,打开车门,然后略斜身体把车门推开。双脚膝盖并拢着地,一手撑座位,一手轻靠门框,身体移出车门。当身体从容地从车身内移出时,双脚可分开些,但保持膝盖并拢,起身直立身体后,转身关车门,关车门时面向车门,注意不要东张西望。

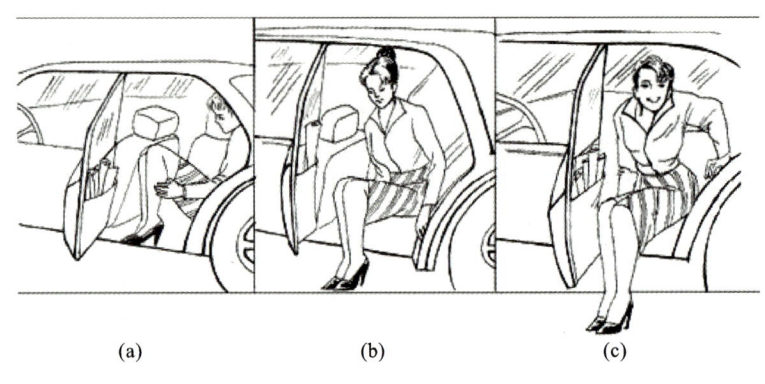

(a)　　　　　(b)　　　　　(c)

图 4-7　乘轿车礼仪

(二)乘火车的礼仪

火车是重要的交通工具之一。良好的乘车环境需要大家共同创造,因此在乘车过程中,要讲文明、懂礼貌,多一分宽容,多一分礼让,这样,不仅能减少不必要的麻烦,还能保持良好的心情,减轻旅途疲劳。乘火车时要注意以下三点。

1. 讲究候车规则 乘客在候车时,要爱护候车室的公共设施,不大声喧哗,携带的物品要放在座位下方或前部,不抢占座位或多占座位,更不要横躺在座位上使别人无法休息。要保持候车室的卫生,瓜果皮核等废弃物要主动扔到果皮箱里,不要随手乱扔,不随地吐痰。检票时自觉排队,不乱拥乱挤,有秩序上下车。

2. 维护车厢秩序 要有秩序地进入车厢并按要求放好行李,行李应放在行李架上,不应放在过道上或小桌子上。放、取行李时不要踩脏别人的座位。自己的行李要摆放整齐,尽量不压在别人的行李上,如果实在不行,也应征得别人的同意。不在车厢内吸烟,不随地吐痰、扔废弃物,不在车厢内大声说话。到达目的地后,拿好自己的物品有礼貌地与邻座旅客道别,有序下车,不要抢道拥挤。

3. 注意礼貌交谈 长途旅行会与邻座的旅客有较长的时间相处,有兴趣时可以共同探讨一些彼此都乐于交谈的话题。但应注意交谈礼貌:交谈前应看清对象,与不喜欢交谈的人谈话是不明智的,和正在思考问题的人谈话也是失礼的。即使与旅伴谈得很投机,也不要没完没了,看到对方有倦意就应立刻停止谈话。注意谈话中不要问对方的姓名、住址及家庭情况等涉及个人隐私及敏感的话题。

（三）乘飞机的礼仪

飞机是目前世界上最快捷的交通工具，具有速度快、时间短、乘坐舒适等特点，由于空中旅行与地面旅行有很大差异，必须注意以下礼仪。

1. 登机前的礼仪 乘坐飞机要提前去机场。国内航班要求提前半小时到达，而国际航班需要至少提前一小时到达，以便留出托运行李，检查机票、身份证和其他旅行证件的时间。大多数机场的登记行李和检查效率很高，需要等待的时间很短。乘飞机时为了方便，手提行李一般不应超过 5 千克，其他能托运的行李要随机托运。乘坐飞机前要取登机卡。大多数航班都是在托运行李时由工作人员选择座位卡。登机卡应在安检时和登机时出示。

领取登机卡后，乘客要通过安全检查门。乘客应先将有效证件（如身份证、军官证、警官证、护照等）、机票、登机卡交安检人员查验，放行后通过安检门时需将电话、钥匙和小刀等金属物品放入指定位置，手提行李放入传送带。乘客通过安检门后，注意将有效证件、机票收好以免遗失，只持登机卡进入候机室等待。

上下飞机时，均有空中小姐站立在机舱门口迎送乘客。她们会热情地问候每一位通过舱门的乘客。此时，作为乘客应有礼貌地点头致意或问好。

2. 登机后的礼仪 登机后，乘客要根据飞机上座位的标号按秩序对号入座。飞机座位分为两个主要等级，也就是头等舱和经济舱。经济舱的座位设在中间到机尾部分，占机身的 3/4 空间或更多一些，座位安排较紧；头等舱的座位设在靠机头部分，服务较经济舱好，票价较高。所以登机后购买经济舱票的人不要因头等舱人少就抢坐头等舱的空位。找到自己的座位后，要将随身携带的物品放在座位上方的行李箱内，较贵重的东西自己保管，注意不要在过道上停留太久以免影响其他人。

飞机起飞前，乘务员通常给旅客示范表演如何使用救生衣和氧气面具等，以防意外。当飞机起飞和降落时要系好安全带。在飞机上禁止吸烟，同时禁止使用移动电话等。

飞机起飞后，乘客可看书报或与同座交谈，交谈时要注意交谈礼仪。飞机上的座椅可调整，但应考虑前后座位的乘客，不要突然放下座椅靠背，或突然推回原位，或跷起二郎腿摇摆颤动，这些行为都会引起他人的反感。在飞机上使用盥洗室和卫生间的规则与其他交通工具上的相同，要注意按次序等候，注意保持其清洁。尽量不要在供应饮食时到卫生间去，因为通道有餐车，太过狭窄。如果晕机，可想办法分散注意力；如若呕吐，要吐在清洁袋内；如有问题，可打开服务铃，求得乘务员的帮助。

3. 停机后的礼仪 停机后，乘客要带好随身携带的物品，按次序下飞机，不要抢先出门。国际航班上下飞机要办理入境手续，通过海关可凭行李卡认领托运行李。许多国际机场都有传送带设备，也有手推车以方便搬运行李。还有机场行李搬运员可协助乘客。下飞机后，如果一时找不到自己的行李，可通过机场行李管理人员查寻，并可填写申报单交航空公司。如果行李确实丢失，航空公司会照章赔偿的。

三、餐饮礼仪

作为礼仪规范的一部分，餐饮礼仪也有基本原则。

（一）守礼自律

守礼，即守法循礼，守约重诺。在餐桌应酬之中，不论身份高低、职位大小、财富多寡，每一位参加者都必须自觉自愿地遵守餐饮礼仪，以礼仪去规范自己在交际活动中的一言一行、一举一动。餐饮礼仪同时也是餐桌上一种具有约束力的行为规范，也就是说，遵循餐饮礼仪少不了自我克制。

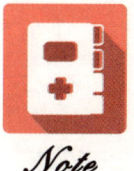

Note

(二)诚信友善

人际交往中的品德因素,最重要的莫过于诚实守信。餐桌上,务必待人以诚,诚心诚意,诚实无欺,言行一致,表里如一。只有这样,自己在运用餐饮礼仪时所表达的对交往对象的尊敬与友好,才会更好地为对方所理解、所接受。

(三)尊敬他人

孟子曰:仁者爱人,有礼者敬人。爱人者,人恒爱之;敬人者,人恒敬之。所谓敬人的原则,就是要求人们在餐饮活动中,与交往对象既要互谦互让、互尊互敬、友好相待、和睦相处,更要将交往对象的重视、恭敬、友好放在第一位。在敬人的同时还需要自尊自重,不尊重自己,也不会被别人尊重。

(四)宽容豁达

海纳百川,有容乃大。所谓宽容,就是对交往对象的人生观、价值观及个性差异等给予充分的理解和尊重。多容忍他人,多体谅他人,多理解他人,对不同于己、不同于众的行为耐心容忍。宽容豁达,有助于扩大交往范围,也有助于消除人际间的紧张和矛盾。

(五)恭谦适度

餐桌是情感沟通和交流的好地方。但如果不善于把握沟通时的情感尺度,做过了头,或者做不到位,都不能正确地表达自律、敬人之意。凡事过犹不及,所以在运用餐饮礼仪时,既要彬彬有礼,又不能低三下四;既要热情大方,又不能轻浮谄谀;既要亲切友好,又要端庄稳重、大大方方、堂堂正正,体现平等公正,不卑不亢。

不可不知的八条
西方餐桌礼仪

第三节　涉外礼仪

一、概述

涉外礼仪是涉外交际礼仪的简称,是在对外交往中,用来维护自身形象并向交往对象表示尊敬和友好的国际通用的礼仪规范。

涉外礼仪受文化背景、生活习俗和宗教信仰等方面的影响,反映了一个国家的文化、文明与社会风尚。不同国家、不同民族甚至一个国家的不同地区,礼仪习俗也有很大的区别。参与涉外活动时,必须要维护国家形象和自身形象,做到不卑不亢,以礼待人。

二、基本原则和规范

(一)涉外礼仪的基本原则

1.维护形象　在涉外交往中,个人言行不仅代表了自身形象,也代表了民族甚至国家的形象,因此,要做到着装得体、谈吐文明、举止优雅,待人接物符合礼仪规范。

2.以右为尊　依照国际惯例,多人并排排列时,基本的规则是右高左低,即右上左下,右尊左卑。这是一条国际礼仪的普遍原则。

3.尊重隐私　隐私是指出于个人的尊严或其他某些方面的考虑,而不愿公开、不愿外人了解的个人秘密或私人事宜,包括收入、年龄、恋爱、婚姻、健康状况、家庭住址、个人经历、信仰、政见等。凡是涉及对方个人隐私的问题,都应自觉地予以回避。在国际交往中,人们普遍讲究

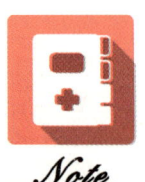

尊重个人隐私,并且将是否尊重个人隐私视为一个人在待人接物方面是否有教养,是否能尊重和体谅交往对象的重要标志之一。

4. 女士优先 女士优先是国际公认的一条重要的礼仪原则。在西方社交场合,女士优先是一条成规。在西方一切社交场合,要求每一名成年男士,应自觉地以自己的实际行动,尊重、照顾、保护女士,尽心竭力地为女士排忧解难。如果因为男士的不慎,使女士陷入尴尬、困难的境地,意味着男士的失误或失职,就被视为缺乏教养。

5. 信守约定 信守约定就是指在一切正式的国际交往之中,必须严格遵守自己的承诺,说话一定算数,许诺必须要兑现,约会务必如约而至,否则,既是不尊重对方更是不尊重自己。不信守约定是国际公认严重有损形象的行为。因此,必须要谨慎许诺。在当代社会,诚信就是效率,诚信就是形象,诚信就是生命,对于一个人、一个组织、一个民族甚至一个国家,都具有十分重要的意义和作用。

6. 适当热情 在参与国际的交往时,待人要热情、友好,但是要把握好度,否则就会事与愿违,过犹不及。这里的度有"五不、六有"之说。"五不"即以不影响对方、不妨碍对方、不令对方感到不快、不给对方增添麻烦、不干涉对方的私生活为度。"六有"即帮助有度、关心有度、批评有度、距离有度、交往有度、举止有度。

7. 谦虚适度 在国际的交往中涉及自我评价时,虽不应该自吹自擂、自我标榜、一味抬高自己,但是也没必要妄自菲薄、自我贬低、自轻自贱、过度谦虚客套。

8. 尊重习俗 在涉外交往中,要做到真正尊重交往对象,首先应该尊重对方所特有的风俗习惯。在涉外交往中,对外国友人表达亲善、友好时,应该充分了解与交往对象相关的习俗,对交往对象特有的习俗加以尊重。

(二)涉外礼仪的规范

1. 着装礼仪 涉外人员应依照自己所处的场合,选择合适的服装。根据涉外礼仪规范,在国际交往中,涉外人员接触的具体场合可分为三类:公务场合、社交场合、休闲场合。

(1)公务场合:在公务场合,涉外人员的着装应重点突出庄重得体。涉外人员在公务场合的着装,最标准的主要是深色的套装、套裙或制服。具体来说,男士最好是身着藏蓝色或灰色的西装套装或中山装,内穿白色衬衫,脚穿深色袜、黑色皮鞋。穿西装套装时,必须打领带。女士的最佳衣着应是身着单一色彩的西服套裙,内穿白色衬衫,脚穿长筒肉色丝袜和黑色高跟皮鞋。有时,也可穿着单一色彩的连衣裙,尽量不要选长裤为下装的套装。

(2)社交场合:在社交场合,涉外人员的着装应重点突出时尚个性的风格。在需穿着礼服的场合,男士穿黑色的中山装套装或西装套装,女士则穿单色的旗袍或下摆过膝的连衣裙。在社交场合,最好不要穿着制服或便装。

(3)休闲场合:在休闲场合,涉外人员的着装应重点突出舒适自然的风格。没必要衣着过于正式,尤其要注意,不要穿套装或套裙,也不要穿制服。

2. 坐车礼仪 上下轿车的先后顺序通常为:尊长、来宾先上后下,陪同人员后上先下,即请尊长、来宾从右侧车门先上车,陪同人员再从车后绕到左侧车门上车;下车时,陪同人员应先下车,并协助尊长、来宾开启车门。

3. 宴请礼仪 宴请外宾应不同于一般的餐饮应酬,宴请地点最好选客人下榻以外的饭店,用餐环境应雅致、幽静、整洁、卫生,根据外宾的身份、外宾所属的国家文化传统及民族习惯,酌情选择中式宴席、中餐西吃或者自助餐等形式。宴请外宾时要多上一些具有民族特色、本地风味的菜肴。

4. 西餐礼仪 西餐有许多讲究,与中餐的方式、方法有很大的差别。

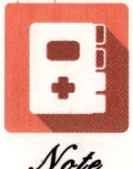

Note

（1）餐巾的使用：入座后，打开餐巾铺放在两双腿上，若有事暂时离开，要将餐巾折好放在椅面上。如果将餐巾放在桌子上，意味着已经吃好。餐巾内面可用来擦嘴，但不可用来擦桌子或餐具。

（2）餐具的使用：吃西餐时，应该右手持刀，左手持叉，用刀切割食物，再用叉送到嘴里。正餐时，刀叉的数目应与上菜的道数相等，吃一道菜，换一套刀叉。若已经吃好，应当将刀叉并排放在盘上。

（3）西餐的吃法：西餐上菜一般的顺序是冷盘、汤、热菜，然后是甜点和水果。一般情况下，要等菜全部上齐之后才能开吃。吃面包时，应每次掰一小块，再用刀抹上黄油或果酱，送入口中。吃水果或其他固体食物时，也应先用刀切成小块，再以叉取食。喝汤必须用汤匙。吃鱼时不能翻面，吃完一面后，要用刀叉剔掉鱼骨后，再吃另一面。

（4）饮用咖啡礼仪：饮用咖啡时，可加牛奶和糖，即牛奶咖啡；也可以不加牛奶和糖，即清咖啡。咖啡匙是用来搅拌咖啡的，搅匀后，要将咖啡匙放在咖啡盘中，切不可用咖啡匙喝咖啡。饮用咖啡时，用右手拇指和食指捏住杯耳，左手轻托杯盘，小口慢慢轻啜，不可大口吞咽。

5. 拜访礼仪 到外宾的办公室或住所拜访，均要预约并按时抵达。若无人迎候，进门先按铃或者敲门，经主人应允后方可进入。如果无人应声，可稍等片刻之后再次按铃或敲门。无人或者未经主人允许，不得擅自进入。因有急事而事先并无约定，但又需前往时，应尽量避免在深夜打扰对方；如果在对方休息时间约见对方，应在见到对方后先表达歉意，并说明打扰的原因。

6. 住宿礼仪 首先，必须了解外宾的生活习惯，尊重其特有的风俗，有热水供应的浴室和单独使用的清洁的卫生间，都是住宿所应当具备的基本条件；其次，必须要慎重选择外宾的住宿地点，通常应被安排在涉外饭店里住宿。需要注意的是，对外宾的关心、照顾，应以不妨碍对方的私生活为准，以不限制对方个人的自由为限。

直通护考

A1 型题（单句型最佳选择题）

1. 称呼在日常交际中的作用有（   ）。
  A. 表示友好 B. 表示距离 C. 表示修养 D. 表示尊重 E. 以上都不对

2. 自我介绍时应注意的分寸有（   ）。
  A. 注意介绍的正确姿势 　　　　B. 避免厚此薄彼
  C. 介绍内容要真实准确 　　　　D. 注意态度
  E. 以上都不对

3. 电话礼仪中通话时间长度适宜为（   ）。
  A. 2 分钟 B. 3 分钟 C. 5 分钟 D. 10 分钟 E. 以上都不对

4. 护士在工作岗位上应用表情时必须遵循的原则是（   ）。
  A. 表现谦恭 B. 表现友好 C. 表现真诚 D. 表现适时 E. 以上都对

5. 护理人员在临床护理工作中要避免使用（   ）的面容。
  A. 高傲 B. 厌烦 C. 嘲笑 D. 媚笑 E. 以上都是

6. 在一般的社交场合，使用的常规性称呼是（   ）。
  A. 替代性称呼 　　　　B. 简称 　　　　C. 昵称
  D. 专业技术职称称呼 　　　　E. 以上都是

7. 下列哪项不属于社交礼仪的基本原则？（   ）

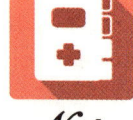

A. 维护形象　　　　　　B. 尊重隐私　　　　　　C. 女士优先
D. 过度热情　　　　　　E. 尊重习俗

8. 下列哪项属于社交礼仪的基本原则？（　　）
A. 男女平等　　B. 适度自信　　C. 过度谦虚　　D. 信守约定　　E. 热情积极

（王慧　徐杰）

第四章
直通护考答案

第五章 护理人员工作礼仪

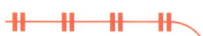
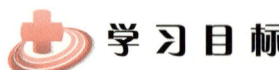 学习目标

掌握:护士在医院各部门的工作礼仪要求;急诊护理礼仪的特征和作用。

熟悉:不同护理工作环境中的礼仪要求;急诊护士素质要求的特点和原则。

了解:护理工作中的礼仪规范;急诊护士的素质要求以及在急诊工作中的礼仪。

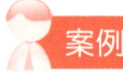 案例

患者张阿姨,68岁,退休干部,有高血压病史。近期经常头疼,5天前因晨起头疼到医院检查,门诊以"高血压"收入院治疗。护士小李是一位工作不到两年的年轻护士,性格开朗,活泼好动,到病房查房是总是蹦蹦跳跳、手舞足蹈,给张阿姨进行护理操作时也常常忘带东西。张阿姨多次和护士长提出更换责任护士。

具体任务:护士小李怎样做才符合护士的礼仪要求?

第一节 概　述

一、基本要求

(一)尊重患者

尊重患者指尊重患者的人格和权利。尊重人格,即尊重患者的个性心理和尊严。尊重权利包括尊重患者获得及时医疗、护理的权利,护理过程中的知情权,对医疗方案的选择权,对医疗护理行为的拒绝权,个人隐私权等。护士在工作中应注意维护患者的权利,给予平等的服务。比如护士在走廊、电梯等非治疗性区域谈论患者的病情,就是没有尊重患者的隐私权。

(二)诚实守信

诚实守信是指待人要真诚,承诺之事要付诸行动并实现诺言。在护理人员与患者交往过程中,应恪守诚实守信原则。患者有困难向护士请求帮助时,护士应根据患者病情和医院条件,尽力满足。不可对患者随意允诺,承诺之事应想方设法认真完成,如果不能满足患者的要求应解释原因,以征得患者及家属的理解。

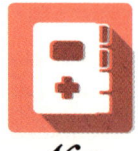

（三）举止文明

举止文明是指一个人的行为适度、大方稳重。护理人员应落落大方、举止端庄，面部表情自然，忌浓妆艳抹。护士的行为举止常常影响患者对护士的信赖度和护理治疗的信心。所以护士不要在办公室等工作场所嬉笑打闹，与异性交往时也应规范自己的言行。

（四）雷厉风行

护理的服务对象是人，护理工作是为了治病救人，对时间的要求很严格，尤其是在急救中，时间就是生命。因此，护士在工作中尤其是在抢救急危重症患者时应发挥镇定从容、机智敏捷、雷厉风行的工作作风。

（五）共情帮助

护士对服务对象的共情不是简单的"悲患者之悲，乐患者之乐"，而是从对方的角度去感受、理解患者的感受，简而言之就是设身处地为患者着想。在护患交往中护士多采用共情帮助，把自己摆在对方的位置上与对方产生共鸣，去感受对方的内心世界，提出"如果是我，该怎么办？"这类问题，可以使患者减少被疏远和陷于困境的孤独感觉，使患者感到护士能够真正地理解他，从而促进护患关系的良好发展。

二、护理工作中的礼仪规范

护理学是一门实践性很强的科学，各种护理操作是护理人员为患者实施治疗和护理、帮助其恢复健康的重要手段之一。随着社会的发展，人们对健康需求的增加，加之法律意识的不断增强，对护理工作者也提出了更高的要求。因此，护士在严格按操作规程进行护理操作、为患者提供技术服务的同时，还要提供礼貌周到的语言和心理服务。处理好为患者实施护理过程中的每个环节，不仅有利于患者的康复、护理服务质量的提高，而且有利于维护护理工作者自身的利益。

（一）操作前的礼仪

1. 充分的准备 在实施护理操作前护士应明确患者的病情、操作的目的、所需的用物、具体的操作方法、实施中的注意事项及发生意外情况时的处理方法等，经过充分准备后再进行护理操作，才能保证患者的安全，获得较好的治疗与护理效果。

2. 得体的仪容举止 在为患者进行护理操作前，要注意自身仪容仪表的整齐、清洁、无污染，以提高患者对护士的信任感，同时，还要保持得体的举止。例如：行走时轻快敏捷；推治疗车或端治疗盘的动作要规范美观；行至病房门口时应先轻声敲门，再轻推门而入，并随手将门轻轻带上；进入病房后应先向患者点头微笑，亲切礼貌地与患者打招呼，得到患者允许后再开始操作各项工作。在操作前、操作过程中及操作完成后，护理人员自始至终都要保持良好的仪容、仪态和得体的行为举止。

3. 礼貌的言谈、清晰的解释 操作前护士应以礼貌的语言向患者清晰地解释本次操作的目的、患者需要做的准备、操作的方法、操作过程中患者可能出现的感受等，以减轻患者对护理操作的恐惧感，取得患者的配合。同时，在解释时护士也要认真地查对患者床号、姓名、年龄、诊断、药物使用的剂量浓度等，保证操作的安全、准确。

（二）操作中的礼仪

1. 和蔼的态度、真诚的关怀 在操作过程中对待患者的态度要和蔼亲切，友善地解释操作的方法和意义，询问患者的感受，随时为患者解除困难和疑虑，或给予适当的安慰，通过交谈、表情和体态语言表露出对患者由衷的关怀，消除患者对操作治疗的恐惧和不安全感，争取得到患者最大程度的配合。

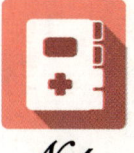

2. 娴熟的技术 娴熟的操作技术、扎实的护理知识是一名合格护士的基本要求,也是护理人员对患者的尊重和礼貌。轻柔的动作、温和的态度、娴熟的技术均能减轻患者在护理操作过程中所产生的不适感,能使患者感受到尊重和得到礼遇的满足。在操作过程中,亲切地指导患者配合,如"请张口、用鼻呼吸、翻身"等,并不时给予患者适当的鼓励,如"您配合得很好",通过解释与指导消除患者的恐惧与焦虑,还可转移患者的注意力,让患者处于接受治疗和护理的最佳状态。这样既可减轻患者的痛苦,又可提高护理工作的质量和效率。

（三）操作后的礼仪

1. 诚恳的致谢 当患者配合护理人员完成护理工作后,护士应当对患者的配合表示诚恳的谢意,把患者的配合理解为对护理工作的支持,是对护理人员的理解和尊重,同时也让患者知道,他的配合更有利于其康复。诚恳的致谢反映了护理人员良好的礼仪修养和高尚的职业道德。

2. 亲切的嘱咐和安慰 护理操作结束时应询问患者的感受,观察预期效果实现程度,交代应注意的事项。对操作治疗中有不适和顾虑的患者给予安慰,最后征求意见或建议。

（四）操作失败后的对策

护士在操作中一旦失败,不要紧张,应沉着冷静,查清原因及时处理。首先向患者或家属道歉,再次征求患者与家属的意见,如果得到允许方可采取措施进行弥补,否则另请高手补救。切忌固执己见,强行操作,再次失败,使护患矛盾激化,产生护患纠纷,难以收场。护理操作的礼仪要求不是千篇一律的,应当根据操作的具体要求和操作对象的不同性别、年龄、职业、个性等区别应用,因时、因地、因人制宜,做到触类旁通、举一反三而不是机械地生搬硬套,让每一个需要健康帮助的人都能受到"白衣天使"诚心诚意的帮助。

第二节　门诊护理工作礼仪

门诊是医院面向社会的窗口,是患者来医院就诊的第一站。医护人员的言谈举止及工作质量反映出一个医院的整体水平和精神面貌,也会给患者留下非常深刻的印象。护士是患者进入医院的第一接待人,在门诊与患者接触最多的也是护士,所以门诊护士是医院的形象使者,肩负着沟通医患关系、展现医院形象的重任。同时,来门诊就医的患者除有生理不适之外,还普遍存在以下心理特征:急切见到医生;希望给自己诊治的医生是年资高者;希望得到医护人员的特别重视和理解;由于面临陌生的环境,常常伴有焦虑、恐惧、悲观、自卑和消极等心态。因此,门诊护士必须有端庄稳重的仪表、和蔼可亲的态度、高雅大方和训练有素的举止、良好的交际礼仪修养,为更好地服务患者奠定良好的基础。

一、门诊护士素质要求

（一）接诊礼仪的基本要求

1. 注重礼仪规范 门诊护士仪表要文明端庄,上岗着装得体,给服务对象以整洁、文明、大方的感觉,以便留下良好的第一印象。在与患者接触的过程中,必须做到:语言文明、态度诚恳、面带笑容、语气柔和、声调悦耳;护理人员的坐姿和站姿要端正和规范;做护理操作时动作要轻柔、准确。这些都是门诊护士最基本的礼仪要求,有助于建立良好的护患关系,消除患者对医院的恐惧心理。

2. 为患者创造舒适的就医环境 门诊环境的清洁、优雅与否,会影响患者对医院的第一印

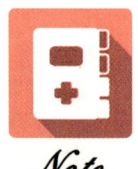

象。干净清洁、秩序良好、环境优美的门诊环境会给患者美的感受，有助于减轻或消除患者身体的痛苦和心理的恐惧。其中，需要特别注意的是就医秩序，它是门诊环境的重要组成部分。门诊护理人员应该采取多种有效的方法，维持良好的就诊秩序，为医生有效诊治患者创造一个良好、安静的环境，从而提高工作质量和工作效率。对于复查的患者，应尽可能帮助他们找到原诊治医生，以保证诊治的连续性。

3. 热情接待，耐心解答 门诊作为医院服务的窗口，首先接待患者的就是门诊护士。门诊护士的言行举止直接影响着就诊患者对于医院的印象。因此，门诊护士一定要耐心回答患者及其家属的询问，笑脸相迎，亲切热情，态度和蔼，同情体贴，这些都有助于患者对医院产生信任感。对于一些不了解的问题，门诊护士也不应该说："我不知道。"要请患者稍等，主动请其他医护人员予以解答。对于初次就诊的患者，在必要的情况下还要做好门诊的介绍工作。护理人员要主动向患者介绍医院门诊情况、就诊程序，以及医院的环境、设施和开展的新业务、新技术等，主动向其介绍与其健康状况相关的科室、医生概况、主要检查项目、检查步骤、科室位置等。注意说话时的语气、语调和表情，多应用安慰性语言，以使患者情绪稳定，主动接受门诊治疗。

4. 积极做好健康保健知识的宣传 护士的职责，不仅仅是单纯完成护理工作，向患者宣传健康保健知识已经成为护理工作中必不可少的一部分。门诊护理人员应抓住患者就诊的时机，通过各种宣教手段，如电视、宣教手册、健康宣教墙报、集体讲授或个体咨询等方法向患者宣传防病治病的基本知识，提高人们的健康保健意识。

(二)门诊导诊礼仪

1. 热情接待，主动介绍 大多数患者都对医院有一种陌生感。患者都有一种共同的心理需求，那就是希望能够得到重视、同情和理解，希望医护人员能主动与他们交流；希望了解医院的环境、医疗技术等相关问题；希望能马上见到接诊医生。尤其是患者在候诊室等候期间，容易情绪焦躁。此时，护士应理解患者的心情，在接待每一位患者时应该主动热情地与患者打招呼，询问是否需要帮助，合理安排和维持就诊秩序。如果时间允许，可以根据患者关心的问题向患者介绍医院专科特色、专家诊疗及出诊时间，以及宣传相关疾病预防的常识和基础知识等，营造一个温馨、友善、互助、有序的就诊环境，使患者感受到医护人员的关心和重视，从而增加患者对医护人员的信任感，消除陌生感。

2. 就医指引，提供方便 患者从挂号开始，到就诊、做各种检查、取药、治疗等，都需要经过几个不同的环节及场所，需要医护人员耐心详细地给患者做好就医指引，以方便患者，减少患者不必要的麻烦。遇到行走不便的高龄患者或病情较重的患者时，导诊护士应酌情简化就医程序，予以关照。如：主动协助患者挂号并护送患者到诊室等候，必要时用轮椅或平车护送，或主动向其他待诊患者做好解释，征得理解及同意后，协助患者提前就诊或进行相关检查等。

3. 沟通协调，化解纠纷 对前来投诉的人应稳定其情绪，耐心倾听其诉说，对由医护人员行为不当引起的投诉应向投诉者致歉，并做好解释工作，必要时请相关部门协助解决。如投诉者投诉时情绪激动，护士可亲切地安抚投诉者，给投诉者让座、倒水，并予以安慰性语言，如："您好！请问有什么可以帮助您的吗?""您请坐，先喝点水，别着急，慢慢说。"护士应耐心倾听投诉者的诉说，认真记录。在投诉者陈述事件后，可说："请您放心，您的建议我会及时转告相关部门，不断改进我们的工作。"最后对投诉者说："谢谢，请慢走。"事后及时向相关部门或上级汇报情况。

4. 准确介绍，配合救治 随着医学事业的飞速发展，人们对诊疗的要求也要提高。这就要求导诊护士要具备一定的综合素质。必要时护士不仅要向患者介绍医院的环境、设施、科室、分布等情况，还要介绍各科室的新技术、新业务，以及各科疾病的基本特征、好发部位、临床表

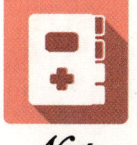

现等医疗知识；介绍各科的常规检查价格；常用药的价格、药理作用及用药后的不良反应；各项检查之前的准备及注意事项。在与患者的接触中要敏锐地了解患者的病情，以最快的速度了解患者的需求，严密观察患者的病情变化，准确地引导患者到相关科室就诊，最大限度地缩短患者等候就诊的时间。要及时、准确地发现急危重症患者并尽快与相关科室联系，施行相应的抢救措施，为急救赢得时间，配合医生进行抢救；护送危重患者到各科室就诊，挽救患者生命，避免医疗事故的发生。

5. 健康宣教，耐心解释 患者在候诊室候诊时，护士可利用候诊时间，采用口头、电视录像、图片、墙报或赠送宣传小册子等形式开展健康教育；对患者提出的各种问题给予耐心解释和说明；主动与候诊患者进行沟通，询问其是否需要帮助；对候诊时间较长、情绪烦躁的患者应给予理解，并语言安慰："请您再耐心等一会儿，今天患者确实很多，我们会尽快安排的。"切不可置之不理，冷漠对待。

优质护理服务与
具体礼仪要求

二、门诊治疗护理工作中的礼仪

到医院就医的患者中，有相当一部分是在门诊接受治疗的，在为患者进行治疗护理的过程中，除了规范、娴熟的操作外，还应注意工作中的文明礼貌。

1. 治疗前科学解释 进行治疗护理操作前应礼貌地对患者做一些关于治疗措施的科学解释，让患者了解治疗措施的意义，充分体现对患者知情权的尊重。例如，要给一位发热患者进行肌内注射退热药时，应这样向患者说明："您好，您正处于发热中，长时间高热会消耗体内大量水分，同时会损害人的大脑，这对您的健康很不利，所以现在我要按医嘱给您注射退热药，这是安痛定，退热效果比较好，请您把裤带松开，将裤子解下，让我来为您做肌内注射好吗？"注意在整个治疗操作过程中要求患者配合时一定要"请"字当先，不能以命令式的口气对患者说话。

2. 治疗中礼貌冷静 进行治疗护理操作时既要严格执行操作规程，又要做到动作轻柔、神情专注、态度和蔼。当患者配合治疗结束后，还应当向患者致谢，并给予适当的安慰。如："谢谢您的配合。您现在需要好好休息，用药后一会儿就会感觉好些的，请不必担心。如果有什么不适可随时叫我。"整个治疗过程中都应注意保持举止有度、言谈有礼，即使面对某些患者的挑剔、为难时也要保持冷静和耐心，始终以礼相待。

3. 治疗后嘱咐 患者在门诊治疗结束离开前，除了进行必需的医嘱交代外，还需礼貌地关心、嘱咐患者注意保重身体，给患者留下急需帮助时的联系方式，把患者送到诊室门外，送上几句祝福、送别的礼貌语，如"您请走好，注意按时服药，保重身体，有任何不适请随时与我们联系或前来就诊，药袋上有我们的联系电话。祝您早日康复！"让来时痛苦、焦虑的患者，去时舒畅、满意。

第三节　急诊护理工作礼仪

急诊护理人员服务的对象是随时可能发生生命危险的特殊个体，当危重患者进入急诊室时，患者和家属的心情一般都较为焦虑、紧张、忐忑不安，会把生命的希望都倾注在医务人员的身上，无形中也给急诊护理人员压力，这对护理人员的各项素质提出了更高的要求。一名优秀的急诊护理人员，除了应具备高尚的思想品德、良好的心理素质、精湛娴熟的护理技术外，良好的身体素质和礼仪修养也是必不可少的。

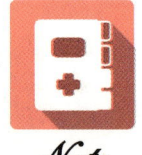

一、急诊护士素质要求

作为急诊这个特殊岗位的护理人员,首先要忠诚于护理工作,忠诚于患者的利益,有全心全意为患者服务的工作态度,把护理工作当作服务于人类身心健康的事业,以实际行动忠于自己的职业。急诊室护士应具备精湛、娴熟的护理技术,以及健康的体魄、饱满的精神、高雅的仪态和积极向上的敬业态度,这对患者身心健康有着不可忽视的作用。此外,急诊患者起病急、病情复杂多变,生命垂危,所以对急诊护士的职业素养提出了较高的要求。

(一)扎实的理论知识与娴熟的操作技术

护理是一项实践性很强的技术,急诊护士必须掌握牢固的专业基础理论知识,具备独立解决护理疑难问题的能力,操作技术应熟练、准确,方能及时、正确地执行医嘱。除此之外,随着医学的发展,急诊护士还必须具备多种专科疾病的医疗护理知识及熟悉各种抢救药品的应用,掌握抢救仪器及监护仪器设备的性能与使用方法。抢救危重患者是急诊工作中一项重要的任务,也可以说是一种争分夺秒的"战斗"。

急诊护士技术水平的高低不仅反映医院的整体医疗水平,而且直接关系到患者的生命,对疾病的转归起着至关重要的作用。急诊患者病情重而复杂,护士必须掌握丰富的理论知识与娴熟的操作技术。遇到急危重症患者,护士必须当机立断,根据病情采取紧急措施,如给予氧气吸入、吸痰、止血、测血压、胸外按压、应用呼吸球囊、建立静脉通道等,并要做到动作轻巧敏捷、干净利落,在医生到来之前赢得宝贵时间。

(二)良好的身体素质与心理素质

急诊护理工作烦琐多样,节奏紧张,护理质量要求较高,护士除了完成全天正常的急诊治疗外,还需要有充沛的精力随时应付危急患者的抢救工作。因此,急诊科的护士必须拥有健康的体魄,才能有充沛的精力和充足的体力完成各项急诊救护工作。护理工作既是体力劳动,又是脑力劳动,生活不规律,再加上长期接触患者,感染的机会较多,因此护士要善于自我保健。护士应调节自己的情绪,保持乐观开朗的心情,避免情绪上的大起大落,保持心理平衡,加强体育锻炼,保持旺盛的精力和健康的体魄。

此外护士应具备良好的心理素质,形成乐观、开朗、稳定的处事情绪。假如出现急救患者时,护士心理准备不足,稍有惊慌失措,就不可能自如地施展自己的操作技术,直接影响到急救效果。首先,护士应当开朗稳重、自信自爱,要有坚强的意志和高度的理智,处事不惊不乱。遇到急诊患者的各类突发状况,要沉着冷静、作风严谨,始终保持清醒的头脑,从复杂多变的状态中迅速做出准确的判断,用最短的时间选择最佳的抢救护理方案。其次,要注重语言的修养,语言是衡量护士素质与护理质量的标准之一,语言是沟通思想交流感情的工具。语言的美与丑体现了一个人的文化修养和道德修养。护士和患者接触次数最多,时间最长,患者对护士的语言最敏感。急诊护士使用亲切的语言,能给急危重症患者及其家属以温暖和力量,安抚他们的紧张焦虑的情绪,使患者达到一种有利于治疗的良好状态。反之,冷冰冰的语言使患者感到压抑,产生对立情绪,影响护患关系的和谐,不利于各项急救诊疗的开展。

(三)高度的法律意识

随着社会的发展,国家法律、法规的健全,患者的法律意识也日益增强,对医疗服务质量、护理安全要求不断提高,护理工作稍有疏忽,就会造成患者的不满并进行投诉,甚至引起医疗纠纷。因此,急诊护士工作应牢固树立"安全第一、质量第一"的法律观念和法规意识,严格遵循各项操作规范和法律法规。

(四)良好的团队协作精神

在急救过程中,医生和护士要密切配合,本着"以人为本"的精神,才能成功挽救患者的生

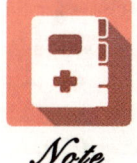

命。急诊科是风险最高的科室,患者及其家属大多情绪激动,易使医护人员的安全受到威胁。在危急时刻,急诊护士要与医生、急救司机、护工等团队成员齐心协力,及时沟通,分工合作。护士作为医护团队中的一员,要有良好的协作精神,积极做好家属工作,分析利弊,说明病情的危险性和重要性,使家属和患者的情绪得到控制,患者得到及时救治,尽快脱离危险。

此外,只有当急诊护士具有良好的团队精神,才能满足护士自身爱及归属的需要,强化护士的团队责任感、进取精神、协作精神,促进护士的个人发展,提高护理团队整体综合素质,提升护理服务质量。

(五)沉着冷静、敏捷果断的工作作风

作为急诊科护士,应做到急患者之所急,争分夺秒,全力以赴,根据不同病情,沉着、冷静、敏捷、果断地处理患者,有条不紊地应对各种突变的情境,培养急而不躁、忙而不乱的工作作风。

二、急诊护理工作的礼仪

急诊护士面对的是紧急危重的患者,因此,社会对他们的服务水平提出了更高的要求。急诊护士只有树立更科学的服务理念,并将这种理念体现在具体的护理服务工作中,才能满足社会高标准的要求,在激烈的服务竞争中,赢得社会的尊敬和承认。

(一)安慰解释,稳定情绪

急诊患者由于病情急、来势猛,缺乏心理准备,急诊护士应针对急危重症患者紧张、惊慌和恐惧等情况全力配合医生按急救程序进行救治,同时要善于抓住时机,向患者及家属进行必要的解释和安慰,陈述利害,稳定患者及家属的情绪,以精湛的急救技术和良好的沟通技巧来赢得患者和家属的信任。

急诊护士应当掌握急诊患者与普通患者不同的病情特点和心理特征,以便在抢救治疗中恰当地掌握患者的心理,更有效地进行救治工作。急诊患者常见的心理状态有焦虑、恐惧、依赖等。焦虑心理:恐慌不安、焦虑等是急诊患者常见的心理状态,这种情况常见于高热患者、休克患者。惧怕心理:由于起病突然,如各种外伤、大出血、剧烈疼痛等,患者往往缺乏心理准备,对突如其来的病情感到非常恐惧,惧怕死亡,惧怕由于疾病而失去原有的正常生活,害怕诊断不准确而耽误病情等。依赖心理:突然的伤病造成患者的行为退化、情感幼稚,有"返童"现象,如患者因疼痛、发热而呻吟、辗转,甚至大声哭喊。听天由命心理:有些患者患急病后,觉得事已至此,只能听天由命,听任医务人员的摆布,对病情和治疗结果持无可奈何的态度。面对患者的各种心理状态,护士应有针对性地采取措施,适时、恰当地给予安慰和治疗。

针对急诊患者的不同心理状态和实际情况,急诊护士接诊时应采取适当的救治措施和恰当的礼仪接待方式。对急诊患者,要富有同情关爱之心,对于在观察病房的患者,应把手柄放在患者随时能够拿到的地方。护士可以多给予安慰和鼓励,如:"您好,您哪儿不舒服?""别着急,请你简单说一下发病的经过。""这位女士,已开始为您输液,症状会逐步改善的,我会随时来看您,有什么不舒服请您随时和我联系,呼叫器在这里。"

在抢救室,可以对患者说:"我就在您身边,我会随时帮助您,您放心。""不要担心,您现在到了医院,我们都会尽力来帮助您的。"同时还要注意保护好患者的隐私。对一些清醒患者要适当地进行解释、安慰,如"现在需要导尿,我帮你把裤子解下来,我会为你遮挡好,别紧张。"同时要注意用屏风或围帘进行遮挡。

急诊护士的用语应简单明确,急不失礼。"我就在您的身边,您放心。""不要紧张,到了医院,我们会尽力来帮助您的,您放心。"在抢救过程中,对一些病情稳定的患者,急诊护士可以说:"别紧张,您的生命体征已经平稳了,好好配合会好的。"

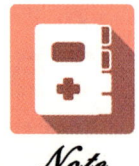

(二)抓紧时机,果断处理

为了有效地抢救生命,急诊工作对时间的要求非常严格,特别是在急救中,多争取一分钟的时间,就有可能从死神的手中争夺回一条生命来。所以要当好急诊护士,平时一定要培养雷厉风行的干练作风,动作敏捷规范,判断情况准确,处理问题果断利落,言谈要点到位,同时语气要非常婉转。在争分夺秒的紧急抢救中,平时练就的雷厉风行、果断敏捷的工作作风就能够发挥非常重要的作用。

急诊工作突出一个"急"字,时间就是生命,这就要求医护人员果断采取最佳的急救措施,始终保持急而不躁、忙而不乱。护士应迅速对患者进行救治处理,救治工作的决策要果断,方法要正确,措施要得力,充分体现护理人员处理问题的及时性、针对性和有效性,以稳定患者和家属的情绪,增强患者及家属对护理人员的信任,争取得到更好的配合,有利于救护工作的进一步开展。

(三)急不失礼,忙不失仪

急诊护士必须有较强的应变能力,对急诊患者的接诊和处理应做到急不失礼,忙不失仪。不能因为忙乱而产生焦躁和不耐烦的情绪,或是衣着不整、仪表不规范。

急诊患者的心理较为复杂,对医护人员的言谈举止非常敏感,急诊护士说话时要把握分寸,语气要柔和礼貌,态度应和蔼热情,举止有度。为了有效地抢救生命,要有严格的时间观念,动作敏捷规范,判断准确,处理问题时果断利落。

急诊护士要急而不乱,周全有序,对急诊患者的委托必须及时地给予回应,负责任地给患者一个最满意的答复,以取得患者对护士的信任。当遇到几位患者同时都有需求的时候,要根据轻重缓急,先解决最急需解决的问题,委婉有效地进行协调,避免患者之间的纠纷。

另外,急诊护士要有预见性,有工作计划。应及时告知患者和家属在急诊留院观察或输液、吸氧等治疗的注意事项,熟练轻巧地为患者完成抽血、输液、注射、导尿、洗胃、灌肠等各项护理操作,教会患者使用呼叫器,以便患者在发生异常情况时使用。

急诊留观病房具有患者流动量大、观察时间较短、病情变化快的特点,护士应该勤巡视、多观察,增加与患者的交流和沟通,善于通过患者的语言、动作来捕捉病情变化的信息,动态地掌握病情的变化,亲切地给患者和家属予以安慰。在病情好转的时候,护士应该给予热情的祝福和健康指导;在病情改善不明显的时候,应该给予安慰,鼓励患者,使其能够积极地配合治疗。如:拔针之后可以对患者说:"您再多按压一会儿";护送出院时可以对患者说:"您回家后要注意休息""您慢慢走"等。

(四)急救操作中的护理礼仪

危重患者就诊之后,应该迅速打开绿色通道,在第一时间内进行各项急救措施,做到稳中求快,忙而不乱,以抢救生命、争取时间为第一任务。

1. 急而不躁,忙而不乱 急诊患者发病急,病情复杂,这就要求医护人员果断采取最佳的急救措施,所以急诊护士必须有较强的应变能力,做到沉着应战,临危不乱,始终保持急而不躁、忙而不乱、从容礼貌的工作态度,以稳定患者和家属的情绪,争取取得更好的配合,有利于进一步的救护。

2. 团结协作,文明礼貌 急诊救护是一项涉及医疗、护理、化验、收费、放射、药房、注射及行政等多个方面的工作,这些工作往往是一环扣一环的,在涉及多个科室的病情救治时,各科医护人员要紧密配合,团结协作,注重同事间的文明礼貌,互相理解,互相尊重,共同协作完成急救工作,不要因言语不慎、行为过激而伤害同事感情,影响患者的抢救工作。

3. 常见护理急救技术中的礼仪 在进行急救技术操作时,要以诚恳的态度、温和的语气与患者和家属交流,操作时要注意体现个性化和人性化。

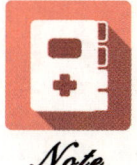

Note

（1）止血与包扎：患者来到急诊室后，由于失血较多，会产生恐惧心理，急诊护士应快速包扎，也可以用布遮住患者的眼睛，避免不良刺激。在包扎过程中，护士与其他工作人员可与患者适度交谈，分散患者注意力，并给予安慰，让患者从医护人员那里获得安全感，消除对医院的恐惧心理。

（2）心肺复苏：在整个复苏过程中，护士应配合医生，沉着敏捷，果断老练，以精湛的技术提高抢救效率。抢救成功后适时对患者进行人文关怀，告知患者："您刚才有些不适，现在已经纠正过来了，请您不要担心，我们会一直陪伴在您的身边。"

（3）气管切开护理：严格执行无菌操作，气管切口覆盖无菌敷料。因气管切开患者存在交流障碍，急诊护士要做好沟通及护理工作，可以告知患者："如果您有疼痛或者其他不适，请您举手或眨眼，我会及时处理，我也会一直陪伴在您的身边。"

（4）患者离世后的护理：急诊死亡患者大多因突发情况未抢救成功离世，家属一时难以接受并毫无准备，护理人员要体谅家属的心情并照顾好其他救治患者。可以将床帘拉好，盖上被服，避免对其他患者造成不良刺激。对于尸体转离存在困难者，护士要主动关心，站在患者家属的角度考虑问题，在不违反原则的情况下帮助家属解决问题。家属一时没有干净的被服，护士可以主动借助，采用押金或押物办法。

急救医学

第四节　病房护理工作礼仪

病房是患者接受诊治、护理的主要场所，护士作为病房内主要的医务工作者，和患者的接触频繁而密切，良好的礼仪修养能有效地提高护理质量，营造良好的治疗环境，构建和谐的护患关系。

一、病房护士礼仪基本要求

病房护士在工作中应做到热情接待、彬彬有礼、落落大方、体贴关怀、沟通良好，严格遵守规章制度，建立良好的护患关系，为患者创造安静整洁的环境，营造温馨和谐的氛围。

（一）当患者需要进一步住院治疗时的护理礼仪

护士热情礼貌地接待、宽慰患者，有利于缓解患者焦虑不安的情绪，使即将开始的医疗护理工作有一个良好的开端。

1. 办理入院手续　患者或家属持住院通知单到住院处办理入院手续时，护士应亲切、热情地接待，耐心、细致地指导。如指导患者及家属如何填写相关表格、缴纳住院押金、登记医保类型等，并对患者患病的不幸表示同情和关心。要杜绝冷淡、漠不关心、不耐烦，禁止冷眼相对、斥责患者及家属的态度和行为。

2. 护送患者进入病区　办理好入院手续后，门诊护士要电话通知病房护士，并护送患者进入病区。护送过程中护士应主动热情地为患者介绍病房情况，耐心、细致地解答患者或家属的提问，使患者能尽快地适应角色的转变。在护送过程中，对于能步行的患者可扶助步行；对于不能行走或病情危重的患者可用轮椅或平车护送，并根据病情安置合适卧位。护送过程中要注意保暖，不能中断输液或给氧，密切观察患者的病情变化，保证患者安全。送入病区后，护送人员还要礼貌、有耐心，详细地与病房值班护士针对患者的病情、物品进行交接，做到有始有终，服务环环相接。

（二）患者进入病区后的护理礼仪

1. 接待新入院患者的礼仪　得知患者将进入病区，护士应在病区门口迎候，这样易使患者

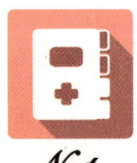

Note

及家属倍感亲切和温暖。护士要和蔼地与患者打招呼："您好,我们接到住院处通知了,让我来帮您拿东西。"当患者来到护士站时,办公室护士要起身迎接,面带微笑,一边安排患者坐下,一边给予亲切的问候并做自我介绍:"您好,我是办公室护士,请您先把病历交给我。"同时双手接过病历以示尊重。如果同时还有其他护士在场,也应抬起头来,面向患者和家属,亲切微笑,点头示意,以示欢迎。在引导患者进入病房的过程中,要主动帮助患者分担重物,对于急症患者或行动不便的患者(如年老体弱者、孕妇、小儿),应尽快接待使患者处于最佳舒适体位。

2.对新入院患者做介绍的礼仪 对新入院患者进行入院介绍时,责任护士首先向患者简单介绍自己及医生的情况;在带领患者进病房时介绍病区环境,如护士办公室、医生办公室、卫生间、治疗室、处置室等;患者病床安顿好后,视病情向患者介绍病友、病房设备,以及呼叫器的位置、功能和使用方法;介绍住院的有关制度(如作息时间及住院规则等)。护士在介绍时应注意语气和措辞,避免使用命令式的语言,使患者在愉悦的氛围中接受护士的介绍,指导患者逐渐适应患者角色。

(三)患者住院期间的护理礼仪

1.自然大方 护士在站、坐、蹲、行等各种姿态及各种操作中应姿势规范,动作优美、舒展。比如:行走时庄重自然、轻盈矫健;端治疗盘、推治疗车平稳;开关病房门动作轻;各项操作轻快准确等。这能给患者以安全、优雅、轻松、细腻、灵巧、清新的感受。护士镇静、自然的神态能使患者对护士的水平和能力产生信任感,如果护士在患者面前表现得惊慌失措或举止浮躁,会加重患者的害怕、恐惧心理及不信任感,从而对医务人员的治疗水平和工作质量产生置疑。

2.亲切温柔 新入院患者进入病房,都有一个适应新环境的过程,护士微笑的面容、亲切的语调、关怀的问候最能使患者感到温暖,是患者摆脱孤独感的最重要因素。同时护士要善于控制和调节自己的情绪,不能将不良情绪带到工作中,更不能在患者面前表露出来。

3.敏捷准确 护士快速及时、安全贴心的服务不仅能迅速解决患者的问题,还会获得患者的信赖和尊重。护士在临床护理中,必须做到思维敏捷、动作准确无误。特别是在患者病情紧急、突变的情况下,凭借科学的态度和丰富的知识与经验,给予及时、准确的判断和处理,能为患者进一步的治疗赢得时间。

4.技术娴熟 患者都有一种强烈的安全需要,他们希望医护人员的医疗护理水平、医疗护理措施能保障其健康安全;渴望能通过医护人员的诊断、治疗和护理减轻或消除病痛,恢复身心健康。护士娴熟的技术是消除患者顾虑、赢得患者满意、树立患者信心和满足患者安全感的重要因素,同时也是护士完成护理任务的关键。因此,一名合格的护士,要熟练掌握操作技能,并不断钻研业务,学习掌握广博的科学知识,掌握现代护理新理念、新技术。

5.满足患者的合理需要 对于患者的合理需要,要尽量予以满足,对于患者不合理或无法满足的要求应委婉拒绝并予以解释和说明。例如,给患者提供营养丰富、适于治疗的饮食,保证患者充足的睡眠,提供良好的有利于治疗和休养的环境,对缺氧患者给予吸氧等。

(四)患者出院护理礼仪

1.祝贺出院并征询意见 患者出院前,首先对患者的康复(或好转)表示由衷的祝贺并感谢患者在住院期间对医护工作的理解、支持和配合;对自己工作的不足之处、对患者关照不到的地方表示歉意;谦虚地征询患者对医院或医护人员工作的意见和建议;表达对患者一如既往的关怀之情,并表示随时都会为患者提供力所能及的帮助等。

2.做好出院指导 患者出院时,责任护士要做好出院指导。指导和主动帮助患者办理出院手续;介绍患者出院时的病情;指导患者出院后如何服药、如何随访、如何进行康复锻炼、如何控制自己的饮食起居、如何调节和保持愉快的情绪;介绍出院后的注意事项和复查的时间;耐心回答患者咨询的问题等。有些指导不仅需要护士的口头嘱咐,还需要在具体操作上给予

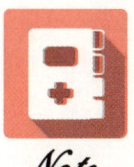

患者示范指导,做到井井有条、细致周到。

3. 礼貌送别患者出院　患者的出院手续全部办清,必要的医嘱、健康指导详细交代妥当后,准备出院时,责任护士可协助患者整理个人用物,将患者送到病区门口,道别语通常为"回去后多注意休息""请慢走,多保重"等。并向患者行握手礼、挥手礼或鞠躬礼告别。

二、各病房护理工作礼仪

(一)内科护理工作礼仪

1. 内科护理工作特点　内科疾病病种多、病因较复杂,有些疾病至今尚不能完全治愈,病程长,疗效不显著,有迁延性和反复性。此外内科护士的服务对象具有住院时间较长、心理问题较多、中老年患者较多、反复住院患者较多、用药复杂等特点,使得内科护理工作比较繁重。

2. 内科病房护理工作礼仪

(1)理解患者,真诚相待:护士在工作中要真诚地对待每一位患者,经常换位思考,"假如我是患者,我需要什么样的服务?"耐心、细致、主动、热情地护理患者,解决他们的问题,建立起感情融洽、相互配合的护患关系。

(2)稳定情绪,增强信心:在护理工作中,要根据患者的情绪状态,有针对性地做好解释安慰和心理疏导工作;创造舒适的环境和先进的治疗护理条件;也可组织一些活动,如看电视、听音乐等,从而转移患者的注意力;也可通过介绍治疗成功的案例,来增强患者战胜疾病的信心。

(3)尊重患者,不厌其烦:在护理工作中,要对老年人给予特别的尊重,如对他们使用尊称;与患者谈话要有耐心,注意倾听,回答、询问时语速要慢、声音要大些;在不违反原则的情况下,尽量照顾他们的习惯,使他们有一个良好的心态接受治疗和护理。

(4)细心观察,及时护理:内科疾病病因复杂,病情变化也非常微妙,随时都可能发生突变,甚至危及生命。护士要及时发现问题,进行有针对性的处理,挽救患者生命,保证患者安全,满足患者需要。

(5)做好教育,鼓励参与:护士除提供有关治疗和护理外,要积极做好健康教育工作。向患者介绍疾病发生的原因、目前治疗的方法,有关用药、饮食、锻炼注意的问题,教会患者自我监测病情的方法,鼓励患者参与治疗护理的讨论和方案的制订等。这样能充分调动患者的积极性,增强患者战胜疾病的信心,融洽护患关系,提高护理质量。

(二)外科护理工作礼仪

1. 外科护理工作特点　外科的专业性强,手术是治疗外科疾病的主要方法,是具有创伤性的治疗措施,无论手术大小,都会给患者的身心带来不同程度的影响。护理中要求观察病情及时、准确、仔细,判断迅速,连续性及预见性强。

2. 外科病房护理工作礼仪

(1)术前教育,科学合理:手术前患者常存在恐惧和焦虑的心理问题,担心手术的安全性、并发症及术后康复的问题,护士应该根据患者的情况,进行科学合理的术前教育,增加患者的信心和安全感。

(2)术后效果,及时告知:手术后的患者一旦从麻醉中苏醒过来,便渴望知道自己所患疾病的真实情况和术后的效果。因此,当患者醒来后,护士应以亲切的语言给予必要的告知。即使手术效果不理想,患者病情较重,护理人员也要给予患者支持和鼓励,称赞他很坚强、术中配合很好,劝慰家属克制情绪,多做患者的思想工作,使患者配合治疗和护理,以获得最佳的治疗效果。

(3)了解需要,给予满足:术后患者由于手术创伤、疼痛和治疗的限制,导致患者自理能力下降或缺失,许多需要不能自行满足。这就需要护士加强病房巡视,注意观察患者的情绪变

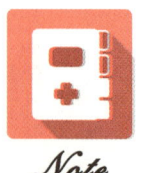

化,多与患者沟通、交流,及时发现患者的需求和存在的问题,积极主动地为患者解决。

(4)鼓励患者,积极面对:有的外科手术可达到比较理想的效果,使患者很快恢复健康。但也有部分患者术后效果不好或预后不良,甚至带来部分生理功能缺陷,如胃大部分切除、直肠癌术后使用人造肛门,以及躯体部分的残缺(如截肢、全身大面积重度烧伤、乳腺癌手术切除乳房)等,生理功能缺陷或躯体部分的残缺给患者带来巨大的打击,使其产生自我形象紊乱。所以对已经或可能致残的患者,护士要给予同情、关爱和帮助,鼓励他们勇敢面对现实,接受现实,树立战胜疾病的信心,顺利度过人生的困难时期。

(5)科学解释,正确指导:手术后的患者常出现一些不适症状(如疼痛、腹胀、排尿困难等),要礼貌、科学地给患者及家属讲清道理,争取得到患者及家属的理解和配合,让患者认识到术后的恢复是需要一段时间的,以增强患者的信心,如鼓励并教会肺部手术后的患者有效地咳嗽、咳痰,保持呼吸道通畅等。

(三)妇产科护理工作礼仪

1.妇产科护理工作特点 妇产科主要包括妇科和产科。妇科住院患者多为需要手术治疗(如子宫切除术、卵巢囊肿切除术等)的患者,具有外科工作的特点。产科主要涉及正常或异常妊娠及分娩,患者以年轻人为主。妇产科都是女性患者,女性患者具有对周围事物感知敏锐、反应强烈及情绪不稳定、易波动等特点。

2.妇产科病房护理工作礼仪

(1)营造氛围,环境舒适:美好舒适的环境有助于稳定患者情绪,使患者保持良好的精神状态,对缓解患者紧张和焦虑的情绪起到直接或间接的作用。如设立母婴同室的家庭式病室。

(2)细心观察,因势利导:患者的心理比较复杂,会因病情不同而有区别,在工作中护士要深入到患者中,细心观察患者的心理反应,给予相应疏导。

(3)尊重患者,防止伤害:护理人员要理解患者的心理,尊重患者意愿,平等对待每位患者,以极大的同情心和责任感关心他们,切不可私下谈论患者的病情,更不能歧视患者。

(4)宣传科学,破除旧俗:通过健康教育,使患者和家属相信科学,正确对待有关产后的各种传统习俗。宣传产后营养的重要性,指导产妇进行适当的活动和锻炼,以利于产后子宫的恢复,大力宣传母乳喂养的优点等。

(四)儿科护理工作礼仪

1.儿科护理工作特点 儿科接收的患者主要是0~14岁这一年龄段的孩子。此年龄段患者的特点是年龄小,生活自理能力差,活泼、好动,情感表露直率,比较单纯,注意力易转移,缺乏自控能力。患儿住院后,离开熟悉的环境,又要面对治疗和护理,会出现一系列的心理反应。

2.儿科病房护理工作礼仪

(1)母亲般关怀:患儿离开父母来到医院这个陌生的环境,焦虑、恐惧、不安全感笼罩着孩子幼小的心灵,作为儿科护士要有慈母之心,关怀、爱护、体贴每一个患儿,把他们当成自己的孩子看待,如采用轻拍、抚摸和搂抱等方式,使患儿产生如在母亲怀中的安全感。

(2)创造温馨环境:创造适合患儿的温馨环境,满足其心理需要。如将白色墙面换成浅彩色(浅黄、浅绿、浅蓝、粉色),或在白色墙壁上绘彩色图案、卡通画;在病房或诊疗室摆一些儿童喜爱的装饰物和玩具、图片、儿童读物;这样的环境给患儿一种亲切感,可以减少或消除患儿对医院的恐惧,安心住院治疗。

(3)理解患儿,尊重人格:患病儿童也有丰富的情感,也需要成人的理解和尊重,因此护理人员要以礼相待,尊重他们的人格。切不可在患儿面前表现出权威、指挥的态度。

(4)细心观察,注重沟通:护士在工作中要多接触患儿,一方面通过患儿的语言来了解患儿的反应,另一方面还要细心观察患儿的非语言行为,仔细体会和理解所表达的信息。

患者的需要

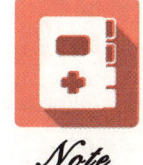

Note

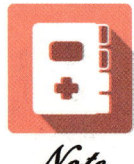

直通护考

A1 型题(单句型最佳选择题)

1.在门诊护士接诊礼仪的基本要求中下列哪项错误的?( )

A.主动导医,主动帮助　　　　B.不化浓妆,不戴首饰　　　　C.面带微笑,目光热情

D.语调柔和、悦耳　　　　E.短发后不过肩,长发需盘髻

2.在急诊救护礼仪中下列哪项是错误的?( )

A.始终保持急而不慌、忙而不乱　　　　B.一般情况下,抢救时允许家属在场

C.救治过程服从救护工作的安排　　　　D.及时向家属解释或通报病情

E.检查、治疗和护理操作相对集中进行

3.在患者住院期间的护理礼仪中下列哪项是错误的?( )

A.满足患者的所有需要　　　　B.熟练掌握操作技能

C.行走时庄重自然、轻盈快捷　　　　D.思维敏捷,动作准确无误

E.微笑的面容、亲切的语调

4.在门诊治疗时对护士的要求中下列哪项是错误的?( )

A.动作轻柔　　　　B.动作自然随意　　　　C.态度和蔼

D.护理操作前进行科学解释　　　　E.治疗后嘱咐患者注意保重身体

5.急诊科护士急诊危重患者,应首先( )。

A.热情迎接,诚恳地进行自我介绍　　　　B.询问患者有关情况

C.立即采取抢救措施　　　　D.办理挂号手续

E.介绍管床医生

6.护士在抢救患者时,应采取的行姿为( )。

A.行走　　　B.快步行走　　　C.跑步　　　D.小跑步　　　E.奔跑

7.急诊护士在面对家属过激的语言时,不应当采取的做法是( )。

A.冷静对待　　　　B.站在对方角度为其考虑

C.完全不予理睬　　　　D.随时向他们交代病情的变化

E.避免自身的情绪激动

8.急诊护士最应当具备以下哪项观念?( )

A.时间观念　　　　B.道德观念　　　　C.爱心观念

D.服务观念　　　　E.慎独观念

9.对于患者的生理缺陷和隐私,护士应尤其注意语言的哪一项原则?( )

A.语言的得体、文明原则　　　　B.语言的规范原则

C.语言的保密性原则　　　　D.语言的双向互感原则

E.语言的准确原则

A2 型题(病例摘要型最佳选择题)

10.一位中年女性来院就诊,护士小王认真地为其测量血压。记录血压时,疲惫的小王不经意间叹了口气,患者焦虑地问道:"护士,我的血压是不是不正常?"在门诊工作时护士下列哪项做法不正确?( )

A.面带微笑,目光热情、自然、真诚　　　　B.适当放松自己

C.语气亲切、和蔼,语调柔和、悦耳　　　　D.热情主动地为患者服务

E.站姿、坐姿、行姿、蹲姿及操作的动作规范、优美

11.患者刘某,女,18岁,因车祸致左腿股骨粉碎性骨折,入医院进行急诊手术,患者家属

情绪异常激动,在护送患者去往手术室的通道上,强烈要求医务人员一定要将患者的腿"接"上,否则将没有好下场。护士小李下列做法哪项不正确?(　　)

A.面带微笑
B.协助做好各科之间的协调工作
C.安抚患者,缓解其紧张情绪
D.及时向家属通报患者的病情
E.对家属的过激言行要冷静对待,充分理解

12.患者,女,76岁,有多年的吸烟史,因慢性阻塞性肺疾病住院治疗半月余,现好转出院。责任护士小刘的下列做法哪项不正确?(　　)

A.祝贺患者好转出院
B.感谢患者在住院期间对医护工作的理解、支持和配合
C.征询患者对医院或医护人员的意见及建议
D.做好出院指导,对患者的吸烟行为严加批评
E.礼貌送别患者出院

13.在急诊患者进入病区以后,下面的护理工作礼仪哪些是不正确的?(　　)

A.热情地问候患者并进行自我介绍
B.单手接过病历以示尊重
C.尽可能多且详尽地做入院指导
D.多使用礼貌用语
E.护理操作时注意隐私保护

第五章
直通护考答案

（吴淑君　李慧）

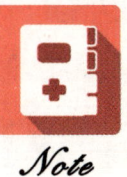

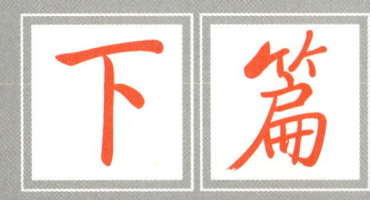

下篇

XIAPIAN

第六章　人际沟通

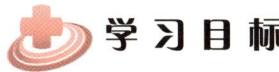

学习目标

掌握：人际沟通的概念、特点，人际关系的概念、原则，影响护患之间人际沟通的因素。

熟悉：沟通的意义、认知效应，人际沟通的基本概念、特征和影响因素。

了解：促进人际沟通的技巧；人际沟通的要素、类型。

扫码看课件

案例

李先生因为胃炎、高血压住院。护士小王早上去为他发药。

小王说："李先生，早上好！昨天晚上睡得好吗？今天感觉怎么样？您现在应该服药了，我给您倒水。这是胃动力药，因为您感觉上腹部胀痛，胃动力药可以增强胃的蠕动功能，减轻胃胀，所以要在用餐前30分钟服用。"

李先生服完药后问："您是不是落了一种药呀？医生昨天给我说要服用两种的。"

小王微笑着说："哦，您记得很清楚啊，是还有一种药，是专门治疗高血压的降压药，不过是每8小时服用一次，到时间我会送来的。一定记着半小时后进餐，饭菜要清淡一些，这样容易消化，您好好休息，祝您早日康复！"

具体任务：在整个对话过程中，护士是如何与患者展开有效沟通的？你认为该护士运用了哪些沟通技巧？

美国普林斯顿大学对1万份人事档案进行分析，结果发现"智慧""专业技术"和"经验"只占成功的25%，剩下的75%取决于良好的人际沟通。最近一项临床调查也表明，80%的医疗纠纷都是因沟通不当造成的。但是沟通能力不是与生俱来的，是在实践中不断学习获得的一种习得性行为。所以通过学习，提高医务工作者的人际沟通能力有着非常重要的现实意义。

第一节　沟通概述

一、沟通的含义

（一）沟通的定义

沟通是指信息发送者通过一定的渠道，将信息发送给既定对象，并寻求反馈以达到相互理解的过程。具体来讲是信息发送者遵循一系列共同规则通过一定的渠道，将信息发送给信息接收者，并寻求反馈以达到相互理解的过程。沟通的结果不但可使双方互相影响，而且可使双

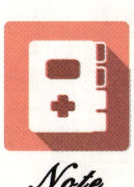

Note

方建立起一定的关系。由此可见,沟通包含着以下三个含义。

(1)沟通是双方的行为,而且要有中介体。其中双方既可以是人,也可以是机器。这里主要阐述人与人的交流形式,并把重点放在组织内部的信息沟通上。这是信息交流的重要组成部分。

(2)沟通是一个过程。沟通过程指的是信息交流的全过程。人与人之间的沟通过程可以分为六步:信息发送者把所要发送的信息按一定程序进行编码后,使信息沿一定通道传递,接收者收到信息后,首先进行译码处理,然后对信息进行解读,再将收到信息后的情况或反应发回信息发送者,即反馈。

(3)编码、译码和沟通渠道是有效沟通的关键环节。用语言、文字表达的信息,往往含有"字里行间"和"言外之意"的内容,甚至还会造成"言者无意,听者有心"的结果。如果沟通渠道选择不当,往往会造成信息堵塞或信息失真的现象,这些因素必须在沟通时加以注意。

信息沟通必须具备的三个要素,即信息的发送者、信息的接收者、所传递的信息内容。沟通过程由发送者开始,发送者首先将头脑中的思想进行编码,形成信息,然后通过传递信息的媒介——通道发送给接收者。接收者在接收信息之后,必须先将其翻译成可以理解的形式,即译码。发送者编码和接收者译码都要受到个人的知识、经验、文化背景和社会系统的影响,沟通的最后一环是反馈,是接收者把信息返回给发送者,并对信息是否被理解进行检查,以纠正可能发生的某些偏差。整个沟通过程都有可能受到噪声的影响。所谓噪声是指信息传递过程中的干扰因素,包括内部的和外部的,它可能在沟通过程的任何环节上造成信息的失真,从而影响沟通的有效性。

沟通的渠道较为广泛,它可以是人与人之间的信息交流,如讨论、交谈等;也可以是人与机器之间的信息交流,如利用电脑浏览网页;还可以是通信工具之间的信息交流,如电话、QQ、微信等。

二、沟通的意义

在人们工作、娱乐、居家、买卖时,或者希望和一些人的关系更加稳固和持久时,都要通过交流、合作达成协议来达到目的。通过沟通可以交流信息和获得感情与思想。

在沟通过程中,人们分享、披露、接收信息,根据沟通信息的内容,可分为事实、情感、价值取向、意见观点。根据沟通的目的可以分为交流、劝说、教授、谈判、命令等。综上所述,沟通的功能主要有以下两种。

(一)传递和获得信息

信息的采集、传送、整理、交换都是沟通的过程。通过沟通,交换各种有意义、有价值的信息,生活中的大小事务才得以开展。

掌握低成本的沟通技巧、了解如何有效地传递信息能提高办事效率,而积极地获得信息更会提高竞争优势。好的沟通者可以一直保持注意力,随时抓住内容重点,找出所需要的重要信息。他们能更透彻地了解信息的内容,拥有最佳的工作效率,并节省时间与精力,获得更好的沟通或交流效果。

(二)改善人际关系

社会是由人们相互沟通所维持的关系组成的网,人们相互交流是因为需要同周围的社会环境相联系。沟通与人际关系两者相互促进、相互影响。有效的沟通可以赢得和谐的人际关系,而和谐的人际关系又使沟通更加顺畅。相反,不良人际关系会使沟通难以开展,而不恰当的沟通又会使人际关系变得更糟。

沟通是人类交往的基本特征和活动之一。没有沟通,就不可能形成组织和人类社会。家

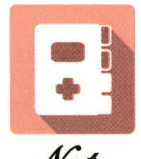

庭、企业、国家都是十分典型的人类组织形态。沟通是维系组织存在、保持和加强组织关系的纽带,是创造和维护组织文化,提高组织效率、效益,支持、促进组织不断进步发展的主要途径。

有效沟通能提高效率,让我们享受更美好的生活。善于沟通的人懂得如何维持和改善关系,更好地展示自我需要,发现他人需要,最终建立良好的人际关系,并取得事业的成功。

有效沟通的意义可以总结为以下几点。

(1)满足人们彼此交流的需要。

(2)使人们达成共识,开展更多的合作。

(3)降低工作的代理成本,提高办事效率。

(4)能获得有价值的信息,并使个人的办事方式更有条理。

(5)使人进行清晰的思考,有效把握所做的事。

第二节　人　际　关　系

一、人际关系的含义和原则

(一)含义

人际关系是人世间最古老的一种关系,人本身就是"关系"的产物。人正是通过和别人发生关系而发展自己,实现自我的价值。人际关系又是世间一切事物中最为常见的"事物",它无时不在、无处不在,伴随着人类社会由低级走向高级,由野蛮走向文明。当今社会人们时刻处在相互交织的人际关系网中,如亲属关系、朋友关系、师生关系、上下级关系等。

到底什么是人际关系,学者们仁者见仁,智者见智,从不同专业领域和不同的视角,给人际关系下了不同的定义。社会学将人际关系定义为人们在生产或生活活动过程中所建立的一种社会关系。心理学将人际关系定义为人与人在交往中建立的直接的心理上的联系。概括地说,人际关系就是在一定的社会条件下,人们在相互认知、情感互动和社会交往的行为中所形成和发展起来的人与人之间的相互关系。

在现代的临床护理工作中存在着很多的人际关系,如护士与患者、护士与患者家属、护士与医生、护士与其他医院工作人员的关系等。建立良好的人际关系,不仅能为患者营造良好的休养环境,也能让护理人员有和谐的工作氛围,在提高临床护理服务质量的同时,也提高了患者满意度。因此,建立良好的人际关系是每一个护理人员都要面对的重要课题。

(二)基本原则

1.尊重原则 尊重包括两个方面:自尊和尊重他人,这是维系良好人际交往的前提和基础。自尊就是在各种场合都要尊重自己,维护自己的尊严,不要自暴自弃。尊重他人就是要尊重别人的生活习惯、兴趣爱好、人格和价值,只有尊重别人才能得到别人的尊重。

2.真诚原则 真诚待人是人际交往得以延续和发展的保证,人与人之间以诚相待,才能相互理解、接纳、信任,才能和谐相处、团结协作,真诚是现代社会事业成功的客观要求。就人生而言,仅靠个人微薄的力量是难以成功和获得幸福的。交往中要真诚待人、实事求是,要胸怀坦荡、言行一致。只有以诚待人,才能产生感情的共鸣,才能收获真正的友谊。

3.宽容原则 在人际交往中,难免会产生一些不愉快的事情,甚至产生一些矛盾冲突。这时候就要学会宽容别人,不斤斤计较,正所谓退一步海阔天空。人不犯我,我不犯人,人先犯我,礼让三分。不要因为一些小事而陷入人际纠纷,这样不仅浪费时间,同时也会使人变得自

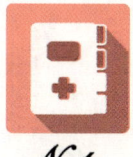

Note

私自利。

4. 互利合作原则 互利是指双方在满足对方需要的同时，又能得到对方的回报。人际交往永远是双向选择、双向互动。你来我往才能长久。在交往的过程中，双方应互相关心、互相爱护，既要考虑双方的共同利益，又要深化感情。

5. 理解原则 理解是成功的人际交往的必要前提。理解就是我们能真正了解对方的处境、心情、好恶、需要等，并能设身处地地关心对方。常言道"千金易得，知己难求"，人海茫茫，知音可贵，善解人意的人永远受人欢迎。

6. 平等原则 社会主义社会人与人之间的关系是平等的关系，在我们的社会里，人们之间只有社会分工和职责范围的差别，而没有高低贵贱之分。不论职位高低、能力大小，还是职业差别、经济状况不同，人人享有平等的政治、法律权利和人格的尊严，都应得到同等的对待，因此人与人要平等相待，一视同仁，相互尊重，不亢不卑。平等待人就是要学会将心比心，学会换位思考，只有平等待人，才能得到别人的平等对待。例如，患者入院后护士应做到有损患者尊严的话不说、有伤患者情感的玩笑不开、有损患者名誉的流言蜚语不传。

二、人际交往中的认知效应

(一)人际认知

认知是指人通过感觉、知觉、记忆、思维、想象等对客观世界的认识和了解，人际认知是指个人推测与判断人的心理状态、动机或意向的过程。人与人之间通过人际认知来达成思想、情感、态度、意见的交流，实现人与人之间的互动。人际认知包含对他人的仪态、表情、心理状态、思想性格和人际关系等方面的认知。在护理工作中，护理人员必须正确理解护士、患者的角色，掌握人际认知理论和技能，才能建立良好的护理人际关系。

(二)人际认知效应

人际交往的心理效应会影响人际交往的效果与深度，恰当地运用心理效应可以更好地开展人际交往。因此心理学把人际认知方面具有一定规律性的互相作用称为人际认知效应。了解和掌握这些规律，可以帮助我们在人际交往中更科学、更深刻地相互认知，避免认知偏差。影响人际交往的心理效应主要有以下四种。

1. 首因效应(也称第一印象) 首因效应用主要是人的知觉因素与情感因素相结合而产生的综合效应。尽管首因效应是对人的一种整体看法，但是这种整体只是一个表面现象，受观察者主观认识的影响，具有片面性。在人际交往中，第一次经历的事件往往给人留下的印象特别深刻，以后要改变这种印象是相当困难的。例如在临床护理工作中，患者往往对护士第一次操作失败记忆深刻，并形成一种稳固的印象，认为该护士技术水平很差，在后续的操作中，即使没有出现意外，患者也很难改变这种由于首因效应而产生的影响。首因效应对人或事物的整体印象起着关键作用。首因效应也在提醒人们，在人际交往时要非常重视接触最初的几分钟甚至几秒钟给对方留下的印象。

2. 晕轮效应 晕轮效应(也称光环效应)是指在人际交往中，人身上表现出的某一方面的特征，掩盖了其他的特征，从而给人际认知造成障碍。晕轮效应是一种以偏概全的主观心理臆测，其错误在于：第一，它容易抓住事物的个别特征，习惯以个别推及一般；第二，它把事物内在联系的一些个性或外貌特征联系在一起，断言有这种特征必然会有另一种特征；第三，认为好就全部肯定，认为坏就整体加以否定，是受主观偏见支配的绝对化倾向。总之，晕轮效应是人际交往中对人的心理影响很大的认知障碍。

3. 刻板效应 刻板效应是指在人际交往中，对某一类人或事物进行简单的、比较固定的概括而形成的笼统的看法。即使对从未见过面的人，也会根据间接的资料与信息而产生刻板印

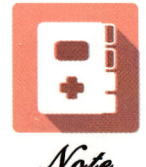

象。于是,有些人总是带着一定模式有选择地发现人的各种特征,并期待与模式相符的特征,而舍弃不符的特征。可以说,刻板印象的产生与我们在认识中的选择性有密切的关系。常见的社会的刻板印象比如我们认为商人精明、知识分子文质彬彬、领导干部严肃、女性柔弱等。人们认知的选择性使他们在对事物的认知过程中能抓住事物最明显或典型的特征。同样,在人际认知中,选择性能使我们很快地对一个人进行归类,判断出他的典型特征。但是当人们用一种固定模式去认知事物,而这种模式并不能反映事物的本质时,就很有可能形成刻板印象。刻板效应会阻碍对人的具体、全面的了解,在人际交往中造成不良影响。

4.亲和效应 亲和效应是指人们在交际应酬里,往往会因为彼此间存在着某种共同之处或近似之处,从而感到相互之间更加容易接近。这种相互接近通常会使交往对象之间产生亲切感,并且更加愿意相互接近、相互体谅。交往对象由接近而亲密、由亲密而进一步接近的相互作用,有时被称为亲和力。人们在人际交往和认知过程中,往往存在一种倾向,即对于自己较为亲近的对象,会更加乐于接近。在人际交往与认知过程里的较为亲近的对象,俗称"自己人"。所谓"自己人",大体上是指那些与自己存在着某些共同之处的人。这种共同之处,可以是血缘、姻缘、地缘、学缘、业缘关系,可以是志向、兴趣、爱好、利益,也可以是彼此共处于同一团体或同一组织。在其他条件大体相同的情况下,所谓"自己人"之间的交往效果一般会更为明显,其相互之间的影响通常也会更大。在与"自己人"的交往中,对交往对象属于"自己人"的这一认识本身,大都会让人们形成肯定式的心理定式,从而对对方表现得更为亲近和友好,并且在此特定的情境中,更加容易发现和确认对方值得自己肯定和引起自己好感的事实。所有这一切,反过来又会进一步巩固并深化自己对对方的原来已有的积极性评价。在这一心理定式作用下,"自己人"之间的相互交往与认知必然在其深度、广度、动机、效果上,都会超过与"非自己人"之间的交往与认知。可见,人们在与"自己人"的交往中,肯定式的心理定式发挥着一定的作用。所以,为了使自己的热情获得对方的正面评价,有必要在交往或服务过程中积极创造条件,努力形成双方的共同点,从而使双方都处于"自己人"的情境中。

5.免疫效应 免疫效应是指当一个人已经相信或接受某种观点时,就会与与之相反的观点产生一定的抵抗力,有一定的免疫力。

6.先礼效应 在人际交往中,要想向交往对象提出批评意见或某种要求时,必须先使用礼貌的语言或行为,以便对方容易接受,从而达到交际的目的。先礼是一种与对方建立人际认知的过程,可以体现出善意和诚意,对方有这种认知之后就比较容易接受意见或要求。

人际交往中参与交往的对象是具有主观能动性的人,对自己的言行都有控制能力。所以,以上各种人际认知效应,都具有规律性,但又有各自的独特性。

三、人际关系中的不良心理与矫正

人际关系是一种建立在心理接触基础上的社会关系,一个人的心理健康水平直接影响人际交往的功效。如果一个人在认知、情感及性格方面都存在障碍,这必然会给他的人际关系带来负面影响。

人际交往中的认知障碍是指由于认识上的分歧而产生的人际排斥,如不能客观地评价自己就会形成自卑或自负的自我认知。情感障碍是指在人的消极情感(如冷漠、嫉妒、悲观、自恋)支配下产生的人际排斥。性格障碍则是由不良性格(如自私、贪婪、虚伪、阴险等)引起人际排斥。由于这些心理障碍导致了人际交往中不良心理的产生,从而影响良好人际关系的建立。

(一)影响人际交往的不良心理

1.自卑心理 自卑是一种过低的自我评价和消极的情绪情感体验。有自卑感的人,并不一定就是他本人具有某种缺陷或不足,而是他不能悦纳和肯定自己。一个人形成自卑心理后,

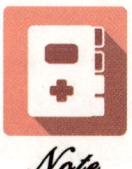

从怀疑自己的能力到不能表达自己的能力,从怯于与人交往到孤独地自我封闭,往往会形成不良的人际关系。不良的人际关系更加深了一个人的自卑感。

个体自卑感的形成,不仅是由生理上的缺陷引起,而且还是社会环境长期影响的结果。也就是人在现实社会和生活中的种种不完美和不理想感产生的。比如,感到自己的相貌、身材不符合社会审美标准,或在家中经常受到父母的训斥,经常受到挫折或惩罚等。特别是童年的经历与创伤所造成的自卑感持续时间最长,影响也最大。但童年的经历与创伤并非使所有人都产生自卑感,个体的性格特征,如内向、孤独、偏执及追求完美等是形成个体自卑感的主观原因。

心理学家阿德勒认为,每个人都会有自卑感,但不同的人有不同的选择:其一是自惭形秽,被自卑压倒,在忧郁的情绪中越陷越深而不能自拔,形成恶性的自卑情结;其二是刺激起相当强烈的反抗心理,急于改变自卑的状态,不顾他人的利益,极端自私,形成专注于自我的狂热的优越情结,这是和极端的自卑者完全相反的人格类型,由于这种类型的人缺乏社会责任感和合作精神,往往也遭到失败;其三是正视自己的自卑,在现实和兼顾他人利益的基础上,追求自我满足与实现,这不仅是对自卑的克服也是对自卑的超越。按照阿德勒的观点,自卑并不可怕,而如何看待自卑才会决定人生未来的道路。所以,正视自己的不足,经常肯定自己的长处,以乐观的态度对待自己和生活,是克服自卑感所必须具备的条件。

2. 嫉妒心理　和自卑一样,嫉妒的根源也在于缺乏自信心,因为嫉妒本来是一种着眼于他人的心理活动,嫉妒是因别人的行为造成自己精神上的不快,所以嫉妒恰恰是一种自我贬低。如果把自己同其他人加以比较,并因此认为自己得到的爱比他人少,那么就是将他人看得比自己还要重要,是在通过别人衡量自己的价值。所以说,嫉妒在本质上恰恰是一个人缺乏自信的表现,是一种不良的心理状态。

在生活中,我们常常看到这样的情况,自己不如别人,比如自身条件、家庭环境等。表面上不说,却在心里恨得不行,并且在背后诋毁他人。对于这种嫉妒,培根是这样论述的:嫉妒者往往是自己没优点,又找不到别人的缺点,因此,他只能用破坏别人幸福的办法来安慰自己。

嫉妒是痛苦的制造者,是一种非常狭隘又很危险的情感。强烈的嫉妒心可以让人妒火中烧,失去理智,对他人采取造谣、中伤甚至更极端的做法,来达到心理的平衡,最终害人害己。从表面上看,嫉妒是对他人的否定,而在内心深处,嫉妒恰恰是对自己的一种否定,因为嫉妒的根源是自卑。

因此,嫉妒是影响人与人之间交往的一种不良心理,它使你在心理上排斥他人,因而在行为上使你不能与他人友好相处。另外嫉妒也是痛苦的制造者,它在各种心理问题中是对人伤害最严重的一种。一个人之所以会产生嫉妒心,根源在于缺乏自信。要摒弃嫉妒心,首要的就是树立自信,即不要自我贬低,不要总把别人和自己比较,并且通过别人来衡量自己的价值。你就是你,要接受现在的你,一个人的价值体现不是因为自身条件的优劣,而是因为存在本身;另外,在与他人的交往中,嫉妒只会让别人失去对你的尊重和信任,最终失去自我。承认自己的不足,承认某一点别人比自己强,在交往中,获得的反而会比失去的多。因此,与别人同忧愁共欢乐,是克服自卑、树立自信,从根本上摒弃嫉妒这一不良心理的最简单可行的方法。

3. 多疑心理　多疑心理表现为对人对事易于毫无根据地乱起疑心。猜疑心强的人,往往仅凭自己的主观臆测、主观想象来以己度人,而事实证明这种人的想法大多是错误的。如"杯弓蛇影""疑人偷斧"的例子就是最好的说明。多疑往往来自内心的自卑,比如:当别人称赞你的时候,你的内心却认为他一定是在恭维我或他心里才不是这样想的;当一个人在屋子里喊了一声"傻瓜"的时候,你会马上想这会不会是在影射我;当别人找你帮忙时,你一定会想,他这是不是在利用我等。这些都是多疑的表现。

多疑是由内心的悲观情感造成的,艰苦的环境或过多的挫折使他们在内心深处认定人性是虚伪和丑恶的,在这种思想的支配下,他们总是处处小心,防范别人,戒备心很强,可以说他

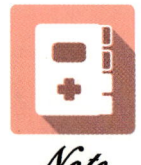

们总处在一种自我防御的状态下。内心非常紧张、孤独,久而久之,便显得与周围环境格格不入,人际关系就会变得很糟。多疑的人也是私心较重的人。他们在与人交往时,之所以多疑,除了性格缺陷外,更重要的是总担心自己吃亏,功利心较强,会患得患失,忧心忡忡。古人云:"心底无私天地宽。"一个人因不相信别人而拒绝交往,或因不相信别人而以假对假,他得到的绝不会比失去的多。多疑是一种消极的心理状态,在这种心理的支配下,在行为上他们必然是犹犹豫豫,瞻前顾后,或畏首畏尾。由于他们在内心认定了人性的虚伪,所以在与人交往时也必然不能坦诚相见,而是虚情假意或斤斤计较,给人留下不好的印象。所以,多疑是影响人际沟通和理解的一大障碍。

(二)矫正不良心理的策略

不良心理的产生主观上是由人的认知、情感和个性障碍造成的。也就是说,不良心理与一个人的心理健康水平有直接联系。比如,一个人在生活中得不到某些心理需求的满足,就会产生种种消极的内心体验,如自卑、多疑、嫉妒、忧郁、焦虑等情绪。这些情绪长期积淀,会使心理失去平衡产生相应的异常行为。因此,一个人提高心理健康水平和培养健全人格是非常重要的,面对不良心理的产生,我们应从以下几个方面进行矫正。

1. 克服认知偏见 一个人对自我和他人认识上的偏见,是导致交往失败的主要因素之一,这种认识上的错误,既包括认识上的主观性,也包括认识上的片面性等。因此这就需要我们做到以下两点。

(1)客观全面地评价自己,拥有正确的自我认知。

一个人只有在认识层面客观全面地评价自己,才会在情感上接受和肯定自己。世界上没有一个人是完美的,每个人都有自己的限制和不足,只有接受自己的限制与不足,接受现在的自己,并不断肯定自己,才有能力在未来塑造一个更完美的自己。

(2)客观全面地评价他人,具有正确的社会认知。

当一个人不能客观地了解和评价自己时,就会形成自卑感或自负等认知偏差,而当他又以认识上的"首因效应""晕轮效应"去评价他人时,一定会形成与实际并不相符的印象。这种认知上的偏差,往往导致人际交往中的简单化、情绪化及主观性强等特点,从而在人际交往中没有安全感,对他人产生信任危机、多疑等不良心理。所以,站在客观的角度正确认识自己和他人,不以一时也不以一事轻易做出肯定和否定的结论。在与他人交往时,尽可能使自己对人的主观印象与客观实际相符,这样才能正确对待他人,唤起对方积极的反应,保证交往的正常进行。对护理人员来说,应时刻注意仪表、语言、举止动作等,不断塑造和完善自身的人格特征,尽可能给对方留下良好的第一印象。

2. 善于控制情绪 稳定的情绪是一个人成熟成长的重要标志,也是一个人心理健康的表现。美国心理学家马斯洛提出健康情绪的六个特征之一就是"清醒的理智"。一个人只有在具有"清醒的理智"时,才能时时保持清醒的头脑,控制自己的情绪,才不会在极端的情绪状态下失去应有的判断力而做出极端的攻击性行为,甚至造成不可挽回的伤害和损失,从而遗憾终生。

当不良情绪出现的时候,倾诉与沟通以及注意力的转移都是非常有效的。另外,负面情绪的产生,总与人的需求得不到满足有关,在这种情况下,要客观地分析需求的现实性,假如脱离实际或没有条件实现,就应该果断放弃。如果个人需求与他人需求有矛盾时,应理智地审视个人需求,这样才能减少行为上的盲目性,避免挫折感和失落感,防止负面情绪的增长。对护理人员来说,应在人际沟通中,尽可能保持稳定的情绪,遇到突发事件时能冷静做出判断和处理。

3. 积极的处世态度 人生是顺利与挫折、成功与失败、幸运与不幸、获得与丧失等交织在一起的聚合体。积极的处世态度会让人不断地发现自身和生活中快乐和美的一面,让人以一

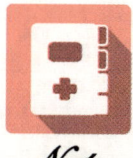

89

国际礼仪

种主动的方式与人交往,坦诚相待充满信心。积极的态度就是在与他人交往时永远寻找和发现别人的优点,学着去理解和善待别人。积极的态度就是能够原谅别人的过失,能用理智和意志力控制不良的情绪。积极的心态对每一个人都非常重要,因为积极的心态不仅让自己成为自己心灵的主人,也成为自己命运的主人。对护理人员来说,应该在原有的知识基础上,不断学习,不断进步,以积极乐观的态度及更好的敬业精神和职业道德,为患者提供优质的护理服务。

第三节　人际沟通

人际沟通具有心理上、社会性和决策上的功能,和我们的生活息息相关。人们为了满足社会需求和维持自我感觉而沟通,为了发展和维持关系而沟通,也会为了分享资讯和影响他人而沟通。

通过人际沟通,人与人之间可以提供及传送信息,并收集自己所需的资料。沟通是人基本的社会需要之一,也是人们同外界保持联系的重要途径,对于人的身心健康有非常重要的作用。通过人际沟通,人们可以诉说自己的喜怒哀乐,促进人与人之间的情感交流,增加个人的安全感,消除个人的孤独、空虚情绪,化解人的忧虑及悲伤,从而使人精神振奋,维持正常的精神心理健康。

人际沟通有利于提供信息、调节情绪、增进团结,通过相互交往及沟通,人与人之间形成一定的社会关系,通过与他人的沟通,可以增进了解,建立及协调人际关系,促进相互之间吸引及友谊的发展。

一、人际沟通的含义及特征

(一)人际沟通的含义

人际沟通是人与人之间在共同活动中彼此交流思想、感情和知识等信息的过程,是沟通的一种主要形式,主要通过语言、非语言(表情、手势、姿态、服饰装扮、空间距离、副语言等)形式实现。

人际沟通既是建立人际关系的基础,又是维系人际关系的手段。现代社会科技高度发达,社会分工精细,对沟通能力、沟通渠道、沟通技巧、沟通效率都提出了更高的要求。人际沟通是一门技术,必须认真研修、身体力行,方能应付自如;人际沟通又是一门艺术,必须千锤百炼,方能精益求精。

(二)人际沟通的特征

人际沟通具有个体性、直接性、情感性的特征。

1. 个体性　人际沟通的个体性是指在人际关系中,角色退居到次要地位,而对方是不是自己所喜欢或愿意亲近的人成为主要问题。

2. 直接性　人际沟通的直接性是指人际关系主要是人们在面对面的交往过程中形成的,个体可切实感受到它的存在。没有直接的接触和交往难以产生人际关系,人际关系一经建立,一定会被人们直接体到。人们在心理上的距离趋近,个体会感到心情舒畅;如若有矛盾和冲突,则会感到孤立和悲伤。

3. 情感性　情感活动是人际关系和沟通的基础,人与人之间的情感倾向有两类:一类是使彼此接近和相互吸引的情感;另一类是使人们互相排斥分离的情感。

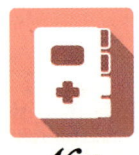
Note

二、人际沟通的类型

人际沟通是人际交往中彼此交流思想、感情和知识等信息的过程，是人与人之间信息的双向流动。按照沟通时所使用的方式与方法的不同，人际沟通可以从以下几个维度进行分类。

(一)语言沟通与非语言沟通

1. 语言沟通 语言沟通包括口头语言沟通和书面语言沟通两种方式。

(1)口头语言沟通：快速传递、即时反馈、沟通效果好、灵活性大、适应面广，但口头语言沟通又具有随意性和不可靠性等缺点。

(2)书面语言沟通：能长期保存，具有法律依据，准确性高，信息不失真，传播范围广，成本低，节省时间。文件传达、通知发布、工作布置、工作汇报、召开会议以及组织与其他组织之间的公函往来都属于书面沟通。

2. 非语言沟通 非语言沟通是指借助非语言符号实现的沟通，常伴随语言沟通发生的表达方式和行为。非语言符号一般包括服饰、表情、动作等身体语言、语调、语声等副语言，以及空间位置摆设、物品选择等。

非语言沟通具有真实可信、模糊多解等特点。因此，医务人员应注意非语言信息的表达，要善于观察和分析患者的非语言信息，以便准确掌握患者病情动态及心理状态等。

(二)单向沟通与双向沟通

1. 单向沟通 单向沟通是指信息发送者单方面向信息接收者发出信息，信息发送者与信息接收者的方向位置不变，双方无论在语言上还是在表情动作上都不存在反馈信息。单向沟通的常见方式有听讲座、看表演等。

2. 双向沟通 双向沟通即信息发送者和信息接收者的位置不断变化，信息发送者以协商、讨论或征求意见的方式面对信息接收者，信息发出后，又立即得到反馈。双向沟通的常见方式有座谈会、病史采集、健康指导等。

单向沟通有较强的计划性；双向沟通无法事先计划，需要当场判断与决策；双向沟通可以增进彼此的了解，建立良好的人际关系。

(三)横向沟通与纵向沟通

1. 横向沟通 横向沟通又称平行沟通，指同级成员间的沟通。保证横向沟通渠道的畅通是减少各部门之间冲突的一项重要措施。横向沟通一般具有业务协调性质，有助于加强相互间的了解，增强团结，强化协调，减少矛盾和冲突，改善人与人之间的关系。

2. 纵向沟通 纵向沟通一般是指上下级之间的信息传递。纵向沟通又分为上行沟通和下行沟通两种，如员工向上级报告工作情况、提出自己的建议和意见、表述自己的态度，上级领导向下级发布命令和指示等。在组织中，纵向沟通顺畅、有效，领导者才能及时掌握各种情况，从而做出符合实际的决策，员工也能获得职业归属感。

(四)正式沟通与非正式沟通

1. 正式沟通 正式沟通是指由组织内部明确的规章制度所规定的沟通方式，它和组织的结构息息相关。根据古典管理理论，沟通应按照指挥或遵循层级系统进行，严格地说，越级报告或命令，以及不同部门人员间彼此进行沟通，都是不允许的。因此，在组织内只有垂直(纵向)沟通流向，很少有同一水平的横向沟通流向。实际上，按照这种模式进行沟通，不但是不可能的，而且不符合组织的需要。因此产生了委员会或采用公文抄报之类的措施，以便在同级之间横向沟通，但这仍然属于组织正式结构所安排的路线，仍具有正式沟通的性质。

2. 非正式沟通 非正式沟通是指正式组织途径以外的信息流通，一般是由组织成员在感

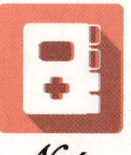

情和动机上的需要而形成的。

三、人际沟通的影响因素

(一)人际沟通的要素

1.信息源 信息源是指掌握信息并试图进行沟通的人,也可以称之为信息发送者,他们是沟通过程的发起者。对沟通对象的了解程度、对沟通目的的明确程度及是否采用接收者所能接受的沟通方式等,都对沟通结果有直接的影响。

2.信息接收者 信息接收者是指获得信息的人,接收者必须将信息转化为自己的想法和感受。这一过程会受到接收者的经验、知识、才能、个人素质及接收者对信息发送者的期望等因素的影响。

3.信息 信息是指在沟通过程中传送给接收者(包括语言和非语言)的消息。同样的信息,发送者和接收者可能有着不同的理解,这可能是发送者和接收者的个人差异造成的,也可能是发送者传送了过多的不必要信息。

4.通道 通道是指沟通信息传达的方式。人的感觉器官都可以接收信息,其中最大量的信息是通过视听途径获得的。通常的沟通方式不仅有面对面的沟通,还可以通过不同媒体来沟通。

5.反馈 反馈的作用是使沟通成为一个交互过程。在沟通过程中,沟通的每一方都在不断地将消息回送给另一方,这种回返过程叫作反馈。反馈可以使信息发送者了解信息接收者接收和理解信息的状态:如果反馈显示信息接收者接收并了解信息,这种反馈为正反馈;如果反馈显示信息发送者发出的信息没有被接收者接收和了解,这种反馈为负反馈。

6.障碍 人类个体经常发生障碍,因此分析沟通过程时不能不分析障碍问题。如果将人类的沟通系统比作电话回路,那么,就如同电话回路中的任何一个环节都有可能出问题一样,人类的沟通也会有类似的问题。信息源的信息不充分或不明确、信息没有被有效或正确地转换成可以沟通的信号、误用沟通方式、信息接收者误解信息等都可以造成沟通障碍。

7.背景 人际沟通过程中的最后一个要素是背景。背景是指沟通发生的情境,它影响人际沟通的过程中的每一个要素,同时,也是影响整个沟通过程的关键因素。在人际沟通过程中,许多意义是由背景提供,甚至同一个词语的意义也会因背景的不同而改变。

(二)影响人际沟通的因素

人生的困扰,十之八九都与人际关系有关,而人际关系的困扰,十之八九都是因为沟通出了问题。那么,导致人际沟通出现问题的因素都有哪些呢?

1.个人因素 个人因素是指沟通中由于个人的性格、思维方式、心理特点、知识、能力、经验的不同而造成的沟通障碍。个人因素主要包括以下几个方面。

(1)人们对人、对事的态度、观点和信念不同造成的沟通障碍,如价值观、信仰的不同。

(2)因为个人的特性特征差异而引起的沟通障碍。

(3)语言表达、交流和理解差异造成的沟通障碍,比如跨文化之间的人际沟通。

(4)沟通能力缺陷造成的沟通障碍,比如某些听觉、视觉障碍导致的沟通能力的缺失。

(5)其他个人因素(如知识、经验水平等)的差异导致的沟通障碍,如行业中的专业人士与非专业人士之间的沟通障碍。

2.环境因素

(1)物理环境:主要指环境的舒适度,包括光线、温湿度、噪声等,这些因素可以直接影响一个人的心理活动。一般来说舒适、优美、洁净的环境会使人的心情愉快,有利于沟通的进行。

(2)社会环境:主要指环境的隐秘性及安全性,一个和谐、安全、包容的社会环境,可以减轻

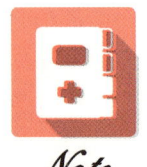

沟通者的焦虑、孤独、猜疑,有利于沟通活动的良好开展。

3. 人际因素 人际因素主要包括沟通双方的互相信任、信息来源的可靠度和发送者与接收者之间的相似程度,因此,沟通双方的相互信任和诚意至关重要。沟通的准确性与沟通双方之间的相似性也有直接的关系。沟通双方的特征包括性别、年龄、社会地位、兴趣、智力、种族、价值观、能力等,相似性越大,沟通的效果也会越好。

4. 结构因素 结构因素影响着沟通的有效性,地位高低对沟通的方向和频率有很大的影响。结构因素包括地位差别、信息传递链、团体规模和空间约束四个方面。例如,人们一般愿意与地位高的人沟通,地位悬殊越大,信息趋向于从地位高的流向地位低的。一般在集会上,人们总是乐意让身份、地位高的人发言,并希望从他的讲话中获得有价值的信息。信息上下沟通层次越多,到达目的地的时间也越长,信息失真率也越大,越不利于沟通。所以,组织机构越庞大、层次越多,信息沟通的及时性和真实性也越低。

5. 技术因素 技术因素主要包括语言、非语言暗示、媒介或信息过量。

(三)影响护患之间人际沟通的主要因素

随着医学模式的转变,护理学科得到了巨大的发展,护理工作的内容远远超出了疾病护理的范畴。护理人员在工作和生活中要面对护患关系、医护关系和护际关系,如何把握好这些关系是每一位护士都要思考的问题。因此,做好人际沟通,是护理人员工作中必不可少的一项内容,也是最基本的素质。

人际沟通在护理临床实践中应用广泛,在对患者进行评估、健康教育、护理实施、护理评价等几乎所有的护理环节中都需要与患者进行有效沟通,从而获取患者的全面的健康信息,并以此为依据来开展工作。由此可以看出,有效的人际沟通是护理实践的重要内容。影响护患有效沟通的因素有以下几种。

1. 生理因素 生理因素(如疲劳、生病、疼痛、失语、耳聋等)会影响信息的传递和接收造成沟通障碍。

2. 护理人员因素 护理人员因素将直接影响护患沟通的进行,如护理人员缺乏应有的个人品质、专业技术不精、语言失度、解释不到位、使用较多的专业术语或患者不熟悉的术语、缺乏耐心和沟通技巧等,均会使患者产生不信任感。

3. 患者及家属因素 患者及家属因素有心理障碍或缺乏信息接收能力,缺乏对护理人员应有的信任,期望与现实发生不同程度的冲突产生困扰、误解等,均难以正确理解所传达的信息的内容。

4. 情绪因素 情绪因素会导致护患双方听不到或错误地解释信息,常见的情绪因素有生气、焦虑、兴奋、紧张、敌对和悲哀等。

(1)护士不良情绪的影响:由于受工作、生活上的压力等负性情绪的影响,护士在与患者交流时表现为冷漠、回避、烦躁或易怒,使护患关系趋于紧张而无法沟通。

(2)患者不良情绪的影响:由于缺乏医学专业知识,过分依赖医护人员的治疗和护理,一旦患者的心理期望目标没有达到,就会引起情绪波动或产生过激行为,把焦虑、愤怒等发泄到与他们直接接触的护士身上。

5. 感知因素 每个人对事物的感觉、解释和理解是不同的,感知的不同会影响沟通的效果,如视力、听力障碍等。在护患沟通过程中,接收者会根据自己的需要、动机、经验、背景及其他个人特点,有选择性地接收相关信息,他们选择的往往是自己感兴趣的内容或与自己利益紧密相连的信息等。

6. 观念差异 观念差异既影响一个人表达自己的方式,同时也影响其解读他人思想的方式。在临床护理工作中,不同患者的病情不同,个人经历、文化背景、宗教信仰及性别年龄等都

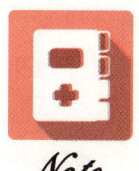

有效人际沟通
的原则和技巧

存在一定的差异,护士必须认识到观念差异会对护患沟通造成影响。

7.年龄和文化教育水平 年龄和文化教育水平影响一个人的语言组织与表达能力及对所接收的信息的解释能力。护理人员的语言交流方式欠妥、过度使用专业术语,以及不同患者在职业、性格、文化程度及医学专业知识的了解程度上的差异,使护患双方在传递信息时会产生困扰、误解等。

直通护考

A1 型题(单句型最佳选择题)

1.改善医护人际关系的途径不包括( )。

A.把握角色、各司其职 　　　　　　B.真诚合作、密切配合

C.坚持原则、互不相让 　　　　　　D.关心理解、相互尊重

E.互相监督、协调关系

2.不利于保持良好护际关系的行为是( )。

A.自行其是 　　　　B.相互理解 　　　　C.相互支持

D.相互配合 　　　　E.互尊互学

3.患者,女,58岁。直肠癌晚期进行化疗,需定期检测血常规。护士再次采血时患者拒绝。并说:"我太瘦了,血都快没了,不采了!"此时护士最合适的回答是( )。

A."您怎么这么不听话啊? 采血不是为你好吗?"

B."您找主治医师去吧! 他若同意不化验就行。"

C."不采就算了,反正您的血管也不好扎。"

D."采血是为了监测您的病情,必须得采!"

E."采血是为了更好地给您治疗,请您配合好吗?"

4.患者,男,75岁。因脑出血进行手术已有数小时。家属焦急地询问病房护士:"手术怎么还没有结束啊? 我很担心。"此时最能安慰家属的回答是( )。

A."假如手术有问题,医生会通知您的。"

B."这种手术的风险本来就很大,您就别催促了。"

C."您的心情我能理解,我可以打电话了解情况后再告诉您。"

D."这种手术的时间就是很长,您去手术室门口等着吧。"

E."对不起,我不清楚手术的情况。"

5.在患者进入病区以后,下面的护理工作礼仪哪项不正确?( )

A.热情地问候患者并进行自我介绍 　　　　B.双手接过病历以示尊重

C.尽可能详尽地做入院指导 　　　　　　　D.多使用礼貌用语

E.快速进行生命体征测量

6.在做学术报告、组织学生课堂讨论、进行专题讲座时采用的沟通属于沟通行为中的哪个层次?( )

A.公共沟通 　　B.小组沟通 　　C.跨个体沟通 　　D.人际沟通 　　E.个体内部的沟通

7.护理人员对患者说:"今天的天气真好!"这属于哪一个层次的沟通?( )

A.一般性沟通 　　　　　　B.事务性沟通 　　　　　　C.分享性沟通

D.情感性沟通 　　　　　　E.共鸣性沟通

8.护患交谈中采取下面哪种话题最有利于融洽护患关系?( )

A.与健康相关的话题 　　　　　　B.患者感兴趣的话题

C.轻松愉快的话题 　　　　　　　D.经济生活类的话题

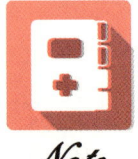

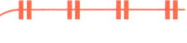

E.幽默的话题

9.下列哪一阶段的任务是交往的双方在建立信任感的基础上具有较深情感卷入的交往过程?( )

A.定向选择阶段　　　　　B.感情交流阶段　　　　　C.情感探索阶段

D.稳定交往阶段　　　　　E.表面接触阶段

A2 型题(病例摘要型最佳选择题)

10.下列有关人际沟通因素的说法中错误的是( )。

A.在人际沟通过程中,许多意义是由背景提供的,甚至同一个词语的意义也会因背景的不同而改变

B.信息源是指掌握信息并试图进行沟通的人,也可以称之为信息接收者

C.我们的感觉器官都可以接收信息,其中最大量的信息是通过视听途径获得的

D.如果沟通反馈显示信息源的信息没有被接收者接收和了解,这种反馈为负反馈

E.组织机构越庞大、层次越多,越影响信息沟通的及时性和真实性

（李屏　王慧）

第六章
直通护考答案

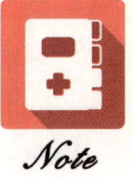

Note

第七章 护理工作中的语言沟通

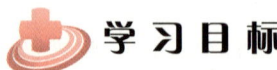

学习目标

掌握：语言沟通的类型和原则；交谈的技巧与语言形式；治疗性沟通的步骤。经过训练，具有初步的护理工作语言交谈能力，能独立完成治疗性沟通。

熟悉：护患交谈的概念和类型；治疗性沟通的基本概念、分类和原则。

了解：治疗性沟通的含义、特点、目的。

语言是人际交往的工具，是维系人际关系的重要纽带。每个人的语言直接或间接地体现出个人气质、人品、修养。在临床护理工作中，护理人员用语言与患者沟通的机会最多。一句贴心话语可以让患者转忧为喜，精神倍增，病情立见起色；相反，一句打击的话也可以让患者抑郁难过，焦虑不安，病情加重。因此语言沟通非常重要。如何运用语言沟通的技巧进行有效的护患沟通，是本章主要探讨的内容。

 案例

王女士，公司经理，因再生障碍性贫血待查入院。住院后情绪低落。

护士：王经理，您今天感觉好些吗？

患者：（沉默不语）

护士：出了什么事，能跟我说说吗？

患者：昨天医生告诉我了，我得的是再生障碍性贫血，听说这个病治不好，所以心里特别乱。（眼睛里含着泪）

护士：是呀，任何人患了此病大都会产生恐惧心理，要是我可能还不如您坚强，您的确是很不容易的。（边说边递上纸巾）

患者：听你这么说，我很感动，谢谢你能理解我。我这病不好治是真的吗？

护士：是的，这种病是不太好治，但是，以前来我们医院就诊的患者，只要及时治疗，坚持治疗，也有人康复了。我也看过一些有关此病治愈的报道。您是个意志坚强的人，能正确对待此病，希望您鼓起勇气，积极配合治疗，相信您一定会痊愈的。我家里有这方面的资料，明天我带来给您看一看。

患者：谢谢你，跟你说了几句话，我的心情好多了。你真是帮了我的大忙了。

护士：可别这么说，这是我应该做的。能为您做点事，我非常乐意。

具体任务：

1. 护士在安慰患者的时候运用了哪些技巧？

2. 根据以上案例谈谈自己与人交往时是如何安慰他人的，试拟定一个方案。

扫码看课件

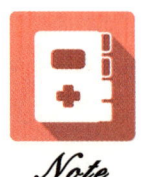
Note

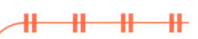

第一节 语言沟通

语言沟通是指沟通者出于某种需要,运用口头语言或者书面语言传递信息、交流思想和情感的社会活动。护理人员在日常工作中,常常需要通过语言沟通采集病史、收集资料、核对信息,进行心理护理、健康宣教活动。简而言之,语言沟通贯穿于护理工作的方方面面。

一、语言沟通的类型及原则

(一)语言沟通的类型

根据语言的表达形式,语言沟通主要分为口头沟通和书面沟通两种类型。

1. 口头沟通 口头沟通又称交谈,是人们利用有声的自然语言,通过口述和倾听来实现,也就是人与人通过对话来传递与交流信息、沟通思想。口头沟通的形式很多,如会谈、电话、会议、广播、对话等。口头沟通的优点是信息传递范围较广,信息传递速度较快,信息传递效果较好,信息反馈速度较快等;其缺点是信息易被曲解,信息保留的时间短,信息易受干扰等。

2. 书面沟通 书面沟通是借助文字符号进行的信息传递与交流,是对有声语言符号的标注和记录,是有声语言沟通由"可听性"向"可视性"的转换。书面沟通的形式也很多,如通知、文件、通信、布告、报刊、备忘录、书面总结、汇报等。书面沟通的优点是沟通领域大,信息较为准确,信息能长期存储;其缺点是对交流主体的文化水平有要求,传递、反馈不及时等。

(二)语言沟通的原则

语言沟通是护患交往中的主要沟通形式。为确保与患者进行正常语言沟通,应遵循以下六个原则。

1. 目标性 护患之间的语言沟通是一种有意识、有目标的沟通活动。护士无论是向患者询问一件事、说明一个事实,还是提出一个要求,均应做到目标明确、有的放矢,以达到沟通的目的。

2. 规范性 无论是与患者进行口头沟通还是书面沟通,护士应做到发音纯正、吐字清楚,用词通俗朴实、科学准确,语句规范、精练,同时要有系统性和逻辑性。坚持实事求是的态度,切勿盲目夸大、缩小或歪曲事实。

3. 尊重性 尊重是确保沟通顺利进行的首要原则。尊重的具体表现有认可、重视、理解等。护士在与患者的沟通过程中,应将尊重、恭敬、友好置于第一位,切记不可伤害患者的尊严,更不能侮辱患者的人格。做到"急患者所急,帮患者所需",主动沟通、支援与反馈,这样才能得到患者的认可与信赖。

4. 治疗性 在护患沟通过程中,护士的语言既可以起到辅助治疗、促进康复的作用,也可以造成扰乱患者情绪、加重病情的后果。因此,护士应慎重选择语言,避免使用任何刺激性语言伤害患者。

5. 情感性 与人交谈贵在真诚,语言的魅力也源于真诚。在语言沟通过程中,护士应以真心诚意的态度,从爱出发,加强与患者的情感交流,努力做到态度谦和、语言文雅、语音温柔,使患者感到亲切。

6. 艺术性 艺术性的语言沟通不仅可以拉近医护人员与患者和家属的距离,还可以化解医患、护患之间的矛盾。因此,护士应加强自身修养,注重语言沟通的艺术性。

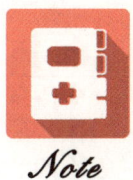

Note

二、语言沟通的注意事项

(一)话题的选择

1. 宜选的话题 ①拟谈的话题;②格调高雅的话题;③轻松愉快的话题;④时尚流行的话题;⑤对方擅长的话题。

2. 忌选的话题 ①非议党和政府的话题;②涉及国家机密与行业秘密的话题;③非议交往对象的内部事务的话题;④议论领导、同事与同行的话题;⑤内容格调不高的话题;⑥涉及个人隐私和忌讳的话题。

(二)语言沟通时的禁忌

1. 不宜打断 当对方说话时不要胡乱插话,否则会被认为是缺乏教养的表现。

2. 不宜补充 每个人都有抒发情感、表达自己意见的权利。当别人发言表达个人看法时,最好的方式是聆听。

3. 不宜质疑 不要武断地质疑对方的言语,谈话应以双方互相信任为前提。

4. 不宜纠正 对方有陈述意见和表达观点的权利,除非是原则性问题,一般情况下不纠正对方。

第二节 交　　谈

一、交谈的概念及类型

(一)交谈的概念

交谈是语言沟通的一种形式,是以口头语言为载体进行的信息传递。交谈是护理工作中最主要的语言沟通形式。通过交谈,可以传递各种信息,沟通思想。在护理工作中,交谈可以为患者解除思想包袱,减轻心理负担,为完成治疗计划提供帮助。护士无论在进行护理评估、进行护理诊断、制订护理计划,还是在实施护理措施、评价护理效果时,均需与患者、患者家属、其他医务工作者进行有效的交谈。交谈有快捷、灵活、简便、互动、随机性强、口语化等特点。

(二)交谈的基本类型

在护理工作中,常用的交谈类型有以下几种。

1. 个别交谈与小组交谈 根据参与交谈人员的数量,可将交谈分为个别交谈和小组交谈。

(1)个别交谈:在特定环境中两个人之间的信息交流过程。交谈的内容比较丰富,有生活、学习、工作、时事政治、文艺、体育、文学、经济等内容。交谈的目的多种多样。个别交谈在解决问题方面格外重要,因为话题专一,不受外界影响,所以交谈双方能更大程度地暴露自己的观点,阐明个人的看法,充分地交换意见。例如,患者害怕手术而要求改变治疗方案时,护理人员与患者交谈,说明需要做手术的道理,使患者接受最佳的治疗方案。

(2)小组交谈:两个人以上的人群之间的交谈,可分为正式的小组交谈和非正式的小组交谈,目的是了解自己和他人的信息。

①正式的小组交谈:目标的共同性、相互间的依赖性、小组的共识性、相互作用性及团体的

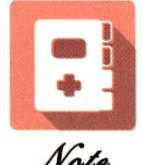

代表性。小组交谈一般说来应有一个具有较强工作能力的、专业知识丰厚且凝聚力强的主持者,在开展讨论或者组织活动时,事先做一定的准备,如小组交谈的主题、内容、形式等。对于如何增进小组交谈的效果,主持者应考虑以下因素。

a.明确目标:主持者要使全体组员明确小组交谈讨论的目标、最后报告的提交形式(事先选派好口头报告或书面报告的人选)和每个人的任务,以便做好充分准备。

b.小组规模:通常 5~6 人最佳,当然也可以根据目的分组,让每一个人都能参与。

c.时间限制:注意把握时间,以免出现失控情况。

d.合理分组:分组的形式很多,如随机分组、按序分组、自由结合或按性格的不同(内向型和外向型)分组等。

e.及时小结:重点强调讨论所得结果,在各组汇报的基础上主持者进行总结,以便加深印象,巩固效果。

②非正式的小组交谈:大多是自发组成的。他们自由选择交谈的时间、地点。交谈的话题也有很强的随意性。参加的人数依交谈目的而定。非正式的小组交谈能通过交流来排解痛苦,找到解决问题的答案,如同学之间沟通、好友聚会等。

小组交谈应该注意的问题如下:交谈者要坦诚,不要虚伪;要礼貌,认真听别人发言,不要傲慢无理,目中无人;要善于倾听,不要随意打断对方的谈话,更不要中途插话;要灵活,当交谈冷场时可以找话题或者换话题,以解除尴尬的局面,不要只与其中的某个人谈,要照顾到每个人。

2.面对面交谈与非面对面交谈　根据交谈的场所和接触的情况,可将交谈分为面对面交谈与非面对面交谈。

(1)面对面交谈:常见而传统的交谈方式,信息表达和接收更准确。

(2)非面对面交谈:包括通过电话、互联网等媒介进行交流的方式。借助网络和信息化工具,这一类交谈使双方可以不受空间和地域的限制,交谈双方心情更放松,话题更自由,如护士对患者的健康指导、随访、心理咨询等都可以使用这种交谈方式。缺点是交谈双方都远离了对方的视野范围,可能会使信息交流的准确性受影响。

3.一般性交谈与治疗性交谈　根据交谈的主题和内容,可将交谈分为一般性交谈与治疗性交谈。

(1)一般性交谈:一般用于解决个人或家庭的问题。交谈的内容比较广泛,一般不涉及健康与疾病问题。

(2)治疗性交谈:一般用于解决健康问题(如减轻病痛、促进康复等问题)。护患之间交谈多为治疗性交谈。

二、交谈的技巧

在护理工作中,初次与患者交谈是非常重要的,如果出师不利,事后要想再赢得患者的信任,就不太容易了。因此,首次与患者交谈,好的开场白,是形成良好第一印象的关键。

(一)开场的技巧

开场务必认真对待。首先要面带微笑,给对方以温暖的感觉,营造良好氛围,拉近双方距离,尽快消除初次见面的陌生感。其次要有必要的寒暄,寒暄是为了使双方都尽快稳定情绪、调整思路和心态,也是对双方谈话风格的初步了解。有效的开场,可参考表 7-1 所示的几种方式。

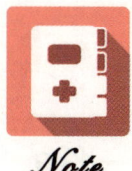

表 7-1　交谈开场的技巧

开 场 技 巧	举 例
自我介绍式	"您好！您是×床×××吗？我叫×××,是这个病室的责任护士,有什么需要请尽管告诉我,我会尽力帮助您。"
问候式	"昨天晚上睡得好吗？" "今天早晨吃药了吗？"
关心式	"你感觉哪儿不舒服？让我给您测量一下血压好吗？"
言他式	"这么多好吃的东西呀,是您家人送来的吧,他们多关心您呀。"
赞美式	"小明,今天你真勇敢。" "阿姨,今天您的气色很不错哦。"

（二）选择话题的技巧

人类行动的产生来自内心的需求。因此,打动他人最好的方法,首先是引起对方内心的强烈需要。与人交谈首先要明确谈什么,话题的选择对交谈的展开起决定性作用。如一位糖尿病患者,他所关心的是如何使控制尿糖水平。所以,患者会问："吃什么主食有利于病情？"假如此时护理人员大谈如何加强体育锻炼,就不能满足患者的需要,如告诉患者："要多吃粗纤维的蔬菜和含糖分少的蔬菜。如韭菜、芹菜、大白菜、山药、南瓜等,少吃淀粉类的主食,控制饮食,遵照医嘱按时服药或注射胰岛素。病情会很快得到控制的。"此时,患者可能还会继续询问："注射胰岛素要注意什么问题？听说这药注射多了有危险,少了又不管用,是真的吗？"针对患者的问题护理人员可以这样回答："我正准备与你谈这个问题呢,注射胰岛素的剂量取决于尿糖含量,注射前应该留取小便做尿糖试验,根据尿糖含量的多少决定注射胰岛素的剂量。注射量多了会发生低血糖,甚至昏迷,注射量不足,治疗效果不好,可能会引起并发症。"这样的谈话,就抓住了患者的需要,解决了患者的疑惑,是有效的护患对话。

（三）交谈过程中的技巧

为了保证护患交谈的顺利进行,确保其效果,护士可根据具体情况适时、适度地运用以下几种交谈技巧。

1. 倾听　倾听是指全神贯注地接受和感受交谈对象发出的全部信息（包括语言信息和非语言信息）,并做出全面的理解。倾听将伴随整个交谈过程,是获取信息的重要渠道。在护患交谈过程中,护士应特别注意以下几点。

（1）目的明确：在与患者交谈时,护士应善于寻找患者所传递信息的价值和含义。

（2）控制干扰：护士应做好充分准备,尽量减少外界的干扰,如关闭手机。

（3）目光接触：护士应与患者保持良好的目光接触,用30％～60％的交谈时间注视患者的面部,并面带微笑。

（4）姿势投入：护士应面向患者,保持合适的距离和姿势。身体稍微向患者方向倾斜,表情不要过于丰富、手势勿太多、动作勿过大,以免患者产生畏惧或厌烦心理。

（5）及时反馈：护士应适时适度地给患者发出反馈。护士可通过微微点头、轻声应答"嗯""哦""是"等,以表示正在倾听。

（6）判断慎重：在倾听时,护士不要急于做出判断,应让患者充分诉说,以全面完整地了解情况。

（7）耐心倾听：患者诉说时,护士不要随意插话或打断患者,一定要待患者诉说完后再阐述自己的观点。无意插话或有意制止患者说话均为不礼貌的举动。

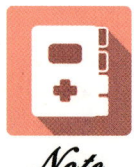

（8）综合信息：护士应综合信息的全部内容寻找患者谈话的主题，观察患者的非语言行为，以了解其真实想法。

2. 核实 核实是一种反馈机制，是指在交谈过程中，为了验证自己对内容的理解是否准确所采用的沟通策略。核实既可以确保护士接收信息的准确性，又可以使患者感受到自己的谈话得到护士的重视。护士可通过重述、澄清两种方式进行核实。

（1）重述：重述包括护士重述和患者重述两种情况，一是护士将患者的话重复一遍，待患者确认后再继续交谈；二是护士请求患者将说过的话重述一遍，待护士确认后再继续交谈。

（2）澄清：护士根据自己的理解，将患者一些模棱两可、含糊不清或不完整的陈述描述清楚，与患者进行核实，从而确保信息的准确性。

3. 提问 提问既是收集信息和核对信息的重要方式，也是引导护理人员与患者围绕主题展开讨论、确保交谈围绕主题持续进行的基本方法。为了保证提问的有效性，护士可根据具体情况采用封闭式提问或开放式提问。

（1）封闭式提问：又称限制性提问，是将问题限制在特定的范围内，患者回答问题的选择性很小，有时甚至只能回答"是"或"不是"、"好"或"不好"、"有"或"无"、"同意"或"不同意"等。例如，"今天你服药了吗？""伤口还痛吗？"在某些情况下，还可以在一定的范围内被提问。例如，"你昨天晚上睡得好吗？大概睡了几个小时？"

封闭式提问的特点如下：省时，护士可以在短时间内获得需要的信息，但由于提问方式的限制而难以获得更全面的信息；护理人员占主动地位，患者被动回答问题缺乏自主性，没有机会解释自己的想法，具有很强的暗示性。

（2）开放式提问：又称敞口式提问，即提问的范围较广，回答没有限制，患者可根据自己的感受、观点自由回答。例如，"你对我们的工作有何建议？""接受了新的治疗方法，你的感觉怎么样？"。

开放式提问的特点如下：有利于护士掌握患者的真实意见和观点；患者能更好地发挥主观能动性，有较多的主动权；医护人员可获得更多、更真实可靠的资料；便于护理人员有的放矢地开展工作，避免盲目性。但这种方式比较耗时。

开放式提问比闭合式提问能更好地收集可靠、有价值的病情信息，但是进行开放式提问时要注意以下问题。

①避免连续性提问：一般情况下，提出一个问题，待患者答复后，再提下一个问题，如果一口气连续问几个问题，往往对方只能记住最后一个问题，所以要避免连续性提问。

②不宜提对方不懂的问题：如果不能确定对方能否充分地回答问题，那么还是不问为佳。譬如询问患者一些医学方面的知识，患者很可能答不出来，即便患者知道一点医学常识那也是微乎其微的，假如患者回答："我不太清楚"，就有失体面，护理人员也会感到没趣。

③不宜追问对方难以回答或不愿提及的伤感问题："别人服了这种药病情就减轻了，而你用了这么久怎么一点也不见效？"这样的问话方式，看似关心对方，其实对被询问者来说无疑隐含着责备之意，会增加患者的思想负担，勾起患者不愉快的情感。

④不宜"打破砂锅问到底"：如果提问时不注意分寸，一味地追问对方，会有打听隐私的嫌疑。如果因工作需要询问时，护理人员要向对方说明，在得到对方理解的基础上方可发问。

4. 阐释 阐释即阐述并解释。通常情况下，患者到了医院这个陌生的环境，存在很多问题或疑虑，如病情、用药、疾病预后、各种注意事项等，需要护士解答他们的问题，这就要求护士具有一定的阐述技巧。

（1）常见的阐释内容。

①解释患者疑惑的问题，排除患者的内心疑虑。如骨折患者往往担心自己的愈后情况，尤其是功能的恢复情况及是否影响日后生活等。护理人员可根据患者的病情及恢复状况做相应

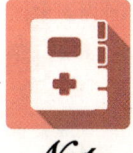

的解释,减轻患者的紧张情绪。

②护理操作各环节中相关事宜。在做各项护理操作时,操作前、中、后期都应对患者做相应解释,解释内容主要包括操作目的、如何配合、注意哪些问题等,以确保操作的质量,减轻患者的痛苦,减少并发症。如解释做肝功能检查需要空腹抽血及手术当天早晨禁食的原因等。

③围绕患者存在的问题提出指导和建议。

根据患者的综合文化素质,用通俗易懂的语言告诉患者解决问题的方法,给出具体指导方案,使患者明确自己现阶段如何做、怎样做。如产妇分娩之后,补充营养对其本人的身体复原是必需的,采用母乳喂养是有益的。有些产妇为了尽快恢复苗条体形而盲目节食,造成的后果不堪设想。护士应该帮助产妇走出误区,从营养学和生理学的角度建议产妇采用合理的产后膳食方案,以利于产后恢复。

(2)阐释的基本原则。

①尽量为患者提供其感兴趣的信息。

②将需要解释的内容以简明扼要、通俗易懂的语言向患者阐述。

③使用委婉的语气向患者阐释自己的观点和看法,患者可以选择完全接受、部分接受或拒绝接受。

5.移情 移情即感情进入的过程。移情是从他人的角度感受、理解他人的感情,是分享他人的感情,而不是表达自我感情,也不是同情、怜悯他人。在护患交谈过程中,为了深入了解和准确地掌握患者的信息,护士应从患者的角度理解、体验其真情实感。通过移情的方式,有助于患者自我价值的保护,并利于寻求沟通的准确性。

6.沉默 沉默本身就是一种超越语言力量的信息交流和沟通的方式。沉默具有多重表现性,如默认、同情、震慑、毫无主见、决心已定、抗议、保留意见、心虚、附和等。因此,沉默表现的空间广阔,寓意广泛,在特定的情况下,是语言表达所不能及的。适当地使用沉默技巧,对患者的治疗会产生良好的效果。

(1)在护理工作中沉默的作用。

①有助于患者思考和回忆、诉说和宣泄自己的情感,觉得自己得到了尊重和支持。

②患者觉得护理人员在认真专注地听他诉说,有一种满足感。

③遇到棘手的问题时,通过片刻沉默护理人员给自己预留了思考、冷静和观察的时间,为解答患者提出的问题及该如何进行交谈做好准备。

④患者在沉默中可缓解过激的情绪,思考自己的问题以及需要进一步咨询的问题。

(2)打破沉默的方法。

护理工作中,护理人员要学会主动打破沉默,可使用以下语句。

①"如果此时你不愿意回答这个问题就不勉强了。假如你需要我帮助,请一定告诉我好吗?"

②"你怎么不说话了,能说说你现在的感觉吗?"

③"能详细说说你对这些问题的看法吗?"

④发现患者欲言又止时,护理人员应灵活应变:"接着说,你说得很好,还有什么不清楚的也说出来吧。"

7.安慰 安慰性语言是对患者心理和精神的支持,能给患者带来安全和温暖,带来光明和力量。我国古代传统医学有一种语言开导疗法,"导之以其所便,开之以其所苦"。即劝导患者安心调养,并提出治疗的具体有效措施。消除患者畏难、恐惧和消极的心理,积极主动地与病症做斗争,从而彻底治愈。当今社会,心理病症日益增多,有些疾病用药物治疗效果不佳,要靠语言疗法来治疗。而且,现代护理观强调以人为本,所以更应重视、安慰患者。安慰患者仅凭着热情、善良是不够的,还要讲究方法。

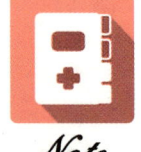

（1）对于身患绝症的患者：准确表达自己的感情是不太容易的事情。"别担心，一切都会好的。"这类安慰性语言已不太现实，可以这样问候患者："你感觉怎么样，我能帮你做些什么？"这样则表达出当他需要你的时候，你就会在他身边。同时，不要怕与患者身体接触，轻轻拍拍患者的手或主动拥抱患者，这都胜于言辞。

（2）对于危重患者：不再过多地谈论病情和治疗情况，护理人员再谈及过多，势必雪上加霜，不妨谈谈患者关心或感兴趣的事，如新闻、喜事等，以此来转移患者的注意力，使其精神愉快，有利于患者的康复。

（3）对于老年患者：目前我国已提前进入老龄化社会，对老年患者的安慰不可忽略老年人的特点，不要谈论死亡，要特别尊重他们，最好能像儿女一样关心、体贴他们，让他们感受到家庭的温暖。

（4）对于残疾人：由于多种原因，残疾人大多脱离社会，生活单调，多伴有自卑、自怨、自弃、孤独、急躁等，因此安慰他们要小心谨慎，避免使对方产生护理人员在怜悯他的错觉。多说一些积极向上、鼓励的话语，运用正性激励的方法，列举残疾人与病痛做斗争的事迹，唤起患者重新生活的信心和勇气。

（5）对于不幸的人：当与其相处时，要记住应支持和帮助对方，谈话内容集中在对方的情感上，而不应该只讲自己的问题，不应以朋友的不幸为由来倾诉自己同样的经历。你可以说："我也曾经有过这种经历，我理解你此时的心情。"

（6）对患者家属：患者家属既是患者的照顾者、精神上的依赖者，也是患者的"代言人"。他们在患者面前表现得镇静、坚强，但是往往承担着沉重的压力，既痛苦又无助。护理人员谈话不宜过于直露，可多谈论平常事，让他们放宽心，或做好心理准备，此时千万不能对患者家属抱怨患者。

（7）对于死者家属：失去亲人的人，需要经历一段悲痛时间，需要向别人倾诉感情和思念。这时不应打断他们，而应该仔细倾听，对他们的感情表示理解。劝慰时，要劝其节哀，往远处想，不能武断地制止其哭泣。眼泪是一种宣泄痛苦的方式，只有把内心的苦闷发泄出来，精神压力才会减少，心情才会好转。

8.反馈 言语交际的重要环节就是反馈。没有反馈的言语活动只能是信息的单向输出，而交际永远是双向的、互动的（图7-1）。一个人既然发出了信息，他就会等待得到回应。例如，患者问护士："明天我要做手术了，今天晚上还有什么需要注意的吗？"这时护士一定要回答，否则，患者可能产生不愉快的心理。设想你对同事说："今天的天气不错。"对方毫无反应；你又问朋友："现在工作忙吗？"对方无动于衷，不予理睬，那会令沟通变得非常没趣，得到这样的冷遇，也就没有兴致继续往下交流了。

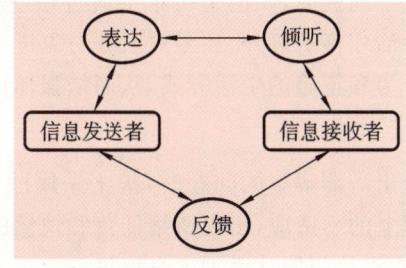

图 7-1 反馈的双向性与互动性

（1）反馈的意义：正如需要接收反馈一样，我们同样需要做出反馈。

①反馈表达了诚意。

②反馈体现了自身的涵养，是对说话人应有的礼貌和尊重。

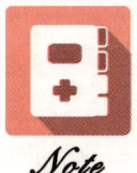

Note

③反馈表达了信息接收者在交往时的态度是积极的。

④反馈是获得准确信息的保障。在交谈时必须不断地通过反馈来验证，因此要有意识地重复和解释。

⑤反馈是控制言语交际活动向着良性循环方向发展的必要条件。在护理工作中，也许患者会滔滔不绝地向医护人员咨询问题，可是这时还有很多患者在等待。遇到这种情况时，医护人员可以频频看手表，显露出一副焦急不安的表情，或者直说："对不起，还有其他患者等着治疗呢，等我忙完了，再与你谈好吗？"假如不向患者说明原因，扭头就走，患者会误解医护人员的态度不好，致使双方交往不愉快，甚至影响医护人员与患者之间的关系。

（2）加强反馈效果的方法。

①反馈的时间要及时。对于患者询问的问题，最好是及时告知，以免患者胡思乱想，增加心理负担。

②反馈的内容要准确。对反馈给患者的信息做必要的补充和说明，使信息真实可信，言简意明。

③反馈的方式要得当，把握言语交际的主动权。

反馈的方式列举如下（表7-2）。

表7-2　反馈的方式

反 馈 方 式	举　　　例
判断式反馈	"你这样做真的很勇敢。" "你做得太好了。"
回避式反馈	"小陈，我们不谈这个好吗？"然后转换话题，"听说最近你的考试通过了，恭喜你呀。" "明天，真不巧，我明天正好有几件事要办，以后再说吧。"
慰藉式反馈	"家家都有一本难念的经，你的确是很不容易。"

三、护患交谈中的常用语言形式

（一）指导性语言

指导性语言是指对于不具备医学知识或者医学知识缺乏的患者，护士采用一种灌输式方法，将与疾病和健康保健知识有关的内容教授给患者，使其配合医护人员的工作以达到康复目的的一种语言表达方式。

随着社会的发展及生活水平的提高，人们迫切希望通过建立和形成良好的生活方式来保持健康。医护人员除了为患者治疗疾病以外，还要对服务对象进行健康教育和健康促进，帮助他们建立和形成有益的健康行为和正确的生活方式，从而增强体质，预防疾病。

（二）解释性语言

解释性语言是指当患者提出需要解答的问题时，护士采用的一种语言表达方式。患者患病后由于生理上的痛苦及心理上的不适应，出现情绪低落和情感脆弱等现象，会对自己的身体和疾病给予更多的关注，并且非常希望能从医护人员那里获取更多与疾病有关的信息。因此，当患者或其家属提出各种问题时，护士应根据患者的情况，给予恰如其分的解释。

（三）劝说性语言

劝说性语言是指当患者产生不适当行为时，护士对其采用的一种语言表达方式。例如，某患者必须戒酒才能进行手术，但嗜酒如命的患者拒绝戒酒，患者家属劝说未果，护士将"不戒酒

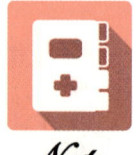

而导致的手术不良后果"告知患者,进行劝解,最后患者接受了术前戒酒的要求。

采用劝说性语言时,护理人员还可通过患者较为熟悉的治疗方案或者请康复较为理想的同类病友进行劝解,这样能引起共鸣,达到较好的效果。

(四)鼓励性语言

鼓励性语言是指护患通过交流,帮助患者增强信心的一种语言表达方式。鼓励性语言常用于病情较为严重且预后较差的患者,这些患者容易缺乏面对现实的勇气和战胜疾病的信心,消极悲观,甚至拒绝治疗。

坚强的意志是患者战胜疾病的重要因素,护理人员根据患者的具体情况,帮助他们树立信心,积极配合治疗。在临床工作中可对患者说:"你配合得很好。""你很理智,这件事考虑得很周到。"当护理人员内心明确地希望患者达到某种具体目标时,鼓励才会有效。尤其是对慢性病患者,更需要经常结合治疗中的具体处境和实际问题给予鼓励。

(五)疏导性语言

疏导性语言主要用于心理疾病的患者。护士在工作中应用疏导性语言能使患者倾吐心中的郁闷或不快,是治疗心理障碍的有效手段。

(六)安慰性语言

安慰性语言是指使患者心情舒适的语言表达方式。安慰性语言包括礼节性安慰和实质性安慰。护理人员在患者患病时采用安慰性语言易使护患之间产生共鸣,进而稳定患者情绪,帮助患者克服暂时性的困难,树立战胜疾病的信心。交谈时应注意态度要诚恳,对患者的关心和同情要恰如其分,避免过分刻意,应设身处地地为患者考虑。

(七)暗示性语言

(1)暗示是一种普遍存在的现象,在无对抗态度下,用含蓄、间接的方式对人的心理和行为产生影响,是一种语言的提示或感觉性的提示。暗示心理影响表现为使人按一定的方式行动,或接受一定的信念或意见。

(2)暗示的分类:自暗示和他暗示;积极暗示和消极暗示。

(3)暗示的影响因素:患者的先天素质;暗示的客观条件。

(4)暗示的作用:有助于改善患者的心理状态、帮助患者树立战胜疾病的信心,对患者的康复起到意想不到的效果。

(5)暗示的注意事项:建立信任感,树立权威性;了解患者,做到有的放矢;审时度势,措辞得当;应注意暗示的一致性。

第三节 书面语言沟通

一、书面语言沟通的概念

书面语言沟通是以文字、符号、图画等作为信息载体进行信息的传递与交流。一般的基础性书面语言沟通包括读和写,可以采用书面保存或电脑存储,因此不受时间、空间的限制,不会因直接接触的终止而中断或消失。书面语言沟通信息的发送者是写作人,接收者是阅读人。阅读和写作是无声语言沟通的两种主要行为。在护理工作中,写护理文书是常见的一种书面

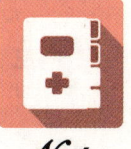
Note

语言沟通方式,具有不可取代的重要作用。

二、护理书面语言沟通的原则

(一)准确性原则

护理文书的书写、记录等都必须做到真实可靠、准确无误;应排除任何没有根据的主观推测和个人偏见;必须严格按实际进行情况和完成情况如实填写,而不能机械地照护理计划中预先设定的时间和项目填写。如体温测量值应如实填写,不能胡乱编造,要做到准确无误、实事求是。

(二)规范性原则

护理文书中各种文本、表格的设置大部分有通用格式,书写方式有一定的规范,都是护理工作科学性的体现。每个护理诊断都有其特定的诊断依据和相关因素,是严密的科学体系,书写时必须合乎规范,才能使沟通顺利进行。如果随心所欲、各行其是,必然影响沟通,造成不良后果。

(三)清晰性原则

书面沟通的文字书写力求清晰,清晰的书写是阅读者正确领会书写者的观点、思想的前提。护理文书的书写要做到字迹清楚、字体端正、表格整洁、没有涂改。

(四)简洁性原则

书面沟通的表达要精炼,文章要言简意赅、重点突出。护理记录尽量使用医学术语和公认的缩写,删减掉琐碎的、没有实际意义的文字。

(五)伦理性原则

由于护理论文涉及具体的患者或志愿者,交流发表时要注意保护患者和研究对象的隐私。

(六)实用性原则

护理书面语言是以使用为目的,解决预防疾病、治疗疾病、护理患者和增进人类健康的实际问题。

第四节　治疗性沟通

一、治疗性沟通概述

治疗性沟通的双方是护士和患者,沟通的内容属于护理范畴内与健康有关的专业性内容,是一般性沟通在护理工作中的具体应用。

(一)治疗性沟通的含义

治疗性沟通是护患双方围绕患者的健康问题而进行的有目的的、高度专业化的沟通,是可以起到治疗作用的沟通行为。治疗性沟通是收集患者健康资料、进行健康教育的重要方法,它要求护士对沟通的时间、地点、目的、内容及形式进行认真的组织、安排及计划并实施,最后评价沟通的效果。治疗性沟通是护士围绕患者的健康问题进行的具有服务精神的、和谐的、有目的的、可以起到治疗作用的沟通行为。治疗性沟通能帮助患者进行身心调适,使患者从疾病状

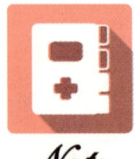

态向健康方向发展,能应对应激、调整适应,并与他人和睦相处。

(二)治疗性沟通的特点

治疗性沟通具有以患者为中心、有明确的沟通目标和目的、沟通的发生是不以人的意志为转移、沟通需要护患双方不同程度的自我暴露等特点。

(三)治疗性沟通的目的

(1)建立一个互相信任的、开放的良好护患关系,这是有效护理的根本保证。

(2)收集患者的有关资料,给患者提供必要的知识和教育。

(3)观察非语言性行为,如兴奋、激动、紧张、急躁、战栗等,以了解患者的情绪和态度。护士亦可通过非语言行为表示对患者的支持,如通过眼神表示倾听患者的叙述,表露出同情的面部表情及轻轻地抚摸达到移情的效果,使患者感到安全与欣慰(图7-2)。

(4)与患者共同讨论确定需要护理的问题。

(5)能与患者合作,制订一个目标明确、行之有效的计划,并通过共同努力达到预期。

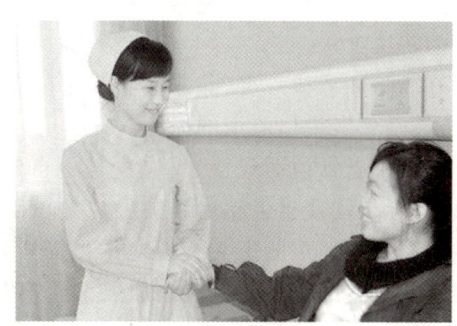

图 7-2 非语言行为

(四)治疗性沟通在护理操作中的应用

1. 操作前的沟通

(1)亲切礼貌地问候患者并进行自我介绍,热情、友善。

(2)向患者讲解操作的目的和意义。

(3)简要讲解方法,提高患者对护理操作的知情程度,减轻其焦虑心理。

2. 操作中的沟通

(1)对患者的感受予以重视,并视情况做出相应调整。

(2)使用安慰性语言,转移患者注意力。

(3)使用鼓励性语言,增强患者信心。

3. 操作后的沟通

(1)询问患者的感觉,是否达到预期目标。

(2)交代应注意的问题。

(3)感谢患者的合作,并询问患者有无其他需要。

(五)治疗性沟通的技巧

1. 注意外在形象 仪表举止等外在形象对护士良好的第一印象的形成至关重要,护士应做到仪表端庄、服饰整洁、面带微笑、态度和蔼。

2. 运用文明语言 护士与患者接触最多,语言沟通对疾病转归就显得尤为重要。护士通过安慰性语言,给患者以温暖,使患者有战胜疾病的信心。护士使用问候性语言易于与患者建

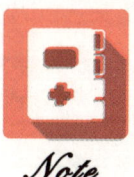

立相互信赖、信任的关系。与年轻人交谈时注意避免使用教训式的语言,以免引起反感;与老年人交谈时应使用尊重、体贴的语言,使老年患者产生信赖和亲切感,增强交流效果。

3.倾听 信息交流中最重要的技巧是应把全部注意力集中在对方身上,这样能使患者感到亲切和关心。护士通过耐心、细致的倾听,可以较为全面、真实地了解患者生理、心理情况,理解患者的内心感受。

4.提出合适的问题 在实施治疗和护理的过程中,当患者感到顾虑和不理解时,鼓励其提出问题并进行有效的沟通,有助于治疗和护理及时准确地进行,以利于患者的康复。针对患者提出的问题,应以实事求是的态度作答,不知道的查阅有关资料后再回答,让患者树立良好的战胜疾病的信心。

5.共情 在与患者的交往中,让患者感受到护理人员的同情和体贴很重要,使用一些关心、体贴的语言与患者交流,要朴实自然、真诚地表达自己的关心和同情,让患者真正感受到护士的关心和体贴。

(1)对于发怒的患者:护士应首先确认患者是否真的发怒,然后以语言沟通或非语言沟通表示对患者的理解,再帮助患者分析原因并进行规劝。有效地对待患者的意见和要求,重视并满足患者的合理需求是较好的解决办法。

(2)对于哭泣的患者:最好能陪患者待一会(除非他愿意独自待着),可以轻轻地安抚患者,在哭泣停止后,用倾听的技巧鼓励患者说出流泪的原因。

(3)对于抑郁的患者:抑郁的患者常说话较慢、反应少且不自然,护士应以亲切、和蔼的态度提出一些简短的问题,并以实际行动使患者感受到护士的关心和照顾。

(4)对于病情严重的患者:与病情严重的患者交谈应尽量简短,不要超过10分钟;对无意识的患者,可持续用同样的声音说话,或用触摸等方法加强沟通效果。

(5)对于感觉有缺陷的患者:如听力障碍者,讲话时应让患者看到脸部和口形,并可用手势和脸部表情来加强信息的传递;视力不佳的患者,在走进或离开病房时都要告诉患者,并告知自己的姓名,及时对对方所听到的声音做出解释,避免或减少传达非语言性信息,为这些患者补充因感觉缺陷而被遗漏的一些内容。

(6)对于语言障碍的患者:因此类患者无法表达,应尽量使用一些简短的句子,可以用"是""不是"或点头来回答,给对方充分的时间,态度要和缓,不可过急,也可用文字进行交流。

要解决沟通障碍,真诚是最基本的条件。护士的真诚、高度的责任心、同情心可以提高患者的信任感。护士要宽容、大度并不断地提高自己的业务素质。在与患者交往中设身处地为患者着想,经常设法调整,选择最易被患者接受的方式进行沟通。

二、治疗性沟通的原则

(一)目的原则

护患之间的沟通是以满足患者需求、促进患者康复为目的,并有特定的专业性内容,因此,沟通交流时应围绕交流的目的来进行。

(二)易懂原则

沟通时,应根据患者的职业、年龄、文化程度、社会角色等情况选择不同的沟通方式,使治疗性沟通的过程通俗易懂,方便患者理解并接受沟通内容。

(三)和谐原则

沟通时应以友善的态度、礼貌的语言来与患者建立良好的关系,创造和谐的沟通氛围。

(四)尊重原则

护士在与患者沟通时,要尊重患者的自主性,考虑他们的感受、尊重他们的选择,要认真倾

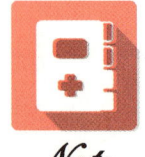

听患者的意见和心声,不要把自己的主观意愿强加给患者。

三、治疗性沟通的分类

(一)指导性沟通

指导性沟通指由护士来解答患者所提出的问题。护士在进行此类沟通时,要显示出相当的权威性,语调要沉稳,语气要肯定。在做规章制度宣教、指导性宣教时,一定要向患者讲清楚这样做的原因,让患者理解其目的。

(二)非指导性沟通

非指导性沟通属于商讨问题形式的沟通,患者在护士的支持和促进下,运用自身潜能找出问题、面对并解决问题,患者有较高的参与程度。

四、治疗性沟通的步骤

(一)准备与计划阶段

1.护士准备 护士首先应该在仪容仪表上给患者留下美好的第一印象。护士应仪表整洁端庄,举止得体,语言、动作、表情友善温和,站立迎接,主动问候,使用尊称,热情接待和介绍,处处体现关怀和体贴,把握说话的语调、语气、语速,使患者产生亲近感,为今后的沟通与交流奠定好的基础。护士应坚持学习新知识、新技术,在工作中认真总结经验,不断提高自身综合素质,从而提高护理技能和护患沟通技巧。

2.时间准备 询问患者时间并定好时间,建议时间为上午九点到十一点、下午两点到四点,一般这个时候患者已接受完查房和治疗,比较适宜接收信息。如果已与患者约定好时间,要守时。

3.资料准备 护士在沟通前应准备好资料,包括了解患者的基本情况,明确交谈的目的和内容,制订交流的提纲(如沟通要素、沟通内容、沟通内容及评析等),提供适于交流的环境。进行治疗性沟通前,护士可以依据沟通目的列举一份提纲,可以帮助理清思路,完善资料准备(表7-3)。

表 7-3 治疗性沟通提纲——对患者的术前指导

沟通要素	1.时间 2018.9.20 15:00(入院后的第三天) 2.沟通地点 病房内 3.参与人物 患者,护士 4.沟通情境 患者坐在床旁,护士站于床边。病房内无探视人员,病房无正在进行的检查、治疗及护理操作,噪声较小 5.沟通时长 20分钟
沟通内容	1.术前检查的内容是否完善 2.术前检查的结果是否正常 3.术前准备情况是否做到位
沟通过程及评析	包括重要语言信息和非语言信息

4.环境准备 给患者提供一个温馨、身心放松的交流环境,保持交谈环境整洁有序、光线充足、无噪声,确保一对一式交流,周围无其他人打扰,能够保护患者隐私;还可以准备一些能够帮助有效沟通的资料如模型、图画、小册子等。

(二)实施阶段

(1)尊重患者,有礼貌地称呼对方,主动介绍自己。

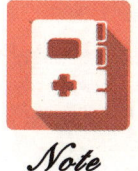
Note

(2)护士衣着整洁,举止优雅,态度和蔼,神情专注,仪容得体,落落大方,使患者产生美感、安全感和被尊重感,愿意交谈并愿意吐露心声,有利于沟通。

(3)说明交谈的目的及所需时间。

(4)帮助患者采取舒适的体位。

(三)进行阶段

(1)提出问题:护士应多使用开放式提问,但注意一次只提一个问题,并尽量使用患者能理解的语言,问题应简单、明确。

(2)采用不同的表达技巧。

(3)注意非语言沟通。沟通进行阶段应以患者为中心,鼓励患者交谈。交流时除采用一般性沟通技巧外,还可采用其他沟通技巧。

①指导性交流技巧:患者向护士寻求指导,护士给予患者专业知识、经验的指导及帮助等。

②非指导性交流技巧:患者在护士的支持和促进下,运用自身潜能找出问题、解决问题。

(4)及时反馈。

(四)结束阶段

(1)根据实际情况和预期计划控制结束时间,选择恰当的结束时机,结束后不要提新的问题。

(2)简单总结交流内容,概括并核实重点内容,确定记录的准确性。

(3)预约下次交谈的时间和内容。

(4)当面感谢患者的这次沟通以及对护理人员的配合。

(五)治疗性沟通的影响因素

治疗性沟通的影响因素包括护士、患者、情境等多种因素,但护士与患者是其中的两个主要因素,护士在治疗性沟通中起主导作用。

1. 护士方面的因素

(1)职业情感:对职业的热爱、责任心、社会地位、自我评价等方面的认知。传统的生物医学模式观念认为医生是上级,护士被动地执行医嘱,对护士没有与患者进行交流沟通指导的要求,导致护士缺乏与患者沟通的主动性和自觉性,护士不愿沟通或勉强进行沟通,甚至怕引起冲突而采取不与患者沟通的消极态度。

如果护士准备不足或不善于沟通,也会影响沟通效果。护士不要自行改换话题或随意打断患者谈话,避免急躁、主观武断,如说出"我要是你,我就愿意做手术"这样的话会使患者感到护士不理解自己,甚至在责备自己,会给患者增加新的心理负担。

护士与患者进行沟通时,不重视对方的想法和反应,只考虑完成自己的工作(如入院宣教等)是达不到沟通效果的;沟通内容与日常护理操作分离,缺乏灵活机动性,甚至在患者病重或病痛不安的情况下,不合时宜地自顾自地说话,也达不到沟通的效果。

(2)专业知识与技能:专业知识欠缺或技能水平较差,会使护患关系陷入困境。

有的护士本身对护理工作不感兴趣,不能主动学习专业知识,且对护理知识缺乏全面深入的了解和掌握,当患者咨询问题或对治疗感到恐惧和焦虑时,护士不能得心应手地运用所学知识为患者解惑释疑,以及做好心理疏导和健康指导工作,也不能进行有效沟通。

(3)沟通技巧:护士良好的沟通技巧可以增加护患间的情感交流。

护士使用方言或较多的专业术语,往往使患者不易理解或产生概念上的误解;在分析病情、评价治疗效果时,过多使用"没事""肯定会""不会"等模棱两可或不负责任的话,容易造成患者误解或断章取义,从而影响沟通效果或根本无法沟通。

还有护士在工作紧张、繁忙,工作量大时急于求成,与患者沟通时不注重方法、技巧,速度

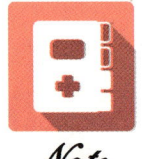

太快,给患者过大的信息量,超过患者的承受力,致使患者难以接受。沟通信息认识的差距也是造成护患沟通失败的原因之一,比如在进行住院评估时,问到患者的文化程度时,问:"你有文化吗?""你哪毕业的?"使患者无法回答,影响沟通结果。

2.患者方面的因素 患者对自己的疾病、健康状况、治疗措施不了解或记不住医嘱;或者由于理解能力有限,与医护人员缺乏共同的认识,使双方发生沟通障碍。

(1)疾病程度:主要因素之一。

(2)个人经历:患病经历对护患沟通会产生一定的影响。

(3)文化程度:高文化易沟通,低文化会出现理解偏差。

(4)心理状态:心情好就愿意与人交谈,护患沟通效果好,反之会影响正常的沟通。

(5)生活习惯:易使患者产生心理不适应,引起情绪低落,继而影响正常的沟通。

叙事护理

直通护考

A1 型题(单句型最佳选择题)

1.倾听技巧中不可取的是( )。

A. 全神贯注 B. 耐心倾听,不随意打断患者

C. 应面向患者,保持合适的距离和姿势 D. 可通过点头、轻声应答进行反馈

E. 在交谈中始终注视对方的眼睛

2.有关治疗性沟通的描述不正确的是( )。

A. 治疗性沟通是以患者为中心 B. 是3人或者3人以上的交谈

C. 治疗性沟通是以促进患者健康为目的 D. 护患之间交谈多为治疗性沟通

E. 治疗性沟通的话题一般与患者的健康问题有关

3.护士在进行护患沟通提问时应注意避免( )。

A. 交替使用封闭式提问和开放性提问 B. 过多地使用医学术语

C. 一次只提一个问题 D. 围绕预定目的进行谈话

E. 核实患者给出的信息

4.以下护士倾听患者诉说时运用沉默技巧可以起到的作用不正确的是( )。

A. 表达自己对患者的同情和支持

B. 给患者提供思考和回忆的时间、诉说和宣泄的机会

C. 缓解患者过激的情绪和行为

D. 给自己提供思考、冷静和观察的时间

E. 护士可以在短时间内获得需要的信息

5.沟通时,护士从患者的角度感受和理解患者的感情,而不是表达护士自己的情感。这种交流策略是( )。

A. 核对 B. 同情 C. 移情 D. 沉默 E. 反应

6.下列护患沟通中,属于开放式问题的是( )。

A."你今天早上头还痛吗?" B."你每天有运动1个小时吗?"

C."你今天感觉怎么样?" D."你的肚子痛不痛?"

E."你今天早上吃过药吗?"

7.护士向患者提问时,下列方式错误的是( )。

A. 一次只提一个问题,得到回答后再提第二个问题

B. 根据患者的职业、年龄和文化情况提问

C. 不使用医学术语或医学名词简称

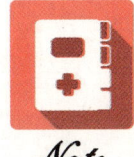

Note

D. 只提封闭式问题

E. 尊重患者,不打听患者的隐私

8. 下列哪项不是治疗性沟通的计划和准备阶段的内容?(　　)

A. 全面了解患者的情况　　　　　　　　　B. 向患者介绍自己

C. 选择合适的会谈时间　　　　　　　　　D. 确定会谈内容

E. 准备好会谈的环境

9. 下列哪一项患者的陈述需要护理人员进一步去澄清?(　　)

A. "我每天抽2包烟,已经5年了。"

B. "我每天都喝少量的酒。"

C. "我每天只吃二两米饭。"

D. "这次住院的费用比我的预算多出500元。"

E. "我痰中有血丝已经1个星期了。"

10. 内科护士在面对患有慢性病并且不能完全治愈的患者时,应当尤其做好患者的哪项护理?(　　)

A. 饮食护理　　B. 生活护理　　C. 心理护理　　D. 基本护理　　E. 皮肤护理

11. 与抑郁症患者沟通的技巧错误的是(　　)。

A. 说话的速度要慢　　　　　　　　　　　B. 提出的问题要简单

C. 不要采用开放式提问　　　　　　　　　D. 对患者的提问要及时回应

E. 倾听时要认真投入

12. 与视力不好的患者沟通时,哪项不正确?(　　)

A. 告诉患者你来了或你离开了病房　　　　B. 催患者快点回答问题

C. 鼓励患者表达自己的感受　　　　　　　D. 选择合适的沟通环境与时间

E. 沉默不语

13. 孕妇:"我正尝试着不去担心我的孩子。"护理人员:"我感到焦虑时,喜欢听听音乐,你也试一试。音乐对减轻焦虑很有效。"以上对话采用的沟通方式是(　　)。

A. 改变话题

B. 陈述个人的观点和意见

C. 提供错误的或不恰当的保证

D. 快速下结论或者提供解决问题的方法

E. 主观判断

A2型题(病例摘要型最佳选择题)

14. 护士查房时问患者陈小姐:"您今天早上肚子痛不痛?"该提问属于(　　)。

A. 封闭式提问　　B. 开放式提问　　C. 澄清　　D. 重复　　E. 阐释

15. 患者说:"我每天只喝一点点酒。"护士问:"请您告诉我您每天喝几次酒?每次喝多少?"请问上述对话中,护士应用的沟通技巧为(　　)。

A. 复述　　　　B. 反映　　　　C. 阐释　　　　D. 澄清　　　　E. 总结

16. 护士对抑郁症患者进行健康教育时,患者不予理睬,此时护士最佳的反应是(　　)。

A. "不听对你自己可没有好处。"

B. "如果你不想听,那我就在这陪你坐一会吧。"

C. "你不想听,就自己看吧。"

D. "如果你想要早点好起来,就应该认真地听。"

E. 找护士长来进行劝说

17. 患者,女,35岁。因肺部感染入院治疗。入院时,护士说:"您好,我叫×××,是您的

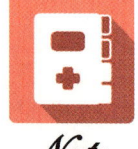

管床护士,有什么事可以找我。"这属于( )。

    A. 介绍用语   B. 解释用语   C. 迎送用语   D. 安慰用语   E. 指导用语

    18. 患者,男,40岁。患淋巴瘤。当得知自己患有淋巴瘤后,患者常常生气:"为什么上天对我这么不公平,让我患上这种病。"有时会拒绝治疗。此时,护士与患者沟通时应避免的是( )。

    A. 积极引导患者宣泄愤怒情绪

    B. 当他拒绝治疗时,对他进行教育

    C. 对他的愤怒情绪表示理解

    D. 善于陪伴患者,倾听并了解患者的感受

    E. 尽可能与患者沟通,缓解患者内心的压力

    19. 患者,女,50岁。因多器官衰竭住进重症监护室。护士与她沟通时应注意( )。

    A. 做全面的健康教育

    B. 交谈中多用手势和眼神与患者交流

    C. 跟患者多说与疾病无关的话题来转移患者的注意力

    D. 交谈尽量简短

    E. 鼓励患者倾诉自己的不安

    20. 某患者曾经是舞蹈演员,因车祸截肢。护士与其交谈时,患者突然放声大哭。该护士对患者说:"我能理解你的心情,我知道要坦然面对这件事情很难。"她使用的交谈技巧为( )。

    A. 移情   B. 鼓励   C. 核实   D. 激励   E. 复述

    21. 患者,女,45岁。因患甲状腺瘤住院治疗。一天护士要给患者抽血做化验,患者说:"不抽,我太瘦了,没有血,不抽了!"此时,护士应该如何与患者沟通?( )

    A. "你这样可不行!"

    B. "你怎么又不抽血呢?就你事多!"

    C. "你怎么不听话呢?还想不想治好病呢。"

    D. "抽血是因为要检查你的造血功能。放疗会影响你的造血功能。血象太低了,就不能继续放疗,医生需要用药物将它升上来。你看,别的病友都抽了。一点点血,对你不会有什么影响的。"

    E. "你不抽血出了事你自己负责。"

    22. 患者,女,43岁。患乳腺癌需进行放疗。护士询问患者"你对放疗有什么想法?"这一问题属于( )。

    A. 主观问题   B. 半开放式问题   C. 开放式问题

    D. 封闭式问题   E. 非指导性问题

    23. 下列有关护患关系中常见问题的说法,哪一项是错误的?( )

    A. 护士与患者在诊疗护理过程中的角色模糊或定位不当会造成护患之间出现冲突

    B. 护患之间涉及权益纠纷时,护士应倾向于维护医护人员的利益

    C. 护患之间出现责任冲突时,需要通过护理人员发挥主导性角色功能,通过沟通使双方取得一致意见

    D. 医护人员之间习惯于用专业术语进行交流,这样护患之间容易造成误解

    E. 护患冲突是由于个体或群体彼此知觉到对方阻挠或将要阻挠自身利益的实现所引起的直接对立的社会行为

第七章
直通护考答案

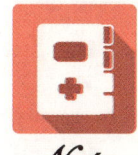

(冯家宝)

Note

第八章　护理工作中的非语言沟通

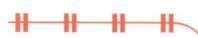

扫码看课件

学习目标

掌握：非语言沟通的含义与特点；非语言沟通的技巧与作用；非语言沟通的主要形式。

熟悉：护士如何正确应用体态语，如微笑、目光、手势、人际距离、触摸等。

了解：非语言沟通的起源；护士在衣着修饰方面应该注意的问题；仪表在形成良好的第一印象中的重要作用。

运用规范化或艺术化的语言进行交际是社会文明的产物。但是，人类通过几千年建立起来的话语体系，无论多么周密和完备，但表达毕竟是有限的。在人际交往中，单靠语言很难达到沟通和理解的目的。只有在运用语言的同时，借助于表情、手势和身体等辅助手段，才能更有效地进行沟通，以利于双方信息的传达。一位传播学家曾对于沟通提出一个公式：沟通时信息的全部表达＝7％语调＋38％声音＋55％肢体语言。研究结果显示，语言沟通所传达的信息仅占35％，而非语言沟通所传达的信息高达65％。由此可见，非语言沟通的重要性。

只有把语言同表情、手势等辅助手段结合起来进行信息表达，才能使交往活动更具体、更生动。

案例

接到急诊室电话，有位急性肠梗阻的患者急诊入院，护理人员做好了一切准备工作迎接患者入院。患者被抬进病房，面色苍白，大汗淋漓，非常痛苦，急需手术。此时，护士面带微笑地对患者家属说："请不要着急，我马上通知医生为患者检查。"说完不慌不忙地走了出去。

具体任务：指出护士在接待患者时体态语的不妥之处。假如你是值班护士，面对这个案例你如何处理？

第一节　非语言沟通概述

一、非语言沟通的含义

非语言沟通是借助非语言符号，如仪表、服饰、动作、表情、空间距离、触摸等，以非自然语言为载体所进行的信息传递。非语言沟通是语言沟通的自然流露和重要补充，能够使沟通信息含义的表达更加明确、完整。

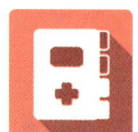

非语言沟通是借助非语言符号来传递信息、交流思想、表达情感的一种社会活动。日常交际中65%的信息不是通过语言，而是通过眼神、表情、双手、身体的动作及声音（如笑声、哭声、叹息声、呻吟声等）来表达的。也就是说，在人类沟通中互动双方所获得的信息有相当大的部分是来自非语言沟通，在沟通过程中具有不可替代的作用。

护理人员在护患沟通过程中注意自己的非语言符号传达给对方的信息，同时需要细致地观察患者的非语言行为，体会患者所要表达的真实感受，从而加强护患之间的有效沟通。

二、非语言沟通的特点

非语言沟通的主要特点包括真实性、广泛性、持续性、情境性。

（一）真实性

非语言沟通往往比语言沟通更能够表露、传递信息的真实含义。在语言沟通中，人们可以控制词语的选择。当人们受到外界的刺激后，通常会通过直接的神经反应引起相应的体态表现来表达自己的情感，这种表现常常是无意识的。越是无意识的体态语言，人的真实情感表现越强。在人际交往中，通过观察体态语言可以鉴别一个人说话的真伪。护理人员在观察患者病情的时候，掌握患者意志控制与实际病情、体态表现与内心真实之间的内在联系，去粗取精，去伪存真，掌握真实病情，可为护理工作提供有价值的信息。

（二）广泛性

非语言沟通的运用是极为广泛的，特别是体态语具有简便快捷的特点，只要人们开口说话，都会有意无意地运用体态语辅助语言沟通来传情达意，甚至在不说话的时候也能用体态语言传达较多信息。每个人都具有非语言沟通的能力，即使在语言差异很大的环境中，人们也可以通过非语言信息了解对方的想法和感觉，从而实现有效的沟通。

（三）持续性

非语言沟通是一个持续的过程。在一个互动的环境中，自始至终都有非语言载体在自觉或不自觉地传递信息。一般而言，从沟通开始，双方的仪表、举止就传递出相关的信息，双方的距离、表情、身体动作就显示着各种特定的关系。非语言行为可保持双方不停息不间断的沟通。

（四）情境性

在不同的情境中，相同的非语言符号可以表示不同的含义。例如：流泪既可表达悲痛、生气、委屈、仇恨的情感，也可以表达幸福、兴奋、感激、满足等情感；同样是拍桌子，可能是"拍案而起"（表示怒不可遏），也可能是"拍案叫绝"（表示极其惊叹赞赏）。因此，非语言沟通一般不单独使用，不能脱离当时当地的条件、环境背景，以及相应语言情境的配合。善于将非语言沟通与真实环境背景联系起来，才能使非语言沟通运用得准确、适当。

三、非语言沟通的作用

非语言沟通能传递信息、沟通思想、交流感情，在表达时承载着大量的信息，往往能表达出语言沟通所不能表达的思想感情，即"一切尽在不言中""此时无声胜有声"。因此，非语言沟通有其特有的作用。

（一）表达情感

表达情感和情绪是非语言沟通的首要功能，在人际交往中，通过非语言符号，可以准确、真实地表达人们内心极其微妙、细致的情感。在护患沟通中患者的表情、目光、肢体动作等，真切地向医护人员表达了患病时的种种情感，如焦虑不安、失望无助等。同样，护理人员通过坚定

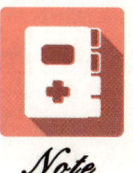

Note

115

的目光、关切的微笑、镇定的表情和得体的肢体动作表达了对患者的理解、支持和信心。

（二）显示关系

非语言沟通可以帮助人们在人际交流中确定相互关系和亲疏程度：双手相握代表良好人际关系的建立；挥拳相向代表了敌对关系。值得注意的是，单个特殊的非语言行为并不一定能表达某种特殊关系，需要对多个非语言行为综合观察才能做出正确的判断。如两个相隔多年未见面的人，一见面便用拳头使劲捶对方，其动作表达的信息好像是痛恨对方，但是通过兴奋的表情、眼角的热泪以及之后紧紧的拥抱等非语言动作，可以看出他们在表达久别重逢的喜悦和激动。

（三）调节互动

非语言沟通可调节人们相互之间信息的传递，以维持或促进沟通的进行。调节的动作如点头、对视、皱眉、降低声音、改变体位、靠近或离开对方，都是在调节人际间的互动。沟通时，通过非语言符号向他人暗示是否要交谈、什么时候交谈、是否愿意倾听、想听多久、谈什么、对话题是否感兴趣、对观点是否赞同等。如护士在与患者交谈时往往用微笑、点头等方式鼓励患者倾诉。

（四）验证信息

非语言沟通可以起到验证和确认人际互动中的语言信息的作用。当语言和个人表达的情感匹配一致时表示沟通是有效的。若患者说"我感觉很好"，但表情却显得烦躁和愤怒，此时表达的非语言内容和语言内容传递的信息不一致，护士往往要根据非语言沟通传递的信息来验证患者的语言信息，以做出判断。

（五）补充和替代

非语言沟通可以填补、增加、充实语言符号在传递信息时的某些不足和缺失。在语言沟通不能取得预期效果时，或词不达意不能更准确表达沟通意图时，或为了弥补语言的缺陷，或对语言的内容加以强调时，非语言沟通使表达变得更充分更完备。如在给人指路时，一边用语言表述，一边用手指着某一个方向。此时手指的体态语就补充了语言的不足，使交流更加明确、直观。

当某件事情不便以语言表达或因环境阻碍语言交流时，可使用非语言符号来表达。如临床上气管切开术后患者用表情、动作来表达自己的感受和需求：口渴——舔嘴唇、饥饿——嘴巴张合、睡觉——闭上眼睛等，护理人员了解了非语言信息表达的内容和意图，便能更好地提供护理服务。

四、护士非语言沟通的基本要求

非语言沟通的含义丰富，护士在护患交往中需要熟练掌握和运用非语言沟通的基本要求，使沟通过程更顺畅，促进护患关系的良性发展。

（一）尊重患者

非语言沟通常常能真实反映医护人员对患者的态度。医护人员应尊重患者，将患者置于平等的位置上，使处于疾病状态的患者保持心理平衡，不因患病受到歧视。护士尊重患者的人格，就是尊重患者的个性心理，尊重患者作为社会成员所应有的尊严，即使是精神病患者也同样应该受到尊重。

（二）适度得体

护士的举止、表情等常常直接影响患者对护士的信任程度，影响护患之间良好人际关系的建立。在护患沟通过程中，护士的姿态要落落大方，笑容要适度自然，举止要礼貌热情。

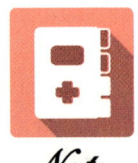

（三）因人而异

护理服务对象不同，非语言沟通行为也不尽相同。在与患者的沟通交往中，护士要善于通过观察、倾听等方式了解患者的真实感受，并根据患者的具体特点，有针对性地采用不同的非语言沟通的内容与方式，合理应对，以保证沟通的有效性。

（四）注重反馈

在与服务对象交往时，护士必须时刻关注对方目光、表情、身体动作的细微变化，当这些可以反映对方真实感受的反馈被充分关注和理解时，沟通变得更为有效。

（五）非语言沟通与语言沟通相结合

护患沟通中非语言沟通和语言沟通同样重要，不能顾此失彼。护士谈话过程中应配合温柔的语调、关切的目光、恰当的手势，把非语言沟通和语言沟通有机地结合起来，实现相得益彰的效果。

第二节　非语言沟通的主要形式

在护患沟通过程中，除了语言沟通之外的一切传递信息的行为，均可以看作是非语言沟通。护士主要使用的非语言沟通形式包括以下几种。

一、仪表

（一）仪表的含义

仪表是指人的外表，包括容貌、身材、姿态、修饰等。其中容貌、身材是先天的，与遗传有关；姿态、修饰与后天教育训练、习得有关。仪表是一个人魅力表现的外部特征，是形成魅力的前提条件。好的仪表就会产生魅力，这在交际中的作用是可想而知的。具有好的魅力就可以形成好的首因效应，特别是在素不相识人的面前，这种作用更加明显。心理学家通过实验证明：在希望与对方交往的因素中，仪表因素占89％。所以说，千万不要忽视自己的仪表，只有把心灵美与仪表美结合起来，使其和谐统一，相得益彰，才是完善的美。外在形象有以下三种。

1.自然形象　自然形象又称天然形象，就是人们常说的长相，是由人的脸型、五官、颈、头发、身材、皮肤、四肢等构成，是先天就有的。天然形象不能选择，有的甚至是不可改变的，不论自己的自然形象是否优越，都应该学会扬长避短。美的部分应保护和珍惜；不足的部分可以通过恰当的修饰来弥补和遮掩，还可以通过加强内在修养，以强大的内在魅力加以弥补。

2.修饰形象　修饰形象又称外观形象，是通过人工的方法装饰自己所形成的一种修饰后的外观。通过适度修饰，可以挖掘自身潜在的形象魅力，增强自信，在人际交往中获得成功。一个人通过自然形象和修饰形象的有机结合形成了自身的仪容。仪容是一个人的外表在空间上的静态展示，仪容之美体现自然美和修饰美的和谐统一。俗语说："三分长相，七分打扮。"可见修饰、打扮不可忽视。修饰一定要注意适度，注意自己的身份、条件，注意当时的时间、地点、场合、习俗，不恰当地修饰会带来很糟糕的后果。为了把握修饰的"度"，不但要学习各种修饰技能，更应当提高自己的文化修养和审美水平，这样才是适时、得体、和谐，令人赞美、敬慕的修饰。对自己的仪表做适度的修饰，可以体现对生活的热爱、个人的自信，以及对他人的尊重。

3.行为形象　行为是人们在一定理智、情感和意志支配下的活动。行为形象是由表情、举

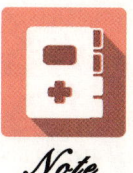

止、谈吐等要素构成的。在人际交往活动中,个人的一举一动、一言一行都给他人留下直观的印象。因此,行为形象是一个人外表的有机组成部分,它在时间上动态地展现了一个人的外表。有人做了总结认为,在交际场合第一次亮相,包含"三出",即出面、出手、出口。出面,就是亮出自己的面容和神情;出手,就是亮出自己的动作、姿态和手势;出口,就是开口讲话,亮出自己的语言、声调和音色。一个人如果有了出色的容貌、华丽的衣着,但缺乏行为形象之美,见人呆板,举止不雅,口出秽言,那么,这个人给人的第一印象一定是糟糕的。

(二)交际中的仪表

1.仪表与气质 从心理学角度来看,气质是一个人典型的稳定的心理特点,包括心理过程的速度和稳定性、心理过程的强度以及心理活动的指向性。但是在交际过程中,人们使用"气质"这一概念时,有着更为宽泛的含义,它不仅指的是一种神经活动类型,而且还包括一个人的品德修养、性格特点、处世态度等因素。气质是内在的,本身是看不见、摸不着的,但是人们都能感觉到它的存在,并会通过一个人的活动表现出来。

男子汉的气质特点是刚毅、豁达、豪放、爽朗、果断,也就是"阳刚之气";女子的气质温柔优雅,应与其仪表相和谐。比如,女士在说话时宜面带微笑、速度适中、音色柔和、音调悦耳,给人以美感、亲切感。

2.仪表与风度 风度是人们对一个人的身段体魄、装束打扮、表情神态、举止谈吐的一种综合性的审美评价。风度是感性的、外露的,从这个意义上说,风度之美与仪表之美具有一致性。风度是一个人内在气质的流露。各人的气质不一样,风度也有区别。比如,有的人开朗、粗犷,风度就往往雄壮朴实;有的人温柔、文静,风度就往往温文尔雅。良好的风度不是生硬的模仿,更不是装腔作势,而应是自身气质之美的生动体现。良好的风度是靠良好的道德修养、文化素质和综合能力支撑的。风度是可以培养的,为了使自己具有良好的风度,就要在长期的生活实践中进行自我完善、提高。风度培养首先是品德修养的提高,使自己心灵美起来;不断提高文化素养,使自己的头脑充实起来;不断提高审美能力,使自己的品位高雅起来。风度展现人的气质时,还有极强的外观形式,只有当内在的气质之美通过完美的外在表现时,人才具有风度之美。风度除了与服饰、举止密切相关,还与语言修养紧密结合。一个人说话严谨、准确、精炼、风趣、幽默、流畅,势必能为其风度增辉。所以,良好的风度是和谐美的体现。

3.仪表与魅力 魅力是一种能吸引人、打动人的力量。人的形象魅力的基础是它的内在特征,就是人们常说的人格魅力。人格魅力的要素主要是道德水平、意志强度和真诚可信程度,包括正义感、宽厚、善良等。形象魅力的另一个内在特征是知行魅力,即一个人所具有的学识、智慧和才华。知行魅力对人的吸引力是不可估量的。

气质、风度、魅力这三项既互相区别,又相互紧密联系。气质是一种内在的东西,风度是表现气质美的外在形式,而魅力则是在气质美和风度美有机结合的基础上发展起来的。

正像仪表与气质、风度密切相关一样,一个人良好魅力的形成也离不开仪表。一般来说,在初次交往时,仪表的魅力所起的作用最大,也是形成首因效应的因素之一。研究结果表明,在 100 个人当中,有 89 人在决定是否与初次见面的人进行第二次会面时,都考虑外貌的因素。随着人际交往的加深,仪表等外部特征的作用逐渐减弱,但外部特征的弱化并不意味着可以被忽视。如果首次与他人见面时,就因为仪表欠佳而让对方失去了交往的兴致,想让对方对自己有进一步的了解就更无从谈起了。爱美之心,人皆有之。正因为人们总喜欢接近有魅力的人,所以我们在与人第一次会面时,务必要注意自己的仪表。一般来说,一个人要想在短期内提高自己的内在素质是比较困难的。但是,外出前选择合适的服装,适当地打扮收拾一番是切实可行的,如果再学习一些礼仪常识和交际技巧,那么就可使自己增添一份魅力。

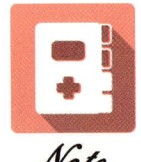

（三）仪表的修饰原则

1. TPO 原则 仪表修饰美，是指人们的着装、化妆、饰物等综合因素的合理搭配产生和谐统一的美。当今，世界服装界强调 TPO 原则，较科学地阐述了衣着与时间、地点、场合相适宜的重要性。

（1）时间：泛指时代、年份、季节、时辰。在服装的穿着上应与时俱进，过分奇装异服不可避免地会带来异样的目光。白天工作时的着装应庄重得体，建议女士不宜穿过紧、过透的衣服。出席宴会、会客、参加舞会等活动时，可以根据具体情况选择衣服，如男士可穿西装、中山装，女士可穿西装套裙或连衣裙等。

（2）地点：比较宽泛，在穿着上根据国家、地区、民族等划分。我们到某个国家后应该根据这个国家不同的地理位置、自然条件、文化背景、穿着习惯的要求来着装。

（3）场合：当时活动的性质、规模等，主要是指上班、社交、休闲三大场合。

①上班时：穿着整洁、大方、美观，不要过于引人注目，女士在夏季应庄重，不要穿超短裙、吊带衣及过于透明、过于紧身的衣服。男士则不能穿短裤和拖鞋。社交场合的着装应流行又不失高雅。在出席婚礼、宴会时，女士可以穿旗袍和晚礼服，男士可以穿中山装也可以穿正规西装，但穿西装时必须系领带。

②休闲时：可穿宽松、舒适的棉制品，如衬衫、T 恤、牛仔装是首选，穿上它们可以使你显得轻松和惬意。

③晚上在家休息时：可穿舒适、随便的衣服。但是有客人来访时，安排客人就座后，应立即更换庄重得体的服装。

④喜庆的场合：衣着可以鲜艳、明快、时尚一些。

⑤悲痛的场合：衣着应该朴素、庄重，穿着深色调的衣服以表哀思。

2. 修饰的配色原则 从美学角度来说，颜色的搭配通常不超过三种。一般来说，人们多用"安全三色"，即黑、白、灰三种颜色。

服装色彩的搭配要遵循上浅下深或上深下浅的原则，可采用同类型配色或衬托配色的方式。

（1）常用的理想配色。

淡黄色配深绿色或者与黑色、白色、棕色搭配。黄色与紫色搭配，颜色对比强烈鲜明。

淡紫色配深紫色或者与白色、黄色、浅蓝色搭配。

蓝色与白色搭配显得生机勃勃，蓝色还可以与粉红色、浅黄色、浅咖啡色、浅灰色等搭配。

绿色最适宜搭配的颜色是黑色和白色。

青色搭配白色、浅咖啡色、粉红色。

棕色配橄榄色。

红色较适宜搭配的颜色有黑色、白色、深蓝色、淡褐色及橄榄绿色等，其中红白色、红黑色搭配能较好地表现热情、向上的气质。

（2）不同颜色的服装穿在不同人的身上产生不同的效果。

深色，如黑色、深蓝色、深咖啡色等给人以收缩感。淡色，如白色、米色、乳白色等给人以扩张感。体形较胖者宜穿深色的服装，体形较瘦者则宜穿浅色的服装。

皮肤白的人适合各种颜色，若穿黑色的衣服可以显得更白。

皮肤偏黑或者发红者忌穿深色服装，如深灰色、深褐色、黑色。

皮肤偏黄者则不宜穿与皮肤颜色相近的黄色、褐色。

（四）修饰的适度性与整体性

1. 年龄与性别 人们对美的追求是没有年龄界线的，但是，这并不意味着可以忽略年龄的

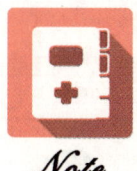
Note

存在。老年人穿着应沉稳,年轻人穿着应活泼。老年女性皮肤松弛、体形渐胖,故不宜穿紧身衣和超短裙,这样不仅暴露缺陷,而且给人以不稳重之感。儿童时期切不可混乱性别乱穿服装,否则容易影响儿童的性别角色的判断。

2.身材与脸型 人的脸型、身材各有不同,选择衣着时,应该根据自己的特征,扬长避短穿出特色。

瘦小身材的人尽量减少露在外面的部分,可以穿着横条纹、大图案的淡色衣服,也可以穿着稍紧身的衣服,穿褶皱多的裙子。

偏瘦的女性可穿前胸有荷叶边的衣服,显得比较丰满,而较胖的女性就不宜穿这样的衣服,应选择深色竖条纹的衣服可显得苗条一些。

腰粗的人应该选择肩部略宽的衣服,腿部较粗的人宜穿上下同宽的深色直筒裤或及膝直筒裙,不宜穿太短的裙子和太紧的裤子。

臀部较宽的人不宜穿宽大的外套和夹克衫,最好不穿无袖上衣和横条纹的裙子。

脖子长的人适宜穿高领衣服,不宜穿"V"领的衣服,戴的项链也不宜过长。脖子粗短的人宜穿"V"领、低领或无领的衣服,不宜穿高领衣服,佩戴细而长的项链。

圆脸的人不宜佩戴圆形耳环,可佩戴长型、叶型、三角形的耳环;长脸的人不宜佩戴长链耳环,可以选择圆形耳环。高个子的人宜戴大耳环;小个子的人宜戴小耳环。

对于发型的选择,圆脸的人,可选用头顶蓬松、两侧紧贴耳鬓的发型,利用侧边分发界,让头发自然地垂在两边,遮住部分圆脸,可冲淡圆脸的视觉。长脸的人前额可留少许流海。

颈长、体形较高的人,配长发就显得飘逸自如,而脖子短粗、身体矮胖、头发稀少的女士则不宜长发披肩。

3.气质与性格 选择衣服时还应依据性格和气质来选择适合自己的款式。粗犷、爽朗者比较适合穿运动装、夹克衫、牛仔装。文静、优雅的人适合穿唐装,则更能衬托气质。

4.职业与身份 仪表修饰应体现自己的职业特点,与从事的职业身份协调一致。例如,教师的一言一行和穿着打扮对学生有潜移默化的影响,教师在学校里不应打扮得过于前卫,不能浓妆艳抹,珠光宝气。医院的护理人员不可打扮得花枝招展,上班时间不得佩戴首饰,因为佩戴首饰会影响对患者的治疗操作。

5.饰品数量与化妆的度 饰品意在点缀,恰到好处的点缀,似画龙点睛,让人更显风采。因此,佩戴饰品并非多多益善,而应当注意饰品的整体搭配。饰品数量一般不得超过三种,应少而精。

化妆是为了美化面容,化妆首先要分析并认识自己面容情况,要注意自己的年龄和身份,宁可淡些,也不过浓。工作、会客、出行时妆容可淡雅些;参加晚会、喜庆活动和正式场合可化浓妆;探望患者或参加丧礼时可化淡妆或不化妆。成功的修饰是"妆成有却无",既雕琢,又似自然天成。

(五)护理人员的仪表修饰

仪表就像一面折射透视镜,护理人员端庄、大方的仪表给人留下善良、温和、博爱的"白衣天使"形象。若护理人员睡眼惺忪、不修边幅,身着污垢的工作服,则难以获得患者的信任,甚至连护理人员的能力也会受到质疑。因此,护理人员应该遵守护士的仪表原则,具体要求如下。

1.护理人员仪表修饰的要求

(1)整洁:护理人员上班之前,应该做好个人卫生,工作服要求清洁、平整、无污物,扣好衣扣,内衣不外露,戴帽子和口罩。

(2)实用:护理人员仪表修饰要求简单、明快、朴实、实用。发型和衣着的选择应避免花哨、怪异、离奇,应给人以端庄、高雅的印象。

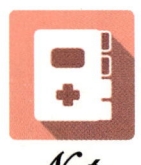

2. 护理人员仪表修饰的要点

（1）帽：护士帽是护理工作的职业象征，是崇高、神圣的。戴上护士帽，就有一种职业责任感。护士帽有燕式帽和圆帽两种（图 8-1）。

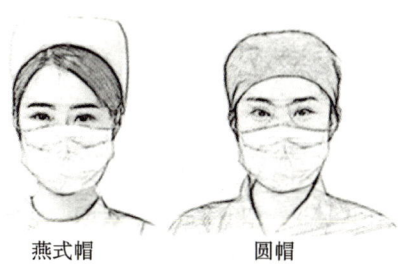

燕式帽　　　　圆帽

图 8-1　护士帽的佩戴

①燕式帽：要戴正戴稳，距发际 4～5 cm；以同色发卡固定在脑后的头发处，不要用黑色的发卡，也不要卡在前面。戴帽时要求头发前不过眉、后不过肩，如是长发可用发网盘起。

②圆帽：戴帽时要求帽的前沿不要遮住了眉毛，前后不露头发。

（2）衣：护士服一般为白色裙服，针对不同的科室可选择不同的色彩和样式。例如，手术室护士服为淡蓝色，小儿科和妇产科护士服是淡粉色，传染科护士服为米黄色。护士服的样式应简洁、美观、透气、挺括、易洗、易消毒。夏天穿的裙子的长度不要超过工作服。

（3）鞋：软底，坡跟或平跟，能防滑，颜色以白色为主，也可以是乳白色。

（4）袜：肤色袜子最佳，不要穿抽了丝的袜子。

二、表情

表情是在神经系统的控制下，面部肌肉及其各种器官所进行的运动、变化及面部在外观上所呈现出来的某种特定形态。面部表情是人类情绪、情感的生理性表露。如果把表情看作是一种语言，那么它的基本媒介就是面部表情肌的动作，它的基本语义便是人的内心情感。

表情不仅能给人以直观的印象，而且能感染人，是人际沟通的有效形式。人的表情一般是不随意的，但有时可以被自我意识调控，具有变化快、易察觉、可控制的特点。因此，在护患交往中，护士应以职业道德为基础，有效地运用和调控自己的面部表情。

（一）目光

目光可以表达和传递感情，也可以显示自身的心理活动，还能影响他人的行为，是传递信息十分有效的途径和方式。

1. 目光的作用

（1）表达情感：目光可以准确、真实地表达人们内心极其微妙和细致的情感。一般而言，沟通双方深切注视表示崇敬之意，怒目圆睁则表示仇恨之切，而回避闪烁的目光表示惧怕之心。

（2）调控互动：沟通双方可根据对方的目光判断其对谈话主题和内容是否感兴趣及对方对自己的观点和看法是否赞同。在护患交谈中，如果护士发现患者左顾右盼、东张西望，目光游离不定，应及时调整谈话的内容或方式。

（3）显示关系：目光不仅能显示人际关系的亲疏程度，还可以显示人际间支配与被支配的地位。一般情况下，陌生人之间目光接触时间相对短暂，地位高者注视地位低者的时间相对长于地位低者注视地位高者的时间。

2. 护士目光交流的技巧　　在护患沟通过程中，护士应正确应用目光交流技巧，特别注意注视的角度、部位和时间。

（1）注视角度：护士注视患者时，最好是平视，以显示护士对患者的尊重和护患之间的平等

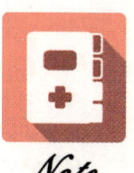

Note

关系。在沟通过程中,护士可根据患者所处的位置和高度来调整自己与患者的目光,尽可能与患者保持目光平行。在与患儿交谈时,护士可采取蹲式、半蹲式或坐位;与卧床患者交谈时,可采取坐位或身体尽量前倾,以降低身高距离等。

(2)注视部位:护患沟通时,护士注视患者的部位宜在社交凝视区域内,即以双眼为上线、唇心为下顶角所形成的倒三角区内,给患者一种恰当、有礼貌的感觉。如果注视范围过小或仅盯住患者的眼睛,会使患者产生紧张、不自在的感觉;注视范围过大或不正眼对视患者,则会使患者产生不被重视的感觉。

(3)注视时间:护患沟通过程中,护士与患者目光接触的时间应不少于全部谈话时间的30%不超过全部谈话时间的60%;如果是异性患者,每次目光对视时间应不超过10秒钟。长时间目不转睛地注视对方是一种失礼的表现。

(二)微笑

微笑是一种最常用、最自然、最容易为对方接受的面部表情,是内心世界的反映,是礼貌的象征。

1.微笑在护理工作中的作用

(1)传情达意:在护理工作中,护士的微笑能使患者感觉心情舒畅,使其感受到来自护士的关心和尊重,能帮助患者重新树立战胜疾病的信心。

(2)改善关系:微笑具有使强硬变得温柔、使困难变得容易的魅力。护士发自内心的微笑可以化解护患之间的矛盾,改善护患关系。

(3)优化形象:微笑是心理健康、精神愉快的标志。微笑可以美化护士的形象。

(4)促进沟通:护士的微笑可以缩短护患之间的心理距离;缓解患者的紧张、疑虑和不安心理,使患者感受到尊重、理解、温馨和友爱,同时也能赢得患者的信任和支持。

2.护士微笑的艺术 微笑是最有吸引力、最有价值的面部表情,但只有真诚、自然、适度、适宜的微笑才能真正发挥其作用。

(1)真诚:护士发自内心的、真诚的微笑能够使护患沟通在一个轻松的氛围内展开,能够真正感动患者。

(2)自然:发自内心的微笑应该是心情、语言、神情与笑容的和谐统一。护士自然的微笑能够为患者送去生的希望,增强其战胜疾病的勇气。

(3)适度:护士对患者微笑时应适度。笑得过分,有讥笑之嫌;笑得过短,给人以虚伪感。

(4)适宜:护士的微笑一定要与工作场合、环境、患者的心情相适宜。

三、肢体

肢体是由身体各部位的活动构成的动作性体态。肢体动作是体态中最主要的成分,其中又以手部动作最为突出,所以就有了手势语。肢体可分为接触性和非接触性两类,肢体接触分为触自身和触他人(他物)。触摸是非语言沟通的一种特殊形式,包括抚摸、握手、拥抱等。不同的接触部位、不同的接触对象都可以使同一种动作表达的意义发生变化。护士触摸老年患者和患儿可体现出关怀和爱抚,若触摸同龄异性患者就容易造成误会,需要谨慎。

(一)手势语——触摸的作用

1.有利于儿童生长发育 根据临床观察,触摸对儿童的生长发育、智力发育及良好性格的形成具有明显的刺激作用。

2.有利于改善人际关系 在人际沟通过程中,沟通双方的触摸程度可以反映双方在情感上相互接纳的水平。

3.有利于传递各种信息 触摸传递的信息有时是其他沟通形式所不能替代的。如护士触

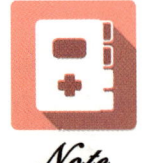

摸高热患者的额部,传递的是护士对患者的关心和对工作负责的信息。

(二)触摸在护理工作中的应用

1.健康评估 护士在对患者进行健康评估时,经常采用触摸方式,如护士触摸腹痛患者的腹部,了解是否有压痛、反跳痛、肌紧张等。

2.给予心理支持 触摸是一种无声的安慰和重要的心理支持方式,可以传递关心、理解、体贴、安慰等。产妇分娩时,护士抚摸产妇的腹部或握住产妇的手,产妇会感到安慰,甚至感觉疼痛的减轻。

3.辅助治疗 根据有关研究发现,触摸可以激发人体免疫系统,使人的精神兴奋,减轻因焦虑、紧张而加重的疼痛,有时还能缓解心动过速、心律不齐等症状,具有一定的保健和辅助治疗作用。因此,一些国家已开始将抚触疗法作为辅助治疗手段。

(三)注意事项

护士在运用触摸沟通方式时,应保持敏捷和谨慎,特别应注意以下几点。

(1)根据情境、场合等不同的实际情况,采取不同的触摸方式。

(2)根据患者性别、年龄、病情等特点,采取患者易于接受的触摸方式。

(3)根据沟通双方关系的程度,选择恰当的触摸方式。

四、距离

(一)距离的含义

人际距离是指交往时交际双方的身体在空间上的距离和人际朝向的变化。由体位的变化而造成的交际距离的变化可以表现出交际双方之间的亲疏关系和心理距离上的变化。一般情况下,交际距离越近,关系越亲密,心理距离也越接近。交谈者双方或多方是根据交往的进展,随时调节交际距离的。如面对面的交谈、边走边侧身交谈、对着对方后脑勺说话等,可体现出交谈者的专注程度、兴趣,交谈是否投机及交谈双方的关系等。

(二)距离的类型

美国学者爱德华·霍尔提出的距离学理论阐述了人际距离影响沟通的问题,并将距离分为四种(图8-2)。

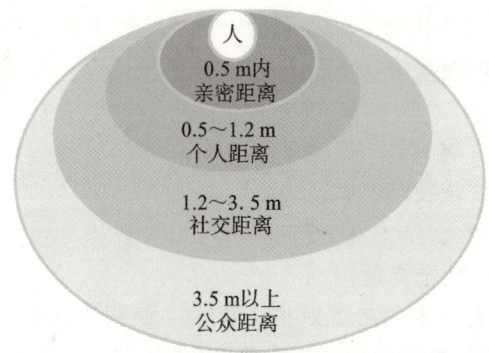

人

0.5 m内
亲密距离

0.5～1.2 m
个人距离

1.2～3.5 m
社交距离

3.5 m以上
公众距离

图 8-2 沟通的距离

1.亲密距离 交往距离在0.5 m以内,属于非常亲密的人之间的交往区域。如果不具备这种条件就进入这种距离,便会视为个人空间被侵犯。如果因环境的限制,不得已进入这种空间时(如拥挤的车厢里),人际距离为零,这时应该不与他人目光接触,应面无表情,不左顾右盼,不扭动身体。

护理人员在治疗性人际沟通中,经常与患者接触,比如测量体温、脉搏、呼吸、血压等,以及

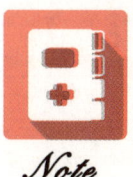

进行皮肤护理、临终护理、观察病情等。护理人员在操作前应向患者说明，请患者配合，避免产生不安或不适。

2.个人距离 交往距离为0.5～1.2 m，此距离也是比较亲近的距离，适合亲朋好友、同学、同事、医护人员之间的交谈。在与患者的交谈中，距离的拉近有利于更好地收集病情资料。这种距离双方也容易接受，感到自然，是医护人员与患者交往的较为理想的人际距离。

3.社交距离 交往距离为1.2～3.5 m，属于正式场合和公务场合的交往距离。双方用语言、目光、表情、手势等方式交往，说话的音量比亲密距离和个人距离交往时所需要的音量要大一些，如小型会议、交接班、会诊等多采取这种距离。

4.公众距离 交往距离在3.5 m以上。是公众场所保持的距离，如演讲、做报告、讲课等，这个距离一般不适于个人交谈。

副语言

直通护考

A1型题（单句型最佳选择题）

1.护士在表扬患者接受治疗很勇敢的同时竖起大拇指，这是非语言沟通的哪项作用？（　　）

A.表达情感　　B.补充修饰　　C.调节作用　　D.强调目的　　E.替代作用

2.下列哪一项不是非语言沟通的类型？（　　）

A.仪表和身体的外观　　　　B.面部表情　　　　C.目光接触

D.触摸　　　　　　　　　　E.文字和符号

3.最难解释的非语言沟通行为是（　　）。

A.触摸　　B.目光的接触　　C.面部表情　　D.手势　　E.身体姿势

4.个人距离是护患沟通的最理想距离，它是指护患沟通时双方相距为（　　）。

A.0～45 cm　　B.0.5～1.2 m　　C.1.2～3.6 m　　D.1.6～2.8 m　　E.2～3 m

5.非语言沟通的特点不包括（　　）。

A.多种渠道　　　　　　　B.多种功能　　　　　　　C.文化的差异性

D.有意识的行为　　　　　E.具有多种含义

6.最容易被误解的非语言行为是（　　）。

A.触摸　　B.目光的接触　　C.面部表情　　D.手势　　E.身体的姿势

7.公众距离是指双方的距离为（　　）。

A.15 cm　　　　　　　　B.30 cm　　　　　　　　C.50 cm

D.1.2～3.5 m　　　　　　E.大于3.5 m

8.下列哪项是非语言交流技巧？（　　）

A.反馈　　B.沉默　　C.提问　　D.姿势　　E.复述

A2型题（病例摘要型最佳选择题）

9.一位第二次即将动大手术的患者对护士说："一想到上次手术后我所经历的刀口的疼痛，我就害怕得不得了。"与该患者沟通时应（　　）。

A.告知患者不用担心　　　　　　　　　B.陪伴患者，理解他的担心和不安

C.告诉患者不应该害怕，否则不利于他的手术　　D.要患者面对现实

E.使用沉默的沟通技巧

10.患者，女，45岁。子宫肌瘤手术后第5天。患者一般情况好，基本恢复，医嘱明日出院。护士在倾听患者述说过程中不应（　　）。

A.认真寻找患者传递信息的价值和含义

B.身体稍微向患者方向倾斜,表情不要过于丰富、手势不要太多、动作不要过大

C.保持目光接触,用30%~60%的时间注视患者面部

D.在患者诉说时,有意插话

E.护士应适时适度地给患者反馈

11.患者,女,40岁。在得知自己被确诊为乳腺癌早期时,忍不住放声大哭。其后的几天内,患者经常暗自流泪。护士与患者开始交谈时,下列哪一句话最合适?( )

A."你为什么这几天不开心呀?"

B."哭是解决不了问题的,我们谈谈好吗?"

C."别哭了,我们医务人员都在尽力想办法呢!"

D."你看起来有心事,能和我说说吗?"

E."你想知道手术的过程吗?"

(冯家宝)

第八章
直通护考答案

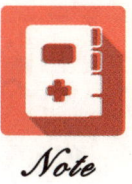

Note

第九章　护理工作中的人际沟通

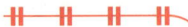

扫码看课件

学习目标

掌握：明确护患关系常见的问题及解决方法，护士与患者家属的沟通策略、促进医护沟通的方法及策略，以及护士与其他医务工作者的关系沟通策略。

熟悉：护患关系基本模式，促进护患关系的方法，护士与医务工作者关系常见问题及影响因素。

了解：护患关系的概念、特征、基本过程，医护关系概念及新型医护关系模式。

护士在护理工作过程中，因其工作性质、工作职责等特点，涉及多方面的人际关系，在工作中不可避免要与各种人进行交流与沟通。其中，护士与服务对象（身患疾病的患者及患者家属）之间的人际关系最为重要，被称为护患关系。除此之外工作中护士还要与同事（行政管理人员、医生、护士、医技人员、后勤辅助人员等）建立一定的工作关系。与各种角色之间沟通受到各种因素的影响，同时也影响着各角色之间的和谐人际关系的建立与维持。了解护患关系的性质、内容、特征及发展过程，对促进护患沟通，建立和谐的护患关系具有重要意义。护士在工作过程中，协调好各方面的关系，有效地处理护患之间的冲突，有利于提高护理工作的质量和效率。

第一节　护理人员与患者的人际沟通

案例 9-1

　　医院心血管内科收治一名冠心病患者，该患者的责任护士是小张，张护士通过阅读该患者的入院记录对患者有了初步了解：患者姓王，女，68岁，退休干部，因冠心病住院治疗。张护士来到病房与患者进行交谈，初次见面，张护士亲切的表情、和蔼的态度给患者留下良好的第一印象，住院前三天患者与护士关系融洽。第4天张护士在为患者进行静脉输液时，静脉穿刺3次均失败，更换李护士后方成功。患者非常不满，其女儿向护士长抱怨。从此，患者拒绝张护士为其护理。

　　具体任务：如果你是张护士，在初次面对患者时，你需要建立一种什么样的关系？选择何种护患关系模式最佳？当与患者之间出现问题时应该如何解决问题？在与患者建立关系的过程中，可以运用哪些技巧缓解护患之间的僵持或冲突？

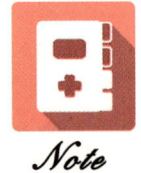

Note

一、护患关系的性质及特点

一般我们把护士与患者的关系称为护患关系，护患关系有广义与狭义之分。广义的护患关系是指护士向周围人群传播健康知识或进行社区护理时与服务对象建立的一种人际关系。狭义的护患关系是指护士与患者及患者家属之间在医院特定环境及时间段内互动所形成的一种特殊的人际关系。

护患关系是一种特殊的人际关系，是人际关系在医疗情境中的一种特殊形式；护患关系同时也是护士在医院工作环境中最重要、涉及范围最广、影响因素最复杂的一种人际关系。护患关系的实质是帮助与被帮助的关系，与其他人际关系相比，还具有其自身的性质与特点。

（一）护患关系的性质

1. 护患关系是帮助系统与被帮助系统的关系 在医疗服务活动中，医生、护士、医技人员、辅诊人员及医院的行政管理人员运用所掌握的专业技术为患者提供服务，称为帮助系统；患者、患者家属及其亲友和同事等，是需要得到医疗护理服务的对象，称为被帮助系统。在帮助与被帮助两个系统中，护士与患者的关系称为两个系统之间关系的体现。护士为患者提供帮助，是履行帮助系统的职责；患者接受帮助，体现了被帮助系统的需求。医疗护理工作质量和护患关系直接受到两个系统中任何一个个体因素的影响。

2. 护患关系是一种专业性互动关系 护患关系是护患之间相互影响、互相作用的专业性互动关系。护士利用自己掌握的护理专业知识和专业技能为患者提供有针对性的服务，解决患者生理、心理、社会等方面问题，满足患者的各方面需求。护患间的互动不仅仅局限于护士与患者之间，还出现在护士与患者家属、亲友、同事等社会关系之间，是一种多元性的互动关系。护患双方的身份背景、情感经历、受教育程度、性格特点、对健康和疾病的看法等都会影响护患关系的建立与发展。

3. 护患关系是一种工作性关系 良好护患关系的建立与发展是护理工作的需要，是护士职业行为的表现。这是一种有目标、需要认真促成和谨慎执行的关系，不因个人意愿而改变，具有一定的强制性。无论护士是否愿意，也无论患者的身份、地位、性别、年龄、职业、素质如何，护士都有责任与患者建立良好的关系，以利于患者疾病的治疗与康复。

4. 护患关系是一种治疗性关系 护士在为患者实施注射、输液、止血、包扎、心理疏导等具有治疗意义的护理操作过程中，与患者所形成的关系都是治疗性关系。这种治疗性是以患者康复的需要为中心，护士通过有组织、有计划的护理程序来满足患者的需要，帮助患者恢复健康。

5. 护士是护患关系后果的主要承担者 患者因疾病的原因到医院就医寻求帮助，处于被动接受的地位；护士是提供帮助的一方，处于主动地位。护士的言行举止在很大程度上决定了护患关系的后果并承担主要责任。护患关系的后果可以分为两种：一种是积极的，患者逐步恢复健康，护患关系融洽和谐；另一种是消极的，患者病情恶化，身心受到伤害，护患关系处于紧张状态。因此，护士是护患关系向积极方向发展的促进者，也是护患关系紧张的主要责任承担者。

（二）护患关系的特点

护患关系的实质是护士满足患者的需要，这也是护患关系区别于一般人际关系的重要内容。护患关系发生在特定的时间段、特定的环境和特定的人物之间，具有独特性；护患关系在患者治疗期间形成并维持，患者与护士在这个时间段中形成一种暂时性的人际关系，是相对短期的人际关系；护患关系建立的最终目的是为了促进患者的健康，因此具有一定目的性。

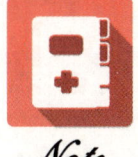

Note

二、护患关系的基本模式

护患关系的建立与发展受到医学模式和文化背景的影响,根据护患双方在共同建立及发展护患关系过程中所发挥的主导作用的程度不同,美国学者将护患关系分为三种基本模式(表9-1)。

表 9-1　护患关系的三种基本模式

模式名称	模式特点	护士的角色	患者的角色	适用范围	模式原型
主动-被动型	护士为患者做治疗	"保护者"的形象	服从护士处置和安排的被动地位	婴幼儿及意识丧失、病情危重、休克、全麻等患者	父母-婴儿
指导-合作型	护士告诉患者应该做什么和怎么做	"指导者"的形象	满足护士需要的被动配合地位	神志清醒、急性、病情较为严重的患者	父母-儿童
共同参与型	护士积极协助患者进行自我护理	"同盟者"的形象	主动参与、决策与实施护理活动	慢性病、轻微疾病或处于恢复期的患者	成人-成人

(一)主动-被动型模式

主动-被动型模式又称为支配服从型或纯护理型模式,是一种传统的护患关系模式。此模式受到传统生物医学模式的影响,以疾病护理为中心,将患者视为简单的生物体,忽视了人的心理、社会属性。

此模式的特点是护士为患者做治疗,以父母与婴儿的关系为原型。护士以"保护者"的形象出现,处于专业知识的优势地位和治疗护理的主动地位,患者则处在服从护士处置和安排的被动地位。这一模式过分强调了护士的权威性和中心地位,忽略了患者的主动性,不能取得患者的主动配合。

在临床护理工作中,此模式主要适用于不能表达主观意愿、不能与护士进行沟通交流的患者,如神志不清、休克、危重患者,以及某些精神疾病患者。

(二)指导-合作型模式

指导-合作型模式又称为指引型模式,是一种护士指导,患者有限度合作的护理模式。该模式是近年来在护理实践中逐步形成和发展起来的,也是目前护患关系的主要模式。将患者视为具有生物、心理、社会属性的有机整体。

指导-合作型模式的特点是护士告诉患者应该做什么和怎么做,以父母与儿童的关系为原型。在此模式中,护士常以"指导者"的形象出现,根据患者的病情决定护理方案和措施,对患者进行健康教育和指导;患者处于"满足护士需要"的被动配合地位。这种模式中护士的权威性仍旧是决定性的,患者的主动配合以护士的要求为前提。

在临床护理工作中,此模式主要适用于神志清醒患者、急性疾病患者和外科手术后前期恢复的患者。

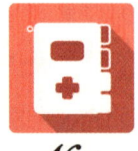

（三）共同参与型模式

共同参与型模式也称为自护型模式，是一种以平等合作为基础的护患关系模式。以护患间平等合作为基础，强调护患双方具有平等权利，共同参与决策和治疗护理过程。

共同参与型模式的特点是护士积极协助患者进行自我护理，以成人与成人之间的关系为原型。在此模式中，护士常以"同盟者"的形象出现，为患者提供合理的建议和方案，患者不仅积极配合，还主动参与到医疗护理讨论，向护士反映自己的医疗护理情况，讨论某些护理措施的取舍，自己独立完成一些力所能及的护理措施。

在临床护理工作中，此模式主要适用于具有一定文化知识和护理常识的慢性病患者。

三、护患关系的发展过程

护患关系的建立既遵循一般的人际关系建立的规律，又区别于一般的人际关系的建立与发展过程。护士与患者之间，从患者入院开始建立护患关系，经历医院治疗到康复出院的整个过程。这是一个连续的、不断变化的过程，一般可以分为初始熟悉期、工作合作期、结束终止期三个阶段。

（一）初始熟悉期

这一阶段又称为观察熟悉阶段，是护士与患者的初识阶段，也是护患之间开始建立信任关系的时期。护士与患者第一次见面，先自我介绍，从素不相识到相互了解、相互熟悉。在初始熟悉期内护士需要向患者介绍病区的环境及设施、医院的各种规章制度、与治疗和护理有关的人员及信息等。护士也要在这一阶段初步收集有关患者的身体、心理、社会文化及精神等方面的信息及资料。护士与患者接触时的仪表、言行及态度，在工作中体现出来的爱心、责任心、同情心等第一印象，都有利于护患之间信任关系的建立。

（二）工作合作期

这一阶段是护士为患者实施治疗护理的阶段，也是护士完成各项护理任务、患者接受治疗和护理的主要时期。工作期内护士与患者在信任的基础上互相配合，护士需要与患者共同协商制订护理计划，与患者及有关人员合作完成护理计划，并根据患者的具体情况修改及完善护理计划。护士的知识水平、业务能力及工作态度等是保证良好护患关系的基础。在工作期间，护士应秉承认真负责的工作态度，对患者一视同仁，尊重患者的人格尊严，切实维护好患者的权利。

（三）结束终止期

患者在医院经过治疗与护理，病情好转达到预期护理目标，在患者康复出院时，护患关系也随之进入结束终止阶段。这一阶段工作重点是与患者共同评价护理目标的完成情况，并根据尚存的问题或今后可能出现的问题制订相应的对策，也称为终止评价期。护士需要对患者进行健康教育及咨询，并根据患者的具体情况制订出院计划，以预防患者出院后由于健康知识缺乏而出现并发症。护士在此期间应为患者的康复出院而高兴，并愉快地终止护患关系。

四、影响护患关系的主要因素

在护理工作中，护患之间常因沟通质量不高、沟通手段运用欠佳、沟通方式不当、沟通渠道不畅使得沟通结果不尽如人意。护患之间的关系和谐受到诸多因素的影响，从主观方面来讲具体体现在以下五个方面。

（一）信任危机

护患之间的信任是建立良好护患关系的前提和基础，护士良好的服务态度、认真负责的工

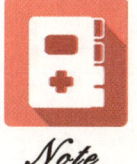

作精神、扎实的专业知识和娴熟的操作技术是赢得患者信任的重要保障。在护理工作过程中，如果护士态度冷漠或出现技术上的差错、失误，均会失去患者的信任，进而影响护患之间关系的建立与发展。

(二)角色模糊

角色模糊主要是指护士或患者由于对自己承担的角色不明确或缺乏真正的理解而呈现出的模糊混乱状态。在护患关系中，如果护患双方中任何一方对自己所承担角色功能不明确，如护士不能积极主动地为患者提供帮助，或患者不积极参与护理活动、不服从护理人员管理，均可能导致护患沟通不畅影响护患关系。

(三)责任不明

责任不明与角色模糊密切相关。护患双方往往由于对自己的角色功能认识不清，不了解自己应承担的责任和应履行的义务，从而导致护患之间关系的紧张。护士与患者的责任不明确主要表现在两个方面：一是对于患者的健康问题，应由谁来承担责任；二是对于改善患者的健康状况，应由谁来承担责任。如果护士和患者不能明确自己的责任，就容易造成互相推诿，影响护患关系。

(四)权益影响

寻求安全、优质的健康服务是患者的正当权益。由于大多数患者缺乏医学专业知识和疾病因素知识，导致部分或全部丧失自我护理的能力，只能被迫依赖医护人员的帮助来维护自己的权益。

(五)理解差异

由于护士与患者双方在年龄、职业、受教育程度、生活环境、价值观念等方面的不同，在护理过程中护患双方交流沟通容易产生差异，进而影响护患关系。患者希望自己得到良好的护理，希望护士用他们可以理解的语言和方式来说明，但是由于信息的不对称与认识、理解上的差异，会出现理解偏差，护患双方难以达成共识。

护患之间关系的建立和发展，不仅受到护患双方主观因素的影响，还会受到许多客观环境因素的干扰。安静的环境、适宜的氛围、适当的距离、相同的文化背景等都可能会影响护患关系，因此在护理工作中必须充分考虑各方面因素，以促进护患之间和谐人际关系的建立与发展。

五、护理人员在与患者建立良好关系中的作用

良好的人际关系是人的心理健康的重要标志之一。而护理工作的目的是最大限度地帮助人们保持健康、恢复健康、减轻痛苦或安详地逝去。可见，良好的护患关系，不仅可以帮助患者战胜疾病、恢复身体健康，而且对保障及恢复患者的心理健康有重要的意义。因此，护士必须掌握促进护患关系的方法及技巧，积极发挥自己在与患者建立良好关系中的作用。

(一)明确护士自身的角色功能

在良好护患关系的建立及发展过程中，护士应全面认识、准确定位自身的角色功能，认真履行角色责任和工作职责，使自己的言行符合患者对护士角色的期待，只有这样才能更好地融入本职工作，更好地完成护理工作任务，处理好与患者的关系。

(二)帮助患者认识角色特征

护士应根据患者的病情、年龄、文化程度、职业、个性等特点，了解患者对"新角色"的认识，

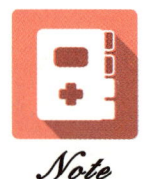

分析影响患者角色适应的因素,努力帮助患者尽快适应患者角色,避免、缓解可能出现的角色适应不良。

(三)主动维护患者的合法权益

护士在与患者建立护患关系的过程中,还充当着代言人的角色,因此必须设身处地为患者着想,为患者谋求合法权益。维护患者的权益是护士义不容辞的责任,护士应给予高度重视,主动维护患者的合法权益。

(四)减轻或消除护患之间的理解分歧

护士在与患者沟通时,应注意沟通内容的准确性、针对性和通俗性;根据患者的特点,选择适宜的沟通方式和语言;鼓励患者及时提问,以确保沟通的效果。

六、护理人员与患者家属的沟通

护患关系广义上来看,患方除了患者本人还包含着患者的家属,护理人员与患者家属之间的关系,实际上是护患关系的一种延伸。在护理工作过程中护理工作人员对患者的要求,在很多时候是通过患者家属来完成的,特别是一些特殊患者,如聋哑人、婴幼儿、年龄较大患者、危重患者、昏迷患者、精神疾病患者等。因此,患者家属在医患关系中处于不可忽视地位,对提高医疗效果和促进患者康复起到举足轻重的作用。

(一)患者家属的角色特征

疾病不仅仅给患者带来痛苦和打击,同时也影响着患者的家庭。为了患者身体的康复,患者原本的家庭角色要进行相应调整。患者家属这一角色将成为患者病痛的共同承担者、患者的心理支持者、生活的照顾者,同时也是患者疾病治疗过程中的参与者,是护士沟通和联络患者情感、调整护患关系的重要纽带。

1. 患者原有家庭角色功能的代替者 由于疾病原因,患者原本家庭角色功能将不能持续下去,他所承担的角色功能必然要由其他家庭成员来代替或分担,以免影响患者的治疗。因此,患者家庭角色功能迅速调整,患者原有的家庭角色功能也会被妥善分担,这对于消除患者心理压力、促进治疗有十分重要的作用。

2. 患者病痛的共同承担者 身患疾病的患者尤其是那些生命垂危的患者,疾病带来的痛苦,无不牵动着家庭中的每一位成员,给患者家属带来心理上的压力和痛苦。一般情况下,医护人员常常把绝症患者的病情和预后通过"越过式沟通"告知患者家属。患者家属往往就成为精神打击的第一承受群体,但是在患者面前,他们却要强制压抑自己的悲痛心理,因为如果无法掩饰自己的情绪,则会给患者带来更多忧虑和心理压力。

3. 患者的生活照顾者和心理支持者 由于疾病原因,患者的生活自理能力不断下降甚至丧失,此时更需要患者家属的周全照顾。另外,患者在生病后容易产生焦虑、恐惧、猜疑等心理问题,此时更需要家属的排解和安慰。不少患者的心理症结只有其家属才能缓解和解开,在某些方面护理人员是无法替代的。

4. 患者护理计划制订及实施的参与者 患者在整个护理过程中,需要积极配合与参与,但如果是严重疾病患者或婴幼儿患者、精神疾病患者等,他们的参与和配合能力有限,就需要患者家属的积极参与。患者家属最了解患者病情,对于部分特殊患者,护理人员很难收集到全部资料信息进行护理诊断,这时候就需要患者家属的积极参与、配合。

(二)影响护士与患者家属关系的主要因素

1. 角色期望冲突 患者家属往往因为亲人的病情而承受不同程度的心理压力,并产生紧

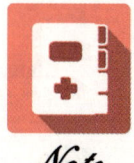

张焦虑、烦恼、恐慌等一系列心理反应,因而对医务人员抱有过高的期望值。他们希望医护人员能妙手回春、药到病除,在治疗过程中他们要求护士有求必应、随叫随到、操作技能精湛完美等。现实中护理工作的繁重、护理人员的紧缺等现状难以完全满足患者家属的需要,加之个别护士的不良态度及工作方式,往往会引发护士与患者家属关系的冲突。

2. 角色责任模糊 在护理患者的过程中,患者家属与护士密切配合,共同照护患者并提供心理支持。在实际护理过程中,部分患者家属将全部责任,包括一切生活照顾都转嫁到护士身上,自己只扮演旁观者和监督者的角色;个别护士也会将原本属于自己完成的工作全部转交给患者家属,进而严重影响了护理质量,有时还会出现护理差错、事故,最终引发护士与患者家属之间的矛盾冲突。

3. 经济压力过重 当前,随着高端诊疗技术、新的治疗药物的不断开发和应用,医疗费用也随之不断升高,患者家属的经济压力逐步加大。很多家庭原本比较殷实富裕,因为生病可能迅速家徒四壁、债台高筑。当患者家属花费了高额的医疗费用却没有见到明显的治疗效果时,往往会产生不满情绪,如果患者死亡,可能会产生人财两空的认知,进而引发医护人员与患者家属之间的冲突。

(三)护理人员与患者家属建立良好关系的策略

护理人员与患者家属建立关系并进行有效的交往与沟通,目的在于指导患者家属更好地承担起自己的角色功能,支持与配合对患者的治疗,帮助患者早日康复或平静地面对死亡。护理人员在与患者家属建立良好关系时,需要发挥积极能动性,选择恰当的策略。

1. 尊重患者家属,热情主动 护理人员对所有患者家属应予以尊重,热情接待患者亲属,主动介绍陪护、探视制度,说明认真执行陪护、探视制度对患者治疗休养、恢复健康的重要性。对非探视时间来院的患者亲属,耐心做好解释工作,使亲友能理解按时探视的意义,并能自觉遵守陪护探视制度。

2. 争取家属配合,评估指导 护士主动、及时向患者家属介绍患者病情,鼓励患者家属共同参与患者的治疗、护理过程,耐心解答家属的问题。通过与患者家属的交往与沟通,了解患者生病后家庭成员角色功能的调整情况,评估其存在的问题,并给予必要的指导,为解决该家庭面临的困难提供建议,从而与患者家属建立良好的关系。这对于争取患者家庭的支持与配合是十分必要的,对于患者的治疗与恢复也十分有利。

3. 尊重知情同意权,及时准确反馈 患者和家属的知情同意权是他们的基本权利。患者家属迫切地想得到关于患者病情的详细信息是人之常情,护理人员应主动、耐心告之病情并解答相关问题,特别是当患者病情恶化或病危时,患者家属常因担忧而表现急躁、不冷静,容易发生争执和纠纷,此时护理人员更应冷静耐心地对待,随时向患者家属通报患者身体情况,这有利于化解争议和矛盾。患者家属出于对患者的关切,对患者的病情变化往往观察得十分仔细,因此护士应认真倾听他们的意见,这对治疗和护理会有所帮助。

4. 主动提供心理支持,细心垂询、有效指导 患者及其亲属多为非医护专业人员,他们对医疗知识的缺乏和对患者健康的担心,使得他们可能多次、反复地询问病情、治疗、检查及有关健康保健知识等,护理人员应耐心解答,利用各种机会宣传有关健康保健知识。少数患者家属由于长期陪伴患者,正常生活秩序被打乱、身心疲惫,加之出现经济、财产等问题,容易产生厌烦、冷漠心理,需要护理人员主动提供心理支持,做好其思想工作。护理人员应认真有效地指导患者家属参与整体护理,让患者家属发挥积极作用,指导他们更有效地帮助患者。

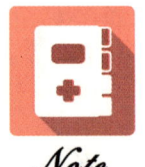

第二节　护理人员与其他医务人员的人际沟通

案例 9-2

　　患者王某,50岁,体温39.5℃。主治医师李医生根据病情开医嘱行青霉素药物治疗,并要求做青霉素皮肤过敏试验。护士小刘进行皮肤过敏试验前,询问患者过敏史,得知患者一年前因扁桃体发炎,社区护士进行青霉素试验时,呈阳性。护士小刘认为不应该为患者王某进行青霉素过敏试验,李医生认为青霉素是对症治疗,和气地跟护士商量,要求再做一遍,并提出:"有医嘱,出了问题算我的。"护士小刘仍然坚持己见,李医生找护士长告状,护士长也支持护士小刘。争论无果,李医生赌气离去:"护士都是这么死心眼!"

　　具体任务:评价护士、护士长、李医生行为是否合理? 医护之间应如何沟通?

　　护士在工作中与同行的交往具有广泛性、直接性和连续性。护士的工作性质是三班倒、24小时工作制,不仅工作业务上需要沟通,生活上也需要帮助,护士的团队协作与配合是十分重要的。和谐的人际关系是开展各项工作的前提,明确目标、真诚相待、互相帮助、团队协作,才能促进各项工作的开展。整个团队关系中不仅有护士与医生的医护关系,还有护士与护士之间的护际关系,此外还包含着护士同医技科室人员、行政管理人员、后勤服务人员间的人际关系。

一、医护沟通

　　在整个医疗服务体系中,护士与医生的关系是最为密切的。随着现代护理专业的不断发展,医护关系的内涵及模式也发生了很大的变化,护士需要更好地了解医护关系的概念、模式及内容,以便建立更为融洽的医护关系,更好地为患者的健康服务。

　　(一)医护关系的要求

　　1. 医护关系的概念　　医生与护士之间的关系简称医护关系,是指护士为了患者的康复与安危与医生所建立起来的工作性人际关系,是医生与护士两个不同职业的群体在医疗活动中形成的相互关系,是护理人际关系的重要组成部分。良好的医护关系是确保医疗护理质量的重要环节,是促进和维护患者健康的重要保障。

　　2. 医护关系模式的特点　　随着生物医学模式向生物-心理-社会医学模式的转变,医护关系模式也由早期的主导-从属型模式转变为现代的并列-互补型模式。两种医护模式各有自己的特点,医护之间需要准确把握、密切配合,以便更好地为患者服务。

　　(1)相互并列,缺一不可:医疗、护理是两个并列的要素,医生、护士各司其职。没有医生的诊断,护理工作就没有头绪。没有护士的具体操作与配合,医生的诊疗计划难以得到落实。如肿瘤患者的化疗,只有医生明确的诊断和缜密的化疗方案是不够的,还要有护士准确地给药、专业的用药观察及专科的化疗后护理。这样才能保证患者的治疗效果,保证医疗护理质量。

　　(2)相互独立,不能代替:医疗和护理是各自独立的学科。在医院里,医生、护士只有职责分工不同,没有高低、贵贱之分。在医疗工作中,医生起主要作用,护士起辅助作用:查房、诊断、开医嘱、做手术等。而在护理工作中,护士是主体,护士根据病情和医生的治疗方案,对患者实施整体护理:评估患者、制订护理计划,实施护理措施等。这其中既包括了医护协作,也体

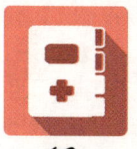

Note

现了医护各自的独立性。如医生做手术需要护士的参与,医生的查房也需要参考护士提供的生命体征和病情观察的资料。做手术和查房的过程又是护士所不能代替的。护士为患者制订整体护理计划需要参考医生的疾病诊断和治疗方案,护士为患者给药需要医生根据病情开具的医嘱,而各种护理措施的执行也是医生所不能代替的。

（3）相互监督,互补不足：在诊疗过程中,医生、护士的工作独立与交叉并存,为监督对方的医疗护理行为提供了便利条件,通过医生、护士之间的监督和互补,可以及时发现和预防差错事故的发生,保证服务质量。如在手术过程中,医生、麻醉师、器械护士等各司其职,层层把关,严格执行查对制度,就能避免摆错体位、开错刀等事件的发生,以及避免将纱布棉球、手术器械遗留患者体内等差错事故的发生。护士执行遗嘱时也要核对、判断,为医生把关,保证患者准确用药。

（二）影响医护关系的主要因素

医务人员中的各种人际关系受到各自专业角色的影响,由于专业角色不同、价值观念不同,就会出现理解方面的问题,从而影响相互之间的关系。在医疗护理活动过程中,医护关系的好坏将直接影响医疗和护理工作的配合,同时影响患者疾病的转归和医疗服务质量。建立良好和谐的医护关系,要充分考虑到诸多影响因素。

1. 角色心理差位　角色心理差位是指人际交往时双方在心理上处于不平等的上位或下位关系,如上下级关系、长幼关系。新型的医护关系模式应该是一种并列-互补型,是一种平等合作的关系即心理等位关系。但由于长期以来受传统的主导-从属型医护关系模式的影响,部分护士对医生产生依赖、服从心理,在医生面前感到低人一等,自卑感较重,形成心理差位关系。明明医生医嘱有问题,还是深信不疑,一丝不苟地去执行。例如,非紧急抢救情况,一些护士碍于情面和固有的服从心理,没有原则地执行口头医嘱,为今后的医护纠纷埋下隐患。与之相反,也有部分高学历或高资历的护士过分强调护理专业的独立性与自主性,无视医生的工作地位,形成心理差位关系。例如,在手术室,经常会出现年轻医生或实习医生因不熟悉手术室规则、无菌观念欠缺,被护士呵斥的场景,使年轻医生对护士产生对立情绪,影响良好医护关系的建立与发展。

2. 角色压力过重　护士与医生在为患者健康服务过程中都有着自己独特的角色功能,并在各自专业范围内各司其职。如果分工合理,各自的角色承担比较恰当,则相互关系就容易协调,矛盾冲突也较少。但实际情况却并非如此,从而最终导致医护关系紧张。医院病床与护士的比例不达标,临床护士工作量大,医护比例失调,护理岗位设置不合理,医护之间待遇悬殊等,造成护士心理失衡；个别医生自命不凡、自高自大,不理解、不体谅护士的辛苦,使得护士感到受轻视；人们健康意识的增强,对医疗护理质量的期望要求越来越高,医院对护理管理、护理质量的监控力度也随之提高,岗位要求越来越严格,容易造成护士心理失衡和角色压力过重。

3. 角色理解欠佳　医护双方对彼此专业、工作模式、特点和要求缺乏必要的了解,也会影响医护关系,导致角色理解欠缺。例如,夜班医生频繁地被护士叫起来查看患者情况并处理,护士认为这是患者病情的需要,医生认为护士工作能力差、小题大做,对患者的病情看法不一致。护士要求医生及时补写口头医嘱,而医生忙于检查患者,护士感到医生有意拖延,医生认为护士不近人情,不支持医生工作。这些表面现象的实质是医护之间缺乏对对方专业性质的理解和沟通,是影响正常医护关系建立的潜在因素。

4. 角色权利争议　医护之间按照分工,在自己的职责范围内享有一定的专业自主权；但在某些情况下,医务人员可能会感觉自主权受到侵犯,因而产生矛盾或冲突。有的医生认为医嘱的对错是医生的事情,护士尽管执行便是；但是护士是直接执行医嘱的人,若出现给药差错事故等,给患者带来伤害,护士也有着不可推卸的责任。在目前护理迅速发展、护理专业自主权

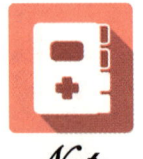

不断完善的情况下,习惯传统医护关系模式的医生可能会产生一些误解而影响双方的关系。

(三)建立良好医护关系的策略

良好的医护关系能带动医院和谐人际关系的建立与发展,为医务人员创设一个和谐、愉悦的工作环境。医护人员在工作中,通过相互的理解与交流,可以解决医护之间的矛盾及冲突。良好的医护关系能加强医护间的配合,提高医疗工作质量,加深医护之间的融合,促进医护事业的发展。医护之间需要共同努力,建立和谐的医护关系。

1. 主动宣传护理专业的特点 在日常医护配合过程中,护士应随时主动宣传护理专业的特点和最新发展趋势,对医院的护理新规定及要求,也要及时跟医生沟通,以增加医生对护理工作的理解与支持。

2. 相互学习,互相理解 医生与护士的关系是平等的专业合作关系,护士应主动了解各科室的医疗特点,特别是与护理工作密切相关的专业特点,尊重专业的自主性,并主动配合医生的工作。在工作中,护士应虚心向医生请教医学基础、疾病知识,从更深的理论角度把握护理过程;医生也要虚心了解护理知识,关心护士业务水平的提高。

3. 加强沟通,坚持原则 医疗过程是医护之间不断交流信息的过程,良好的医护关系是保证医疗过程完整性的基本条件,医护之间的团结协作是医疗工作顺利进行的基础。这就要求医生和护士在医疗过程中不断交流,调整关系,以适应治疗过程的多样性。同时,医护之间还要互相监督把关,及时发现并避免差错和事故,最大限度保证患者的安全,维护患者的利益。当出现危及患者安全、健康甚至生命的争议时,护士应坚持原则,勇于提出并及时修改,做好患者的代言人。

二、护际沟通

(一)护际关系的要求

护际关系是指护士与护士在工作中相互交往的关系,是护士人际关系中的一种基本的工作关系。其中包括了护士与护理管理者之间的关系、护士与护士之间的关系、实习护生与带教护士之间的关系等。

护士与护士之间沟通是否顺畅,护理管理者与护士之间角色期望对护际关系和谐与否有重要影响。护理管理者与护士是管理者与被管理者的关系,双方都希望对方明确对自己的角色期望,一旦认为对方角色出现偏差,就会产生矛盾。

1. 护士对护理管理者的角色期望 护际关系中护士对护理管理者的角色期望表现在如下方面:能与护士搞好关系;自身的业务能力较强;管理能力突出;能指导和帮助下属;严于律己,以身作则;平等待人,一视同仁。

2. 护理管理者对护士的角色期望 护际关系中护理管理者对护士的角色期望表现在如下方面:有较强的工作能力;尊重护理管理者,服从管理;妥善处理好自己的学习、家庭与工作的关系,全身心投入工作;体谅护理管理者的难处,主动配合工作;有较好的身体素质,能胜任繁忙的护理工作。

(二)影响护际关系的主要因素

1. 工作因素 护理工作是一项科学性、实践性很强的工作。护理工作紧张、劳累,工作随机性大,连续性强,三班倒,生活不规律,影响休息质量,导致护士心理紧张、情感脆弱、易怒。这些因素,严重影响了护理人员之间的正常人际交往。

2. 性别因素 虽然当前形势下,男护士比例逐年增加,但是护理工作者绝大多数仍旧是女性。因女性情绪反应快、感情细腻、对事物的变化和人际关系的变化感受敏锐,加上生理的特点及倒班工作带来的自身节律紊乱,易发生情绪波动,这也是影响护际关系的因素。

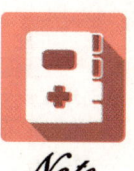

Note

3. 年龄因素　年龄因素主要体现在新、老护士之间的关系上。一些年长护士爱岗敬业,责任心强,实践经验丰富,喜欢虚心好学、待人诚恳、吃苦耐劳、安心工作的年轻护士,看不惯那些对工作敷衍了事、怕苦怕累怕脏、缺乏工作责任心的年轻护士;而有的年轻护士却认为自己知识面广、精力充沛、反应敏捷,看不起年长护士,对年长护士的陈旧观念、古板做事、爱管闲事、啰唆等有看法,这也是影响护际关系的因素。

4. 学历因素　近年来,我国高等护理教育的迅速发展,使越来越多的本科以上学历的护士走上临床护理岗位。有少数高学历护士把自己学历高、理论基础扎实当作资本,不情愿从事基础护理工作,也不愿向实践经验丰富的低学历护士学习;而一些学历不高的护士又不信服这些缺乏实践经验的高学历护士,从而影响护际间的沟通。

5. 其他因素　带教护士与实习护生既是师徒关系,又是同行关系,双方之间一般能保持较好的交往关系。如果带教护士对那些接受能力差、缺乏主动性的实习护生态度冷淡、不耐心、操作不放手,实习护生就会对带教护士产生不满;有些高学历的实习护生,自认为有能力,不尊重带教护士,不遵守工作纪律,不虚心请教,不懂装懂,导致带教护士不愿意带实习护生;如果带教护士缺乏带教能力,对实习护生缺少责任心和爱心,双方也会发生矛盾,影响护际关系沟通。

(三)良好护际关系的沟通策略

良好的护际关系,是顺利开展各项护理工作的重要保证,护士与护士要处理好相互之间的关系。护际沟通要建立在尊重、理解、友爱、帮助、协作的基础上。护士与护士之间、护士与护理管理者之间、带教护士与实习护生之间均需要及时沟通,均需要有良好的沟通策略。

1. 充分考虑护际关系影响因素,营造民主和谐的人际氛围　护理管理者和年长的护士,要多帮助年轻护士,做好"传""帮""带"工作,多学习先进的护理理念;作为年轻的护士,要虚心向上级及年长的护士请教、学习,要多讲奉献。作为带教护士,要认真耐心地指导实习护生,做好护生的榜样和引导者;作为实习护生要谦虚、勤奋、好学,学会换位思考,注意礼节礼貌,端正学习态度,执行规范操作。作为高学历护士,要虚心向实践经验丰富的护士学习,不骄傲自满;作为实践经验丰富的护士,要向理论知识扎实的护士学习理论知识。护士之间通过相互学习、配合,营造和谐的人际氛围。

2. 建立团结协作的工作关系,创造互助友善的工作环境　护理工作不仅有分工,还有协作,每一位护士的工作都离不开其他护士的支持与配合。护士在工作中,要多为其他人着想,尽可能把自己岗位上的工作做好,并主动配合其他护士的工作,做到不利于团结的事情不做,不利于团结的话不讲,维护整个护理团队的形象,创造互助友善的工作环境。

三、护士与医技科室、行政管理、后勤服务人员的关系

在护理工作过程中,护士除了与医生、与护士之间因工作关系进行交流与合作,还要与医技科室的医务人员和行政管理部门及后勤服务部门的相关人员进行沟通。由于其受教育程度和工作职责、性质、分工不同,他们审视问题和处理问题的方式和方法也存在差异,在人际交往过程中,常常会出现各种分歧,引发相应的矛盾和冲突,要处理好这些关系,双方必须互相尊重、互相理解、互相支持、互相配合。

(一)护士与医技科室、行政管理、后勤服务人员的沟通障碍

1. 护士与医技人员的沟通障碍　由于医技科室所包含的各类专业与护理专业的差别较大,独立性很强,护士不太了解医技人员的工作内容,而医技人员对护理专业的了解也很有限,易导致在工作中出现配合不协调,在出现问题后互相不理解、互相埋怨、互相指责,甚至是推诿扯皮,推卸责任。例如,心电图室的工作人员希望患者上午来做心电图,而护士认为上午要为

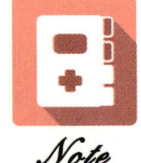

患者做治疗,如果双方坚持己见,不愿妥协,会导致双方争执,造成关系沟通障碍。

2. 护士与行政、后勤人员的沟通障碍 护理工作离不开行政、后勤工作的保障,同样行政、后勤人员的工作离不开护士的支持与配合。有些护士认为,行政、后勤人员是非专业技术人员,工作的技术性不强,为医院做的贡献少,是医院里可有可无的人员,因此,在与行政、后勤人员的交往中,不尊重他们的劳动,常以命令的口气进行沟通,对他们的工作挑剔或指责,引起他们的反感。而行政、后勤人员因自己的工作不被别人理解,也得不到护士的重视,产生了消极情绪,不主动为临床一线服务,找理由故意拖延时间,也使临床工作不能正常进行,影响了双方的关系沟通。

(二)护士与医技科室、行政管理、后勤服务人员的沟通策略

1. 尊重与理解 尊重与理解是建立和保持良好人际关系的基础,也是护士与医技、后勤人员矛盾改善的要素之一。双方要尊重彼此的人格,理解彼此的工作性质,明确职业只有分工不同没有高低贵贱之分。在双方交往过程中,护士要体现出自身良好的职业素质和修养,善于做问题的解决者,不做问题的制造者。如果是因为护士的工作疏忽大意,给对方造成不便或带来麻烦,应主动承担责任,真诚地向对方道歉;如果是因为对方的工作失误,造成护理工作上的被动,也不能埋怨和指责,应采取对方能够接受的方式提出自己的建议,并主动配合和帮助他们完成工作。

2. 支持与配合 护士与医技、后勤人员相互支持、密切配合是开展护理工作的保证。双方要经常换位思考,设身处地地为对方考虑。如果对方的工作安排有困难时,护士在不影响服务质量的前提下,可主动调整工作方案,更多地为对方的工作提供方便。

(1)护士在与药剂人员配合时:应注意按药品管理规定,有计划地做好药品领取工作,严格遵守毒麻药品的管理制度。

(2)护士在与检验人员配合时:应注意掌握各类标本采集的方法和注意事项,了解疾病的诊断、治疗和检验的关系,做到及时、准确地送检标本。

(3)护士在与影像检查人员配合时:应注意严格按影像检查前的要求做好准备工作,并按预约的时间护送检查者和所需物品到检查现场。

(4)护士在与后勤人员配合时:应注意尊重、理解、体谅后勤人员的工作,爱护公共设施,为后勤人员减少不必要的工作量。

第三节 护患冲突

案例 9-3

　　某医院,深夜 12 点钟,一孕妇因即将分娩入院,孕妇面部呈痛苦状。值班护士小刘为其进行生命体征测量,听了胎心后对其家属说:"没事了,还没有到生的时候,等有问题时叫我。"就去忙别的事情了。几分钟后,孕妇家属来值班室喊护士小刘:"护士,请你看看吧,她感觉太疼了。"护士小刘说:"刚才不是说了吗,还早着呢,现在生不了,生小孩能不痛吗,坚持一下就好了!"当孕妇家属再次来找护士小刘,护士小刘才不情愿地去处理。可是,当护士到待产室时,胎儿的头已经漏出。由于没有做好消毒,产妇出现感染,产妇及家属要求医院赔偿。

　　具体任务:分析评价护士小刘的行为是否得当,如果你是护士小刘在面对这一情

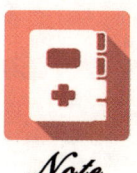

Note

况时应如何处理?

随着社会经济飞速发展,人们的就医观念发生了极大的变化,对护理服务的要求日益增高。由于人们对自我保护意识的不断提高,越来越多的人在就医过程中积极维护自身的权益,从而对医护人员的职业道德、技术水平及服务质量提出很高的要求。但随着医疗改革的深入,医护人员的观念和行为及现行的医疗管理体制与社会需要越来越不适应,一系列的问题使医护人员与患者之间的矛盾更加突出,再加上社会舆论等因素,医疗纠纷不断升级,严重扰乱医院正常的医疗秩序。护患交往过程中,护士如果法制观念淡薄、服务意识不强或者护理职业行为不当,就会加剧护患双方的矛盾,导致护患冲突的发生。

一、护患冲突的分类和原因

护患冲突是指护患双方在医疗护理活动中,对治疗方案、医疗理论的认知、治疗后果等出现分歧,从而引起双方情绪过激,产生误解,引发矛盾,甚至上升为医疗纠纷的社会现象。护患冲突是医疗纠纷的一种,是影响护患关系和谐、健康的重要因素。

(一)护患冲突的分类

1. 医源性冲突　医源性冲突主要是指由医护人员的过失行为或服务缺陷等原因引发的冲突。在护理过程中护理人员在护理技术水平、服务态度、沟通技巧和职业道德等方面都有可能造成护患之间关系的紧张,甚至引发护患冲突。

医源性冲突一般可以分为医疗过失引起和服务缺陷引起的冲突,具体如下:由于护理人员职业道德问题引发的道德性冲突;由于护理人员专业知识不扎实、技术不娴熟、对突发事件缺乏应对能力等引发的技术性冲突;由于护理人员工作责任心不强,工作作风不严谨引发的责任性冲突;由于护理人员法制观念淡薄,在工作中忽视患者的权益、侵犯患者的隐私引发的观念性冲突等。

2. 非医源性冲突　非医源性冲突是指医疗护理过程中,医疗机构和医护人员并不存在诊疗护理过失,由于患者或者家属缺乏医学常识,对医院的有关规章制度不理解或其他因素引起的医疗纠纷。患者及患者家属由于对医院的规章及医学专业知识了解甚少,对护理工作程序不理解,对疾病的治疗、护理过程中出现的问题存在不同认识引发的认知性冲突;患者及家属对医院收费机制产生置疑,不按时缴费、故意拖欠、逃避缴费、恶意索赔等引发的经济性冲突;部分患者及家属受到媒体对医护人员的负面报道影响,对医护人员缺乏起码信任引发偏见性冲突;极少部分患者及家属对突发疾病或创伤意外感到焦虑、悲伤或恐惧,进而迁怒于护理人员,甚至出现过激行为表现,为了达到个人目的故意纠缠医院而无理取闹、寻衅滋事,由此引发的恶意性冲突。

(二)护患冲突的原因

护患冲突是在护患交往过程中产生的,护理过程中医护人员与患者之间在期望与现实、需求与满足、健康与伤残、内行与外行、独立与依赖、价值与偏见、制度与现实等方面存在供需满足、个人认知等方面的偏差与不和谐,由此自然会出现种种交流沟通不畅等状况,进而影响了护患关系的和谐。总体上来说,护患之间的冲突主要受到医方、患方、社会等方面因素的影响。

1. 引起护患冲突的医方因素　护患之间护士占主导地位,在护患冲突中护理人员方面的原因很容易导致护患冲突的发生。

护理人员医德素养较差,在护理过程中对患者不负责任、态度生硬、缺乏同情心,倾听患者诉说病情时,漫不经心、似听非听,工作态度不认真、玩忽职守等容易引发护患冲突。

护理人员技术水平有限,对疾病的发展、转归不能做出准确预测,或是责任心不强,技术操作不熟练,不严格执行各项操作规范,出了问题又不耐心解释、真心实意地道歉,也容易引起护

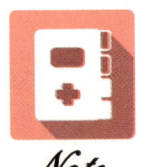

患冲突。

护理人员的医疗过失容易引起护患冲突。在护理过程中，一些护理人员不认真执行医疗规章制度，对护理技术操作不熟悉，在护理工作中不细心、不严谨、不虚心、不请示，基础不牢、粗糙蛮干，极易在护理过程中出现差错，对患者身体造成损害，引起护患冲突。

护理人员法律意识淡薄、缺乏自我保护意识易引起护患冲突。护理人员在护理过程中，对病历书写、知情同意权履行、侵权责任等方面缺乏认识和自我保护意识，一旦患者对治疗效果有异议，容易引发护患冲突。

此外，护理过程中护理人员与患者沟通时缺乏语言艺术和技巧，同行之间缺乏合作与理解，甚至互相诋毁，也极易引起患者的不满从而导致护患冲突。

2. 引起护患冲突的患方因素 护患交往过程中，由于患者及家属存在认知的偏差、期望值过高、自我保护意识的增强等，导致患者在出现与自我预期的结果不同时采取多种方式"讨说法"的情况，从而引发护患冲突；患者就医心理因素、情绪状态和不规范的就医行为等可能会影响疾病的治疗效果，从而导致护患间的冲突；患者及家属对护理工作的特殊性和高风险性缺乏了解，一旦出现不理想的治疗效果，就有可能引发冲突。

3. 引起护患冲突的社会因素 从社会角度来看，医院方与患者之间诚信缺失、屡屡出现的高额赔偿的诱惑、个别新闻报道的负面效应、患者医疗费用负担的加重、尚未普及完善的法律规范及医疗风险保障机制等，均会对护患冲突有一定的影响。

二、护患冲突的处理

护患双方在护理过程中受到医护人员、患者及家属和社会各种因素的影响，容易发生护患冲突。护患冲突的发生严重影响护理工作质量和患者的康复质量。医护工作者应掌握护患冲突的防范与处理技巧，在护理工作过程中与患者和谐沟通达到良好效果，更好地为患者提供服务。

(一)防范与处理护患冲突应遵循的原则

1. 患者至上原则 在护理工作中，护理人员应具备高尚的职业道德，时刻把患者的身心健康放在第一位，要理解、尊重和关心患者，自觉维护患者的基本权益，并尽一切可能满足患者的合理要求，建立融洽的护患关系。当面对护患冲突事件时，护士应首先让自己镇静，再设法让对方控制情绪。在心平气和的基础上以合情合理的方式解决问题。

2. 耐心倾听原则 当患者投诉时，情绪有可能很不稳定。护士应先了解事件发生的全过程，耐心倾听患者内心的不满，发现实质性的原因。倾听时护士应与患者保持目光的接触，不要做出漠不关心或嘲弄的表情，并恰当反应，对重要问题要进一步强调和重复，以便于确认患者提出的问题，避免与其发生争辩。

3. 角色互换原则 护理人员应站在患者的立场上去思考问题，将心比心，诚心诚意地表示理解和同情，让患者感觉到护士的理解。

4. 积极处理原则 护理人员面对冲突事件应根据情况立即付出行动，向患者解释或提供解决方案。如果问题不能立即得到解决，要告知对方解决问题的步骤，并和患者保持联系，直到问题被解决为止。

5. 防微杜渐原则 处理的冲突问题都应详细记录，便于管理者检查。同时也要以此为鉴，防微杜渐，不要再出现类似的问题。

(二)防范与处理护患冲突的基本策略

护患冲突通过有效的措施，大部分是可以提前预知和防范的。在平时工作中多加注意可以有效预防护患冲突的发生。一方面，从医护工作者自身来看：应加强职业道德建设，提高医

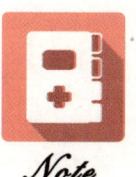

务工作者的职业道德修养;应加强业务学习和技能训练,练就扎实的理论知识和娴熟的操作技能;应制定规章制度规范护理人员的行为,增强护理人员工作的责任心;在工作中应尊重患者的权利并尽力维护患者的权益;护理人员应自觉学习《护士条例》《医疗事故处理条例》等相关法律法规,增强法制观念和职业责任感。另一方面,从医院方面来看:应结合实际合理进行人力资源配置;合理收费,严格按照物价局规定的收费标准收费;应建立科学严谨的医疗体系,提高医院管理者的素质;应畅通渠道,重视并积极妥善处理患者的投诉。

在实际工作中很多冲突难以防范,对于已经出现的护患冲突,护理工作者要做好处理工作,避免矛盾进一步激化。

1.先稳定情绪,后处理事件　面对护患冲突事件,护士作为护患关系的主导者,应首先从责任与义务的角度,理解患者不稳定的心态与情绪,体谅患者,首先稳定自己的情绪,避免面对患者时的不理智行为,待一切冷静平稳后再去处理冲突问题。个人情绪的稳定可以考虑使用如下方法:深呼吸法、冷处理法、换位思考和情绪转移等。

2.艺术沟通,巧化阻力为助力　优秀的护理工作者,不仅能从容面对各种突发情况,还应在面对不同类型患者时采用不同的方式,艺术而妥善地处理冲突,缓解护患矛盾。

(1)面对愤怒的患者:此时患者情绪激动,易被激怒,护理人员应学会"以柔克刚",先安抚患者保持冷静,待对方心平气和后,再讨论问题,着手解决。

(2)面对不合作的患者:对于这一类患者,护士切忌一味指责或压制患者,可选择合适的时机沟通,根据患者性格采用相应的沟通方法。如果患者性格开朗,则可以开门见山,直接提出疑问;如果患者性格内向,则应注意察言观色,旁敲侧击,对患者循循善诱。

(3)面对冷漠的患者:当患者对护士态度冷漠,不愿意主动交流时,护士可以首先确认患者属于哪一种情况,然后合理应对:患者因注意力不集中、忽视了护士时,护士可以选择暂时离开给患者留下私人空间;患者对护士言行感到不满时,护士一旦察觉应立刻反省,及时给予澄清或做出相应解释,避免误会加深;患者病情恶化或有其他严重顾虑出现情绪低落时,护士应主动询问患者并理解、关注和安抚患者。

🏥 直通护考

A1 型题(单句型最佳选择题)

1.建立良好医护关系的原则是双方互相(　　)。

A.依存　　　　B.独立　　　　C.监督　　　　D.尊重　　　　E.补充

2.护士因孩子患病经常请假,护士长认为该护士影响了工作而对其不满。护士则认为护士长不体谅、缺乏人情味。造成两人关系紧张的原因是(　　)。

A.经济压力　　　　　　B.期望值差异　　　　　　C.角色压力过重

D.角色权利争议　　　　E.角色责任模糊

3.要建立良好护际关系,沟通策略不包括(　　)。

A.管理沟通人性化　　　　　　　　B.形成互帮互助氛围

C.实现年龄、学历各因素互补　　　D.遇到冲突时据理力争、坚守阵地

E.构建和谐工作环境

4.以下护患关系的理解正确的是(　　)。

A.护患关系不属于人际关系　　　　B.护患关系是一种单向的人际关系

C.护患关系是一种非专业性的人际关系　　D.护患关系是帮助与被帮助的人际关系

E.护患关系在整个健康保健服务过程中不起关键作用

5.护士为即将出院的术后患者进行出院前健康指导,此时护患关系处于(　　)。

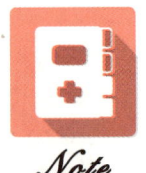
Note

A. 准备期　　　B. 初始期　　　C. 合作期　　　D. 结束期　　　E. 熟悉期

A2型题(病例摘要型最佳选择题)

6. 患者,男,62岁,经检查确诊为肺癌。患者得知病情后,认为自身健康状况良好没有患病,甚至对医生诊断产生怀疑,拒绝接受治疗。该患者的角色行为改变属于(　　)。

A. 角色行为强化　　　　　B. 角色行为缺如　　　　　C. 角色行为冲突

D. 角色行为差异　　　　　E. 角色行为消退

7. 患者,男,37岁,因车祸紧急入院治疗。患者神志不清,经检查为颅脑外伤多处骨折。在临床护理过程中,适用于该患者的最佳护患关系模式为(　　)。

A. 指导型　　　B. 主动性　　　C. 共同参与型　　　D. 指导-合作型　　　E. 主动-被动型

8. 患者,女,23岁,未婚,因宫外孕入院治疗。护士在与患者沟通时,其家属推门进入病房,患者突然沉默不语,拒绝回答。此时影响护患沟通效果的因素是(　　)。

A. 情绪因素　　　B. 认知因素　　　C. 文化因素　　　D. 身体因素　　　E. 隐秘因素

9. 患者,男,68岁,因高血压住院治疗,护士在与患者沟通过程中,患者突然感到身体不适,开始敷衍护士的提问。此时影响护患沟通效果的因素是(　　)。

A. 个人因素　　　B. 环境因素　　　C. 组织因素　　　D. 媒介因素　　　E. 信息因素

10. 患者,女,68岁,因肠梗阻入院治疗。责任护士来到其床边询问病史,此时他们的关系处于哪一时期?(　　)

A. 准备期　　　B. 初始期　　　C. 合作期　　　D. 结束期　　　E. 延缓期

11. 患者,男,72岁,来自偏远山区。次日要进行胃部切除手术,护士告诉患者:"你明天要手术,从现在开始,不要喝水、不要吃饭。"患者答应。第二天,护士询问患者时,患者回答:"我按你说的没有喝水,也没有吃饭,就喝了两袋牛奶。"影响护患沟通的主要原因是(　　)。

A. 经济收入　　　B. 疾病程度　　　C. 个人经历　　　D. 理解差异　　　E. 情绪状态

12. 患儿,女,3个月,因肺炎、高热急诊入院。护士在为其进行静脉输液时,2次穿刺失败。患儿父亲非常生气,甚至破口大骂。导致该冲突的主要因素是(　　)。

A. 角色责任模糊　　　　　B. 角色期望冲突　　　　　C. 角色心理位差

D. 角色权利争议　　　　　E. 经济压力过重

A3型题(病例组型最佳选择题)

(13—14题共用题干)患者,女,3岁,因肺炎入院治疗2天,现病情有所好转。

13. 当患儿哭闹不安时,宜采用的沟通技巧是(　　)。

A. 仔细倾听　　　　　　　B. 沉默不语　　　　　　　C. 与家属交流意见

D. 亲切抚慰患儿　　　　　E. 小声劝说

14. 针对此患者的特点,在护理过程中宜采用的最佳护理模式是(　　)。

A. 指导型　　　B. 被动型　　　C. 共同参与型　　　D. 指导-合作型　　　E. 主动-被动型

(孙井东)

第九章
直通护考答案

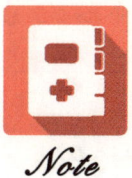

Note

第十章　毕业生求职应聘沟通

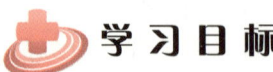 **学习目标**

掌握：求职应聘应做的准备工作,面试环节中应具备的语言沟通技巧以及服饰礼仪。

熟悉：求职面试的基本环节,准备的具体内容。

了解：面试的基础知识,面试的方法、种类、形式等。

求职面试是大学毕业生就业的一个非常重要的过程,有些毕业生在这个过程中不知所措,或者做得不好,在求职中遭遇失败。因此了解一些关于面试方面的知识是大有益处的。面试是对应试者是否具备所申请职位应有的才能和技能素质进行考核的一种方式,它是毕业生在整个应聘过程中具有决定性意义的一环。面试是求职成功的必经之路,也是求职中最具有挑战性的环节。面试不同于笔试,主要考察应聘者随机应变的能力。有的人心理素质比较差,到了一个新的面试环境,心里就会七上八下,还没开始面试就手脚冰凉,连话都说不利索,所以了解面试的方法与种类可以使大家对面试有初步的认识,做好心理准备,有助于缓解不必要的紧张情绪。

第一节　应聘前的准备

案例 10-1

王同学是某地一所高职院校的护理专业应届毕业生。在校期间成绩优异,具备较好的英语基础,获得英语、计算机证书,现求职意向是一家三甲医院的涉外护理岗位。为了在众多求职者中能够脱颖而出,赢得该医院的面试机会,王同学特意制作了一份具有自己特色的求职简历。其中重点强调了自己在校期间参加英语大赛获奖、在社会实践中担任接待外宾的工作,并在实习期间曾经帮助一位来自荷兰的急诊患者顺利就医的情况。

具体任务:请结合王同学的情况和求职意向说说她的优势和不足,思考王同学还需要为求职面试做哪些准备。

求职是迈出学校大门的毕业生都必须经历的,如何在茫茫的就业大军中脱颖而出,找到理想的工作单位和适合的工作岗位,需要每一位求职者认真对待。求职是人生大事,求职者应慎重并认真对待,做好充分的准备。求职不是一件容易的事,尤其是对没有一定社会工作经验的大学生来说更是如此。求职之前应进行正确的自我定位,客观评价自身的优势和不足,进行细

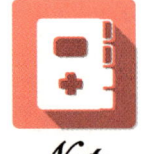

致的职业背景分析,选择明确的方向,知己知彼方能百战百胜。面试之前一定要广泛收集各方面的资料与信息,有了充分的准备,才能有精彩和出色的临场发挥。

一、收集信息

(一)求职的常见形式

1. 书面材料 求职书面材料一般包括求职信、求职简历、相关技术等级证书、执业资格证书、各类荣誉证书及其他相关资料等。用人单位往往通过这些书面材料来判断和评价求职者的当前状况和工作能力,有些单位也把这些当做初步筛选的依据和标准。求职书面材料往往决定着求职者能否得到面试的机会。

2. 面试 面试是通过面对面交谈的方式对求职者进行考核的一种方式。面试具有较大的灵活性和综合性,能够比较直观地反映求职者的实际情况,包括口头表达能力、书面表达能力、应变能力、心理承受能力等。当前,面试已经成为用人单位选拔人才的必要手段。

3. 操作考试 护理技能是护士应具备的基本工作能力,对于护理职业以及部分动手性比较强的职业来说,技术操作考试也成为衡量求职者业务水平高低的一个重要指标。在参加操作考试时,应注意提前准备考试证件,以及规范着装(穿工作服等),操作过程中应严格执行完整的操作程序,动作标准规范,态度和蔼可亲,仪容仪表大方整洁,严格遵守查对制度和相关技术标准要求。

4. 其他形式 随着科技的发展,特别是网络多媒体、智能技术的兴起和发展,现在逐渐出现了一些新颖的求职简历形式,如:把求职者的形象与职业能力表述通过数码设备录制下来并通过编辑制成影像,让主考官观看"视频简历";或者规定在 140 个字内介绍展示自己的"微简历"。这些结合多媒体、智能化的简历形式目前还是一些求职者的有趣尝试,还没有成为求职沟通的主流。

(二)面试的基础知识

如今面试已成为求职过程中最为关键的一个环节。面试是求职者综合素质在短时间内的一种集中体现,求职者在面试过程中一方面要展示自己的风度和修养,另一方面要展示自己的应变能力、语言沟通能力和学识。因此,对于刚刚走向社会的大学生来说,全面了解面试的相关情况,有助于他们更加从容地面对今后的求职。面试方式灵活多样,根据内容、形式、涉及问题、面试结果的不同大致可以分为以下几种。

1. 按照面试内容分类

(1)模式化面试:由面试考官根据预先准备好的问题向求职者逐一发问,求职者对具体问题一一回答。通过这种方式可以获得有关求职者全面、真实的信息,观察求职者的仪表、谈吐和行为。模式化面试又称为结构化面试,也是当前应聘单位使用较为广泛的一种面试方式。

(2)问题式面试:由面试考官对求职者提出一个问题或一项计划,请求职者在一定时间内予以解决或完成。这种面试方式主要是为了观察求职者在特殊情况下的表现,以判断其分析问题和解决问题的能力。由于这种面试大多将求职者置于一定的情境中,因此人们也称这种面试方式为情境面试。

(3)非引导式面试:又称为非结构化面试,此类面试没有固定主题,面试考官海阔天空地与求职者进行交谈,或让求职者自由地发表言论,尽量活跃谈话氛围,在闲聊中观察求职者的能力、知识、谈吐和素质修养。

(4)压力式面试:面试考官有意识地对求职者施加压力,针对某一问题采用连续发问,不仅详细询问,而且追根究底,直至求职者无法回答。有时甚至正话反说,故意刺激求职者,以此评估求职者在突如其来的压力下能否做出恰当的反应。这一面试形式需要把握好度,否则可能

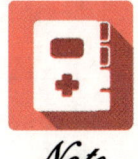

Note

会适得其反。

(5)综合式面试:面试考官通过多种方式考察求职者的综合能力(如英语水平、书法、文字处理、语言表达、计算机使用等方面的能力)和素质,如用外语与其交谈、要求即兴演讲等。

2. 按照面试形式分类　面试小组中确定一名主考官,利用提前准备好的问题,对求职者进行一对一的问答,其他考官进行相应协助的面试形式,称为主导式面试;面试小组中多人从不同角度提出不同性质问题与求职者对话的面试形式,称为答辩式面试;多人组成的面试小组面对众多求职者通过提问和对话当场比较优劣的面试形式,称为集体式面试;招聘方与求职者双方多人就预先拟出的问题展开讨论,讨论有时由招聘方主持,有时也请求职者轮流当主持人,这样的面试形式称为讨论式面试。另外,根据面试小组组成人员的多少可分为主考官与求职者一对一的单独面试;多名主考官面对一名求职者的小组面试。

3. 按照面试中涉及问题的类型分类

(1)直接式:这种面试提出的问题比较简单,也比较容易回答。求职者只要针对每个问题进行简明扼要地回答即可,切忌拖泥带水、画蛇添足。一般面试考官问诸如出生年月、毕业学校、所学专业等问题。

(2)选择式:这种面试一般比较简单,问题也比较容易回答。一般主考官会提供选项,由求职者根据实际情况做出选择即可,切记不可模棱两可、似是而非。此类问题诸如:你是否学过某某课程? 你最擅长的是搞技术还是做营销?

(3)自由式:这种面试较前两种面试难度加大,其回答也没有标准答案和固定的模式,给求职者自由发挥的空间,求职者在回答问题时也可以自由地表达自己的想法,但是需要谨记的是,不要发挥太多,避免给面试考官夸夸其谈的感觉;同时,也不能左思右想、吞吞吐吐,避免给人反应不灵活、思维不活跃的感觉。这种面试的问题常包括兴趣爱好是什么、喜欢什么职业、为什么喜欢等。

(4)因果式:这是一种有着较大难度的面试类型,问题总是一个接一个提出,要求求职者按照顺序一个接一个地回答。有时候前一个问题引发后一个问题的结论,如果第一个问题回答不当将会在回答第二个问题时陷入困境。如:你熟悉穿脱手术衣的具体步骤和要求吗? 你能胜任手术室的护理工作吗? 你英语水平怎么样? 你能熟练进行口语交流吗? 你能胜任涉外护士的工作吗?

(5)测试式:这种面试一般由面试考官设置一个情境,通过求职者的回答来测试求职者的反应能力,以及求职者的个性、气质、为人处世的态度、人生观、价值观及求职者随机应变的能力。对于这一类型的问题,没有什么标准答案,主要评估求职者个人的人生阅历和积累,以及平时为人处世的能力。面试考官可能会问的问题包括:如果你是一名护士,此时你负责的一名患者情绪低落,拒绝配合治疗,你应该如何恰当解决? 今天来参加面试的有 15 名求职者,你如何证明你是最优秀的?

(6)误诱式:这一类面试中,面试考官主要为了考察求职者个人是否有主见,能否坚持自己的立场和观点,对待一些问题是否能够实事求是、诚实应对,在大是大非、原则性问题面前能否守住自己的立场和底线。求职者在回答这一类问题时需要谨慎对待,切忌信口开河,有些问题稍不注意可能就会陷入面试考官的问题陷阱。

此外,还有根据面试结果划分情况的介绍式面试、筛选型面试、决策型面试和研究与筛选型面试。在实际面试过程中,有些用人单位可能只采取一种面试方式,也有可能采用几种面试方式。总体上来说,面试没有固定的形式、问题和答案,一般根据招聘的目的、主面试考官的价值观和兴趣爱好不同而不同。

(三)求职、面试前的信息收集

1. 应聘单位基本信息的收集　作为一名求职者,在求职应聘之前全面了解自己求职单位

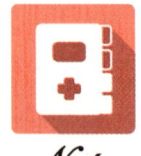

的基本信息是必不可少的,这样才能在后面的面试中做到知己知彼、从容应对。首先应收集国家的就业政策信息,熟悉当前的就业形势,一般我们可以通过官方网站、电话咨询、新闻报道、广告、企事业单位名录等方式收集应聘单位的各方面信息,有时也可以通过父母、亲朋好友咨询用人单位的情况。在应聘之前应熟悉自己求职单位的性质、背景、所从事的行业领域、企业的内部文化,如果是医院的话可以收集医院的医疗水平、优势、内部组织、应聘单位对护士的岗位要求、地理环境及福利待遇等信息。

2. 面试考官信息的收集 招聘单位为了保密,一般不公开主面试考官的姓名等信息。在不违背保密原则的前提下,作为求职者,应首先了解主面试考官的一些基本情况,诸如性格、处事风格、兴趣、爱好甚至学历背景等。如果在明文规定保密的情况下,求职者可以通过合理渠道了解过去该单位招聘过程中的模式、问题及主面试考官的一些信息。这样有助于求职者在面试过程中能够从容应对,如果恰好能够找到与主面试考官的共同之处,将对自己的面试有着巨大帮助。

二、个人准备

为确保求职顺利成功,求职者都需要认真对待每一次求职机会,精心准备,一般可以把个人准备分为个人资料准备和个人心理准备两个方面。

(一)个人资料准备

1. 准备求职信及求职简历 求职信和求职简历是向用人单位展示自己的一个平台,也是敲开用人单位大门的第一块"敲门砖"。很多单位通过审阅求职信和求职简历进行初步筛选,因此精心准备求职信和求职简历就成为求职者的第一要务。求职信是求职者给用人单位的简短书信,阐述自己选择该单位的原因,突出自己的优势,让用人单位感受到求职者对该职位渴求的真诚度;求职简历主要包括个人基本信息、主要教育经历、实习实践情况、英语和计算机水平、在校学习与获奖情况等,目的是让用人单位知道求职者是否适合这一岗位。由于这两者常被放在一块,通常求职信和求职简历合二为一统称为求职简历。

2. 准备支撑材料 在求职简历中提及的学历、英语水平、计算机能力、学习情况、获奖荣誉等都需要一一准备支撑材料,以此来支撑和充实求职简历。因此求职者还需要准备学校的推荐信或推荐表(一般适用于应届毕业生)、毕业证书、成绩单(教务部门盖章)、英语和计算机证书、竞赛的获奖证书等。

3. 准备加分材料 在准备好上述材料之后,求职者还可以进一步准备一些能够给自己加分、锦上添花的材料,这些材料要能够突出个人能力,最好是这些能力能够符合应聘岗位要求标准,有助于求职者脱颖而出。有些医院要求求职者应该有三甲医院的实习经历,此时就可以准备三甲医院的实习证明等相关材料;有些医院要求求职者具有执业资格证书,此时应准备个人的执业资格证书,这样比其他人拥有更大优势;此外,还可以准备个人的科研成果证明、文章发表的报刊等。

(二)个人心理准备

基于当前的就业形势,应届毕业生找到一份工作不容易,想要找到一份好的工作如大海捞针。很多人要经历一次又一次的失败,才有可能取得成功。面对这一次次的失败,初出茅庐的毕业生是否能够经受起层层压力、能否在重重困难面前迎难而上取得成功,都取决于心理素质。因此较好的心理素质是毕业生在求职之前应该具备的。

1. 性格方面 求职之前,我们应首先了解自己,明确自己的性格特点。性格偏于内向、羞怯、细心的人,在选择工作岗位时应该倾向于选择少在公众场合抛头露面的工作,专业技术岗位可成为选择的目标;性格活泼、开朗、外向的人,可以选择一些具有挑战性、竞争比较强的职

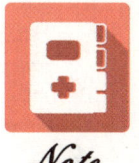

业,在医院中可以选择一些与人交流沟通的岗位。

2. 专业特长方面　当前职业教育本着培养专业技能型人才的理念,学生在学校所学习的专业技能就成为自己最主要的专业特长,但是课余时间根据个人兴趣爱好参与的社团、学习的技能也可以算是个人专长,对工作选择都会有一定的帮助。在医院里即便同样是护理岗位,也会因科室、职责的不同而有所区分,个人专长越多对工作的选择余地就越大,就业的机会也随之增加。

3. 兴趣爱好方面　做一件事不难,一件事做一辈子就不太容易了。一份工作可能就是一辈子的坚守。现实需要我们考虑到,根据自己的兴趣爱好选择工作固然好,但并非每一份工作都恰好是自己的兴趣所在。因此,我们也不能因为兴趣爱好限制了自己选择工作的机会。有时只是因为自己暂时没兴趣就选择放弃,这是不理智的行为。兴趣是可以通过后天培养的,我们应该通过兴趣去发掘工作的机会,而不应用兴趣爱好来限制自己的工作。

对每一位求职者来说,除了性格、专业、兴趣之外,在选择工作的时候还应该注意以下方面:调整自己的心态,端正就业观念,摆正自己的位置,正确衡量自己;找工作不等于干事业,找工作不是一次选择,对于自己的第一份工作不要太苛求、太挑剔;避免理想主义,及时调整自己过高的期望值;避免从众心理,不与同学、朋友攀比,一切从自身实际出发;克服自卑、羞怯心理,树立信心,不怕挫折,保持乐观积极的心态。

第二节　面试时的礼仪与沟通技巧

某职业学院护理专业学生李某,接到三甲医院面试通知,他感觉异常兴奋,面对即将开始的医院面试,他认为这是一次难得的机会。对于这家医院他仰慕已久,但他对于面试没有任何把握,不知道该如何准备,慢慢开始出现紧张、焦虑的情绪。辅导老师得知情况后,悉心指导,他迅速调整了心理状态,开始为面试精心准备。他认真准备求职材料,广泛收集关于单位和应聘岗位的信息,仔细回顾每一项护理专业操作技术,并在专业老师的指导下反复模拟面试现场程序。面试当天,他选择了一套正规着装,早早就到了面试地点做好前期准备。面试中李某举止得体,语言流畅,思路清晰,对各种问题对答如流。

具体任务:你认为李某能面试成功吗?对于面试的准备你认为有哪些可取之处?面试后还应该做些什么?

招聘单位通过筛选求职者的书面材料,或者通过笔试的形式进行考核,通过的求职者将进入面试环节。面试过程中的表现,往往能够决定招聘单位是否录用该求职者。有些单位可能直接通过面试的形式进行考核,直接录用求职者。由此可以看出,面试环节对于广大求职者来说是必须经历的一个重要环节。

一、面试前的准备

从求职者的角度来看,面试之前的最大障碍就是心理紧张。克服紧张、焦虑的心理障碍是自信走进面试考场的关键。面试之前准备好一切所需,也是面试成功的一大因素。

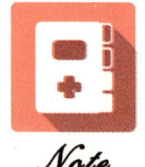

（一）资料准备

古人行军打仗讲究"兵马未动，粮草先行"，面试对于求职者来说也是人生一场重要战役，充分的准备有助于求职者在接下来的面试中从容不迫。面试前一定要仔细检查自己的材料是否准备齐全，特别是与面试相关的证件（身份证、准考证等）、面试必备物品（纸、笔等），如有可能最好备份，避免面试之前遗失给自己造成压力。

求职者还应准备自荐信、个人简历、毕业证（应届毕业生准备就业推荐信/表）、成绩单（加盖学籍/教务部门公章）、各种获奖证书、荣誉证书、职业资格证等，并按照一定顺序放好，装订成册。有些招聘单位可能只通过面试招录人员，没有提前查看求职者的资料，此时提供一份个人简历无疑会让招聘单位对求职者有一个更加全面的认识。

面试开始之前，求职者最好能够提前到达面试地点，考察面试所在地的情况，了解程序、面试要求，如果面试地点在大城市还要考虑到当地的交通状况，规划好出行路线，避免因交通问题耽误面试。没有一家用人单位需要一个迟到的员工，领导也不喜欢找借口的下属，提前到达面试地点也是求职者的基本准备。

（二）心理准备

1. 做好心理调整

（1）具备积极进取的心态：求职者一旦具备了良好的心态，就会在面试时精神饱满、意气风发、充满自信，面试过程中也能够得心应手、从容面对各种情况，甚至有可能超常发挥。

（2）保持乐观自信的心态：相信自己的能力和水平是充满自信的前提，充满自信才能有足够的勇气迎接挑战，直面困难，接受面试场上的各种压力和挑战。

（3）从容看待挫折与失败：人生不可能一帆风顺，有成功必然也会有失败。面试失败也是求职者会遇到的情况，对于大多数求职者来说，可能会面对一次又一次失败。面试失败时，不要产生逃避或者羞怯、自卑的心理，应冷静分析，找出原因，努力改正，把这一次的失败作为下一次成功的垫脚石。面试场上即便失败，也要从容不迫、大方自然，这才是优秀求职者的心态。

2. 关注心理效应

（1）注意面试的首因效应：第一印象往往会影响面试考官的决策，一般情况下面试考官只需几十秒钟的时间就形成了对求职者的第一印象。良好的第一印象有助于求职者在面试中取得最后的胜利。有机构调查表明，良好的第一印象可以使面试成功率提高70%以上。

（2）关注面试中的晕轮效应：在面试过程中，面试考官可能会放大求职者某一方面的特征，以此扩大整体，并最终借此对求职做出评价。在面试中求职者一定要突出展现自己的优势。

（3）如果前面一位求职者表现非常优秀或者非常糟糕，对后面的求职者来说就会形成对比效应，这也是需要关注的一个重要因素。

二、面试时的沟通技巧

一般来讲，面试的过程可以分为开始、问答、结束三个阶段。

（1）开始阶段：一般以自我介绍为主，主要是为了消除紧张和恐惧心理，面试考官与求职者初步建立和谐关系，形成第一印象，这一过程大约在三分钟内。

（2）问答阶段：这是面试中最为关键的部分，求职者能否成功就看这一阶段的表现，要在规定时间内展现自己的能力、素质等，以供面试考官评估是否适合所应聘的岗位。

（3）结束阶段：这一阶段面试考官可能会做简单总结，安排求职者等候最后结果，最终对求职者综合分析、形成评价，最后得出结论。

这三个阶段，都要以沟通为主，无论是面试考官还是求职者都应充分准备，恰当使用沟通语言，确保面试过程顺利。

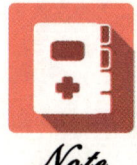
Note

（一）面试过程中的沟通技巧

在面试过程中，求职者除了要注意自己的语言使用，还要声音洪亮、发音准确、吐字清晰、表情自然。说话时还要注意控制说话的速度，避免磕磕巴巴，影响语言的流畅性。有时为了增加自己语言的魅力，可是适时引用经典名句，忌用口头禅、口语、俗语，更不能有不文明语言。

1.语速适中，语气平和，语调适宜，音量适中　在面试时过程中，求职者要注意说话的语速、语调、音量、语气的正确运用。打招呼时宜用上扬语调，加重语气并带拖音，以引起对方的注意。在自我介绍的时候，一般使用平缓的陈述语气，不宜使用感叹语气和祈使语气，抑扬顿挫太过容易让人感到不舒服。音量适中，声音过大易让人厌烦，声音过小又会让人难以听清，感觉说话的人不自信。声音的高低可以根据与面试考官的距离、应聘人数调整，以所有人都能够听清为宜。

2.语言含蓄、幽默、机智，自信而又谦虚　求职者在面试过程中语言表达应清晰准确。适当的时候插入一些幽默语言，可以活跃谈话的氛围，增加轻松愉悦感，同时也可以显示自己的语言能力及从容不迫的态度，尤其是在谈话难以继续或者进入尴尬冷场的窘境时，机智、幽默的语言不仅有助于化解尴尬冷场的窘境，还可以帮助你化险为夷，并给人留下良好印象。

3.注意面试考官的反应，语言恰到好处、及时调整　与演讲不同，面试过程中求职者应随时关注面试考官的反应。当面试考官心不在焉时，可能表示面试考官对求职者的内容不感兴趣，此时需及时转移话题；当面试考官侧耳倾听时，要首先考虑是否是求职者的声音太低对方难以听清；当面试考官表现出皱眉、摆头可能表示求职者语言有不当之处。此时求职者就需要根据面试考官的反应，及时更改自己的语言、陈述的内容，这样才可能取得良好的面试效果。

（二）面试问题的回答策略

面试时求职者应将自己的综合素质在极短时间内集中表现出来，因此不仅要展示自己的风度和修养，还要展示自己的应变能力、语言能力和学识。这些能力集中体现在求职者在应对面试中两种问题的策略上。

1.应对常规问题的策略

（1）正确判断面试考官的意图。如面试考官询问求职者为什么选择这一工作以及对这个工作的认识等问题时，求职者需要正确判断面试考官的意图和目的：是觉得求职者志向甚高，这个职位对求职者来说大材小用，还是求职者缺少远大抱负，不适合开拓型岗位。对于一些敏感性问题，例如，面试考官为了打消求职者的顾虑可能会问"你周围的人对这个问题有什么看法？"此时也不要疏忽大意、信口开河，这可能是面试考官利用投射效应来测验求职者的真实想法。此外还要分析判断面试考官的提问是测评哪个方面的能力和素质，有针对性地进行回答。

（2）诚实回答，表达真实想法。面试中如果遇到一些自己不熟悉、不懂或者曾经熟悉现在忘记的，以及一些已成事实不能改变的（如学习成绩、喜欢的科目等）问题时，求职者首先应保持冷静，不必为自己不知道而烦恼或无地自容，也不要不懂装懂，牵强附会，更不要刻意歪曲事实，隐瞒、撒谎。对于没把握的问题可以做简略回答或致歉不答，既定的不可能更改的事实如实回答，绝对不能对这些问题置之不理。

（3）把握重点，简洁明了，条理清晰，有理有据。面试中，一般回答问题要先给出结论，再论述，先将自己的中心意思表达清晰，然后再做叙述和论证，否则长篇大论会让人不得要领。因面试时间较短，大部分求职者精神紧张，说太多多余的话容易跑题。求职者在回答问题时要自信，同时语气又要谦虚，不宜说得太满、太过，那样会适得其反。

2.应对突发问题的策略　在面试过程中，有时会有突发性问题出现，或是面试考官为了考验求职者，随机提出一些临时性问题，以此考察求职者的临场应变能力。这些也能反映求职者是否具有较强心理素质及语言技巧，能否急中生智，化险为夷。

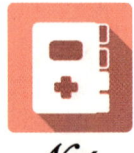

（1）平稳心态，从容应对。突发性问题的最大特点是没有按照固定模式和原本思路继续话题，面试过程中面试考官由于某种原因向求职者提出一个和面试不相关的问题，此时求职者就会有点措手不及。在这种情况下，首先要稳定情绪，冷静回答，切忌慌不择言、没有条理。沉着与平和的心态是从容应对突发问题的关键。

（2）自信心态，冒险一搏。面试中如果面试考官提出了针锋相对的观点，甚至对求职者的尊严造成伤害，此时应保持充分自信，冒险一搏，畏畏缩缩、唯唯诺诺的人也许并非招聘单位需要的，放手一搏也许会取得意外之喜。在面试过程中，时刻注意以自我意见为主，不受干扰，按照自己预定的设计坚持下去，这种冒险的应对能更加彰显求职者自身的性格与气质，从而令面试考官不得不对求职者刮目相看。

（3）求异心态，另辟蹊径。求职者想要把面试考官的每一个问题揣摩透彻并不是一件容易的事情，对于突发性问题更不可能有足够的时间思考作答，此时采用求异心态，另辟蹊径，往往可能取得出人意料的结果。如面试考官突然问道："你最郁闷的事情是什么？"此时如果回答："我最郁闷的事情就是有人问我最郁闷的事情是什么。"这样的回答可能会使面试考官哈哈大笑。

（4）移情心态，幽默调侃。面试中面试考官临时起意的问题，可能自己也没有标准答案，此时关注的也许并非问题本身，转移话题幽默对之，可能会让面试考官对求职者产生好感，帮助求职者取得最后的成功。

以上几种只是求职者应对面试的一些基本的心理素质和技巧，真正想要在面试中脱颖而出，还需要平时多下功夫，掌握过硬的专业理论、娴熟的操作技能，以及良好的沟通交流能力。

三、面试时的礼仪

求职者想要在短暂的面试过程中给面试考官留下良好的印象，除了上面提到的语言沟通技巧外，良好的形象和礼仪也是必不可少的。只有留给人们好的第一印象，才能开始第二步。在初次交往中，求职者的形象、仪态对面试考官对其形成良好的第一印象能起到70%的作用，因此，求职者在面试过程中良好的形象、合乎礼仪的举止在给面试考官留下良好印象的同时，也将帮助求职者取得面试的成功。

对于护理专业的求职者来说，有些医院可能要求他们穿护士服面试，在护理操作时也需要护士全部着装上场，此时的着装、礼仪、行为举止可以参考前面章节提及的护士着装及行为举止要求。更多单位在招聘工作人员时，没有统一要求，此时需要求职者着装合体、仪表端庄、举止行为合乎礼仪。

（一）穿着打扮合乎礼仪

1. 穿着方面 求职者服装要合体、搭配合理，无论何种职业的面试，着装要求都要遵循朴素典雅的原则。

男士着装以深色或色调反差较小、款式稳健的西服为宜，配以整洁的衬衫和对比不强烈的统一色系的领带。天气炎热时，可以身穿棉、麻、精纺、混纺面料的衬衣，色调柔和；鞋子以黑色正装皮鞋为主，不要穿露出脚趾、脚跟的凉鞋和拖鞋；服装颜色选择以纯色系为主，领带图案和色泽不要太过招摇，以纯色、条纹和圆点等图案为佳。鞋子、皮带、裤子颜色尽可能一致，注意与衬衣颜色的搭配。

女士着装以得体的裙装或套装为宜。天冷时，穿西装或短外套。冬装尽可能选择简洁明快的，一般不建议穿着运动装、牛仔装、T恤、透明纱质或轻薄面料的服装。鞋子以不露脚趾的中跟鞋为宜，穿裙装时配与肤色相近的连裤丝袜。被要求穿护士服面试时，要严格遵守护士服的着装要求。

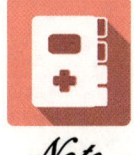

2. 仪容方面 面试过程中，男士保持头发干净、清爽、卫生、整齐。发型宜简单、朴素，鬓角较短。一般要求男士头发前不过眉、侧不遮耳、后不及领，以庄重、大方的短发为主；此外还需处理干净自己的胡须；不建议化妆或使用香水。细节方面要注意，头发不要有头屑，指甲不宜过长，袖口、领口不要磨损、发黑或发黄。

女士仪容方面以端庄、干净为主，发型简约、干净、整齐，避免佩戴过多饰品。如必须使用发卡，款式应朴实，选择蓝色、黑色、棕色等深色系发卡。面试时，女士可以适当化淡妆，秉持自然的原则。指甲要干净、整洁、修剪得体，尽量不要使用指甲油。饰物佩戴方面一般以不超过三件为宜，戒指、纱巾、披肩、手链或项链搭配要和谐，不夸张、不耀眼。

3. 卫生方面 面试中，面试考官与求职者之间的距离一般比较近，如果求职者身上有异味，求职者的自身形象就会大打折扣。面试之前，求职者一定要沐浴，确保体味清新。此外，面试前不要食用大蒜、韭菜、洋葱等气味浓烈的食物，避免因口腔异味引起面试考官的反感，必要时可以使用口气清新剂或口香糖，但与人交流时一定不要嚼口香糖。

（二）行为举止合乎礼仪

面试中，求职者应遵循面试礼仪，合乎礼仪的行为举止不仅能给面试考官留下良好印象，也能更好地帮助求职者取得成功。

1. 守时守信，心态平稳 面试中，求职者应提前30分钟到达面试指定地点，做好一切准备工作，稳定自身情绪。迟到、违约都会给招聘单位留下缺乏责任心、不认真、不守信的印象。等候面试时，对所有人员包括工作人员都要有礼貌，不要旁若无人地大声喧哗、接听手机、东张西望、到处走动，面试前尽可能将手机关闭，整理好自己的思路和情绪。

2. 敲门进入，举止礼貌 即便面试房间的门是虚掩的，也应先敲门，得到准许之后再进入，敲门时注意声音的大小和速率（连续三声为一组）。进入面试房间后，应转身轻轻用手把门关上，忌用身体或脚关门。选择合适距离，站定后礼貌问好，站姿要求正直，头、颈、身、双腿与地面垂直，两眼平视前方，下颌微收，嘴自然闭合，双脚对齐，脚跟并拢（男士可适当采用军姿中跨立的姿势），脚尖略分开（女士可用丁字步），双手自然下垂（采用护士礼仪站姿时手的放置）。保持自信、面带微笑，得到允许后再入座；如果面试考官忘记让求职者入座，求职者可以询问之后入座。面试中坐姿端正，一般坐满椅子的三分之二，双手自然放在双膝上或交叠轻轻放在面前的桌子上。对话过程中应注意"请字当头，谢不离口"的原则。

3. 举手投足，稳重有礼 面试中，有些考官对求职者的非语言信息关注较多，求职者应关注自己的一言一行。面试过程中，求职者应思路清晰，语气亲切自然，语调、语速把握恰到好处，能让对方感到求职者的自信、稳重、大方；应面带微笑、举止有礼、目光诚恳，接、送物品适宜，使对方感到友好和愉悦。

4. 察言观色，礼貌告别 在面试快要结束时，要特别注意面试考官的暗示。当听到"你的情况我们已经了解了""今天就到这里吧""还有什么要补充的吗"等语句时，求职者应及时结束面试交流，面带微笑，主动告辞，并向对方给自己这次面试机会表示感谢，注意告别的礼仪。如有可能，可以机智地询问什么时候能够知道结果。

（三）面试后的礼仪

求职者往往非常注重面试前和面试中的礼仪，容易忽略面试后的礼仪要求。一般面试结束后会在一至两天内公布面试结果，此时求职者可以向面试单位以打电话或发函的方式致谢。表达的内容应简洁明了，说明情况表示感谢即可，可以表达自己的谢意，也可以表示对该工作的渴望。

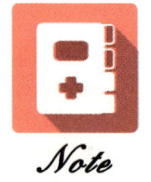

 直通护考

A1型题(单句型最佳选择题)

1. 常见求职形式不包括(　　)。

A. 书面求职　　B. 面试　　　　C. 操作考试　　D. 视频求职　　E. 关系求职

2. 下面属于根据内容分类的面试形式的是(　　)。

A. 结构化面试　　　　　　B. 直接式面试　　　　　　C. 自由式面试

D. 诱导式面试　　　　　　E. 随机面试

3. 建立良好的护际关系,沟通策略不包括(　　)。

A. 管理沟通人性化　　　　　　　　B. 形成互帮互助氛围

C. 实现年龄、学历各因素互补　　　　D. 遇到冲突时据理力争、坚守阵地

E. 构建和谐工作环境

4. 不属于面试前的准备的是(　　)。

A. 应聘资料　　　　　　B. 积极进取的心态　　　　　　C. 乐观自信

D. 首因效应　　　　　　E. 语速适中,语气平和,语调适宜,音量适中

5. 面试时对男士头发的要求,不恰当的是(　　)。

A. 干净、清爽　　　　　　　　B. 卫生、整齐

C. 前不过眉、侧不遮耳、后不及领　　D. 精心打理、染个耀眼的颜色

E. 不要有头屑

第十章
直通护考答案

(孙井东)

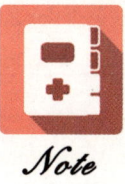

Note

参考文献

CANKAOWENXIAN

[1] 李毅.护理礼仪与人际沟通[M].北京:人民卫生出版社,2016.

[2] 刘桂瑛.护理礼仪[M].2版.北京:人民卫生出版社,2011.

[3] 李丽娟,张涌静.护理礼仪与人际沟通[M].北京:北京大学医学出版社,2016.

[4] 高燕.护理礼仪与人际沟通[M].2版.北京:高等教育出版社,2008.

[5] 陈月.微格教学法在护理礼仪实训课中的应用[J].中华护理教育,2015,12(3),200-201.

[6] 李辉,秦东华.护理礼仪[M].北京:高等教育出版社,2012.

[7] 熊蕊,杨光云.护理礼仪[M].武汉:华中科技大学出版社,2011.

[8] 尚少梅,杨梅.人际沟通[M].北京:北京出版集团公司,2014.

[9] 耿洁,吴彬.护理礼仪[M].3版.北京:人民卫生出版社,2015.

[10] 王静,周丽君.人际沟通与交往[M].北京:高等教育出版社,2015.

[11] 高燕.护理礼仪与人际沟通[M].3版.北京:高等教育出版社,2014.

[12] 孙宏玉.护理美学[M].北京:北京大学医学出版社,2010.

[13] 贾启艾.人际沟通[M].南京:东南大学出版社,2010.

[14] 郭常安.护理沟通艺术[M].杭州:浙江科学技术出版社,2002.

[15] 谌永毅,方立珍.护患沟通技巧[M].长沙:湖南科学技术出版社,2004.

[16] 张岩松.现代交际礼仪[M].北京:中国社会科学出版社,2006.

[17] 麻友平.人际沟通与交流[M].北京:清华大学出版社,2009.

[18] 陈芬.护理礼仪与人际沟通[M].南京:东南大学出版社,2016.

[19] 唐庆蓉,徐建鸣,叶萌.护理礼仪与人际沟通[M].上海:复旦大学出版社,2014.

[20] 王凤荣.护理礼仪与人际沟通[M].北京:北京大学医学出版社,2013.

[21] 季建林.医学心理学[M].4版.上海:复旦大学出版社,2001.

[22] 麻友平.人际沟通与交流[M].3版.北京:清华大学出版社,2016.

[23] 章志光.社会心理学[M].北京:人民教育出版社,2007.

[24] 李占文.人际沟通与交往[M].北京:科学出版社,2012.

[25] 李小寒.护理中的人际沟通学[M].北京:高等教育出版社,2006.

[26] 王维利,王冬梅.护理学导论[M].北京:人民卫生出版社,2009.

[27] 王维利.治疗性沟通系统[M].北京:人民卫生出版社,2013.

[28] 刘美萍,彭月娥.国家护士执业资格考试应试宝典精炼(下册)[M].北京:科学出版社,2015.

[29] 王玉升.2016全国护士执业资格考试考点与试题精编[M].北京:人民卫生出版社,2016.

[30] 刘美萍,彭月娥.2016国家护士执业资格考试应试宝典精炼(下册)[M].北京:科学出版社,2016.

[31] 尹梅.医学沟通学[M].北京:人民卫生出版社,2011.

［32］　周桂桐.医患沟通技能［M］.北京:中国中医药出版社,2013.

［33］　[美]瑞丽.护理人际沟通［M］.隋树杰,董国忠,译.6 版.北京:人民卫生出版社,2015.

［34］　王柳行,颜景霞.医学伦理学［M］.2 版.北京:人民卫生出版社,2014.

［35］　赵爱英,王冬杰.护理伦理与卫生法规［M］.北京:中国医药科技出版社,2013.

［36］　王秀玲.2017 全国护士执业资格考试同步习题解析与技巧点拨［M］.北京:人民卫生出版社,2016.

［37］　夏桂新.护士执业资格考试辅导讲义［M］.2 版.北京:中国医药科技出版社,2017.

［38］　李平.医学生实用口才教程［M］.北京:科学出版社,2010.

［39］　赵京立.演讲与沟通实训［M］.2 版.北京:高等教育出版社,2014.